藥方愚解

邦医学テキスト

Traditional
Japanese
Medicine

木田一歩

静風社

いと

　凡そ漢方医学を主体にして、患家を病苦から救済せんと望む医家は、何人であっても必ず『古・源典』を読み込んで、それに書かれている基礎生理と解剖に基いた診察、及び示された病伝法則により、患家の近未来を予測して、合理的な治療法を行わなければいけない。これは普遍的な時代を越えた資格である。つまり古の医家が木簡や竹簡にしてまでも後世に伝えたかった、鍼・灸・藥を使った治療法を理解して、実行できる術を身に着けたければ、書かれている内容を自分流に曲解せず、素直に実践・実行しなければ決して分かる筈はない。それは『古・源典』には、実際に医家が患家に対して行った結果の最大公約数が書かれているからである。例えると、山の頂上から見える風景の美しさを詳しく聞いて、あたかもその風景を実際に見た様な気持ちになるのと、同じ山の頂上に立って風景を見て、その美しさを実感・共有する違いである。

　しかし源典が書かれた時代の事は、その時代でなければ決して分かる事はないし、書いた作者に意図を聞かない限り、その真意に辿り着く事は出来ない。また人が操る言語は変わるのが常であるから、後の考証家が言う解釈が正しいとも限らない。つまり全て不確定であるからこそ、各時代で医家が臨床経験を付記した書籍を表して後世に託し、託された医家は、その書籍を踏まえて臨験を付記してまた後世に託して、と繰り返す事で"作者の真意"に近ずく様にとの意図で残されているのが『東洋医学古典集』である。すなわちこれらの書籍は、過去から現代に託された時間を超越した"課題"で、授けられた現代人として、後世の医家へと引き継がなければならない使命と責任がある事から、愚木も『日本・邦医学書籍』も含めて多くの書籍から学んだ事に、日々の臨床で確認した事を付記して本書を作成した。

そして

　『傷寒論』を学習していく過程で「藥方は結論也」という一文に会った。愚解すると、或る病気が多くの原因から発生して、多くの症状に至る過程を全て理解したうえで、端的に条件で括り、その場合はこの藥方に断定するとの文意である。つまり『傷寒論』で書かれている藥方を患家に処方する場合、医家はその症状が発症するに至った全過程と、考えられる原因を理解した前提で出さなければいけないし、他の医家もその処方を見ただけで、その患家の症状と原因が理解できるとする結語である。この解釈からすれば、藥方名は鍼灸家と投藥家を結ぶ横串的な"統一の物差し"としても有用である。すなわちこの物差しを使えば、両家が同じ病機で患家を治療する事が出来、病苦から患家を早く救済できる本来の目的遂行になる。

　本書はこの立場から結果である処方に対して、鍼・灸術で張仲景の意図する経過に迫れるか、且つこれらの処方に対し、同一の病機で対処できるかを試みた内容である。しかし古から或る処方に鍼灸配穴を併記した書籍が少ないのは、経過を断定することが困難である事と、作者が提案した配穴の意図が伝わり難く、誤解を招く恐れが非常に高い為であると思われる。この点は充分理解して書いたつもりであるが、学志の方々にご理解とご協力をいただいてお読みいただければ大変ありがたく、本来医学の復興に一歩近付く事になる。

著者記す

目　次

　　いと　3
　　そして　4

第一章　氣味類　　　　　　　　　　　　　　　　　　　　　17

第二章　藥方類　　　　　　　　　　　　　　　　　　　　　51

1：**桂枝湯** ……………………………………………………………… 53
　　太陽病・中風症に対処する藥方。
　　発汗　悪風　自汗出　頭痛　太陽中風証(上氣)を治す
2：**桂枝去芍藥湯** …………………………………………………… 59
　　太陽病に対して下法を行ったことにより胸中の陽氣が虚して、胸満になった場合に対処する藥方。
　　上氣が激しい　胸満して苦しむ(煩悶自覚所見)　客氣上衝し脈促時に結代脈
3：**桂枝去芍藥加附子湯** …………………………………………… 62
　　桂枝去芍藥湯証で悪寒が強い場合に対処する藥方。
4：**炙甘草湯** ………………………………………………………… 64
　　傷寒証で結代脈を見る場合に対処する藥方。
　　呼吸困難　胸満　結代　心悸亢進　心窩痞硬
5：**桂枝甘草湯** ……………………………………………………… 67
　　急激な緊張や発汗過多により、表に於いて陽氣が強くなった場合に心が対応して衝逆し、眩暈等が生じた場合に対処する藥方。
　　発汗過多　手自冒心　心窩悸欲得按　心窩悸(水氣ではなく衝逆の氣が急迫することによる)　拒按
6：**桂枝甘草龍骨牡蠣湯** …………………………………………… 69
　　心窩悸が主症である桂枝甘草湯証が悪化し、煩燥が主症になった場合に対処する藥方。
　　強い上衝　煩燥　心窩悸　胸腹有動急迫　面赤
7：**桂枝加龍骨牡蠣湯** ……………………………………………… 71
　　下焦の臓器が虚衰したことで、上焦に肝が旺氣することが制御できず、上焦熱が発生したことで肺が外風に傷られ、心が腎と正しくリンクしないために精神症状を見る場合に対処する藥方。
　　失精　衝逆　小便不利　悪寒　煩渇　頭痛　臍下有動　胸腹有動
8：**天雄散** …………………………………………………………… 71
　　桂枝加龍骨牡蠣湯よりも下焦の虚が強く、寒冷症状が激しい場合に対処する藥方。
　　寒冷が強く下肢の浮腫強い　尿利　或小便数　瘀血塊　中極周囲違和感
9：**桂枝去芍藥加蜀漆牡蠣龍骨救逆湯** …………………………… 75
　　桂枝去芍藥湯と同じく腠理を収斂させて駆邪を防いで、上焦・胸満の悪化を防ぐ藥方。
　　驚狂起臥不安　火逆躁胸腹動劇　瘧疾　有上衝　心窩動悸
10：**桂枝去芍藥加麻黄細辛附子湯** ………………………………… 78
　　桂枝去芍藥湯と麻黄細辛附子湯の合方で、心腎陽氣が虚して水が動かず、胃中に宿し

て痰飲が作られた場合に対処する薬方。
悪寒　無大熱喘　胸満苦(煩悶自覚所見)　煩　渇　身体不仁　手足厥冷　心窩堅胸満
脈促時に結代脈

11：**茯苓桂枝白朮甘草湯** ··· 81
上焦の心陽氣が虚して中焦に痰飲が生じたことにより、更に脾胃が虚した場合に対処する薬方。
ふわふわする感じの眩暈　但し回転性ではない

12：**桂枝去桂加苓朮湯** ·· 84
太陽病・中湿証で脾陽氣が虚した場合に対処する薬方。
頭項強痛　発熱無汗　心窩満微痛　小便不利　陽氣上がらず意識が明瞭でない　口渇

13：**桂枝加桂湯** ·· 87
賁豚になった場合に対処する薬方。

14：**茯苓桂枝甘草大棗湯** ··· 87
賁豚になろうとしている場合に対処する薬方。
賁豚迫於心胸　臍下悸　攣急上衝　短氣迫　心窩痛　嘔吐物無し

15：**桂枝加附子湯** ·· 91
太陽病で過汗して止まらず、陽虚小便難になった場合に対処する薬方。
発汗不止　悪風　小便難　四肢微急　難以屈伸

16：**桂枝附子湯** ·· 94
太陽病・中湿証で、風湿の邪が表を侵した場合に対処する薬方。
身体疼痛　上氣なく発汗はそれ程でもない　大便硬(中焦に熱がある訳ではない)

17：**桂枝附子去桂加朮湯** ··· 97
太陽病・中湿証で桂枝附子湯証に加え、脾虚症状が顕著になった場合に対処する薬方。

18：**甘草附子湯** ··· 100
太陽病・中湿証で、風湿の邪が関節に溜滞して疼痛が激しくなった場合に対処する薬方。
小便不利　氣上衝が激しい　骨節疼煩　汗出

19：**桂枝加黄耆湯** ··· 103
陰性の湿邪が下焦に積滞して、熱化湿熱へと化した邪が上焦に迫り、営衛両氣の動きが不良となり、陰虚火旺となって発症する種々の症状に対処する薬方。
身疼重　煩燥　小便不利　黄汗

20：**桂枝加芍薬湯** ··· 106
太陽病に下法を行った事で邪氣が太陰に内陥して、腹皮拘攣・腹満腹痛する場合に対処する薬方。
腹拘攣　腹時痛　腹満痛　腹部膨満

21：**桂枝加大黄湯** ··· 108
桂枝加芍薬湯証で腹中にモノが停滞している場合に対処する薬方。

22：**桂枝加厚朴杏子湯** ·· 110
桂枝湯証で外邪に侵されたあと直ぐに胸満して、微かに喘ぐ場合に対処する薬方。
微喘　胸満痛　脇下痞硬　少し脈沈

23：**麻黄湯** ·· 113
寒邪と衛氣が表で抗争し、腠理が緊張して無汗発熱を発した場合に対処する薬方。
哮喘　無汗　頭痛　発熱　悪風　身体疼　骨節疼痛

24：**甘草麻黄湯** ··· 117
裏水だけがある場合に対処する薬方。
体表無熱　無汗　頭髪に触れるだけでも痛い

25：**牡蠣湯** ·· 120
甘草麻黄湯証で腹大動脈が大きく拍動した場合に対処する薬方。

瘧疾悪寒甚　胸腹劇　胸中有動
26：**越婢湯** ……………………………………………………………………………… 123
　　裏に水氣が多くしかも熱化して上焦に迫るが、腠理が開かず発汗しない場合に対処する藥方。
　　　無汗　有熱　自汗出　不渇　悪風　全身水腫
27：**越婢加朮湯** …………………………………………………………………………… 124
　　表位よりも膈に近く利尿で駆邪させる方意で、越婢湯に白朮を加えた藥方。
28：**越婢加半夏湯** ………………………………………………………………………… 126
　　越婢湯証で嘔吐する場合に対処する藥方。
29：**麻黄杏仁甘草石膏湯** ………………………………………………………………… 128
　　少陰腎氣が虚している患家が、風邪に侵襲された事により水の管理が出来ず、上氣・咳・煩・口渇した場合に対処する藥方。
　　　熱実有　汗出　喘　煩渇　頭痛なし　氣の上衝は見られない（去桂枝）　喘鳴急迫（痰は少ない）
30：**麻黄杏仁薏苡甘草湯** ………………………………………………………………… 131
　　表位に風と寒と湿の邪が留まった場合に対処する藥方。
　　　一身悉腫　発熱劇　皮膚枯燥　不煩渇
31：**麻黄細辛附子湯** ……………………………………………………………………… 134
　　麻黄湯証で太陽だけでは対処出来ず少陰にまで病邪が至り、少陰が管理する体温の調節が出来ずに、上焦に於いて症状が発現した場合に対処する藥方。
　　　無大熱　胸中鬱熱　喘　煩　渇
32：**麻黄附子甘草湯** ……………………………………………………………………… 137
　　麻黄細辛附子湯証が進行して中焦が虚し、行くモノがないことにより上焦が冷ませない場合に対処する藥方。
　　　無大熱　微汗　喘煩渇　胸中鬱熱　氣の上衝は見られない　頭痛なし（去桂枝）
33：**大青龍湯** ……………………………………………………………………………… 140
　　寒邪の侵襲を受けた時にそれに抗い、上焦に熱鬱したが無汗で煩躁する場合に対処する藥方。
　　　煩躁　咳嗽　腠理緊　瘀水有り　上焦熱を自分で冷やすために外に水が出ない　無汗
34：**小青龍湯** ……………………………………………………………………………… 143
　　表寒証に痰飲を兼ねる場合に対処する藥方。
　　　咳喘上衝　頭痛　発熱悪風　或乾嘔
35：**桂苓五味甘草湯** ……………………………………………………………………… 146
　　小青龍湯を服用後膈上の水飲は除かれたが、止尿し眩暈する場合に対処する藥方。
　　　咳後衝逆劇　手足厥冷　頭眩　肉瞤筋惕
36：**苓甘五味薑辛湯** ……………………………………………………………………… 149
　　苓桂五味甘草湯を服藥後、咳喘、胸満が出現した場合に対処する藥方。
　　　不上衝　痰飲満　咳喘　胸満
37：**桂苓五味甘草去桂加乾薑細辛半夏湯** ……………………………………………… 151
　　桂苓五味甘草湯証より病状が進行して、心腎両氣が互いに虚して陽虚寒症が強くなった場合に対処する藥方。
38：**苓甘五味加薑辛半夏杏仁湯** ………………………………………………………… 152
　　桂苓五味甘草去桂加乾薑細辛半夏湯証で嘔吐が止まらなくなった場合に対処する藥方。
39：**苓甘五味加薑辛半杏大黄湯** ………………………………………………………… 154
　　更に陽明腑実になり顔面が煤けたような艶がなくなった場合に対処する藥方。
40：**葛根湯** ………………………………………………………………………………… 155
　　太陽病と陽明病の合病で表実の場合に対処する藥方。
　　　無汗　発熱　嘔吐　項背強急　悪風　喘　身疼　下から上に突き上げる　項や肩背が引き攣る

- 41：桂枝加葛根湯 …………………………………………………………………… 159
  太陽病と陽明病の合病で表虚の場合に対処する藥方。
- 42：葛根加半夏湯 …………………………………………………………………… 161
  太陽病と陽明病の合病で表実、嘔がある場合に処方する藥方。
- 43：葛根加朮附湯 …………………………………………………………………… 162
  太陽病と陽明病の合病で表実、更に下痢が激しくなった場合に処方する藥方。
- 44：葛根黄芩黄連湯 ………………………………………………………………… 163
  太陽病で項背が強張り汗出し、更に熱性下痢をする場合に対処する藥方。
  項背強　汗出　下痢　喘
- 45：大陷胸湯 ………………………………………………………………………… 166
  心窩痞硬が、心筋梗塞か狭心症発作様に緊張して硬くなり触れられない場合に対処する藥方。
  心窩痞硬(硬満、緊張)　胸満　氣短激しい　心窩より小腹に至り硬満して痛み手を近付けられない
- 46：大陷胸丸 ………………………………………………………………………… 169
  大陷胸湯証で、邪の勢いが上方の項肩背部の強張りに現れた場合に対処する藥方。
  発汗　項肩背部の強張り　心窩痞硬(激しくない)　胸満　氣短　便秘
- 47：小陷胸湯 ………………………………………………………………………… 172
  本来痰飲が腹中にある患家に対し外邪の処理を誤り、心窩で痰飲VS熱となった場合に対処する藥方。
  結胸有痰飲　亀背腹中無積聚　胸中嘔或吃　胸膈膨脹　発癇　心窩痞硬
- 48：梔子豉湯 ………………………………………………………………………… 175
  陽明病に下法を行って熱を除こうとしたが、充分に取りきれなかったばかりか、胸膈より上方に熱が稽留した場合に対処する藥方。
  胸中煩熱　不眠　情緒不安定　身熱手足温　食欲減退　不食　心中結痛按痛　心煩懊憹　心窩空虚不快
- 49：梔子乾薑湯 ……………………………………………………………………… 178
  梔子豉湯証で身熱が去らずに微煩する場合に対処する藥方。
- 50：梔子生薑豉湯 …………………………………………………………………… 179
  梔子豉湯証で嘔氣する場合に対処する藥方。
- 51：梔子甘草豉湯 …………………………………………………………………… 180
  梔子豉湯証で心窩に急迫する場合に対処する藥方。
- 52：梔子厚朴湯 ……………………………………………………………………… 181
  梔子豉湯証で胸腹煩満する場合に対処する藥方。
- 53：十棗湯 …………………………………………………………………………… 182
  裏にある水氣を降ろして表と和を図る場合に対処する藥方。
  頭痛　心窩痞鞕　乾嘔　胸背掣痛不得息　咳煩　胸中痛
- 54：甘遂半夏湯 ……………………………………………………………………… 185
  腹部の毒熱を冷却する目的で痰飲が集まった場合に対処する十棗湯と同様、腹部に毒はあるが痰飲が集まる事はなく、只中焦にあって動かない場合に対処する藥方。
  下痢、心窩続堅満　拘攣而痛
- 55：五苓散 …………………………………………………………………………… 189
  太陽病・蓄水証で心窩痞が形成された場合に対処する藥方。
  胃中乾　口渇　水を飲んでも吐く　身微熱　腹満微腫
- 56：猪苓湯 …………………………………………………………………………… 193
  上下の交流が正しく行われず中焦鬱熱になり下痢し、更に小便淋瀝或血便、咳嘔心煩、渇、不得眠等の諸症状を見る場合に対処する藥方。
  血行不利　便膿血　浮腫　淋瀝　心煩　脈軟弱
- 57：茯苓飲 …………………………………………………………………………… 197

中焦に痰飲がある場合に対処する藥方。
胸満　自吐上逆　食後苦しまずに吐く

58：澤瀉湯 ……………………………………………………………………………200
中焦が虚して水の溜滯が激しい支飲が発生した場合に対処する藥方。
心窩有水氣　苦眩暈　小便不利

59：防己黄耆湯 ………………………………………………………………………203
日頃から表陽氣が虚している人が風邪に侵襲されて、体幹浮腫が顕著な場合に対処する藥方。
小便難　身体無汗痓　身重　多汗出　悪風　脈浮鼓腹　膝理密　湿潤淡白舌白苔

60：防己茯苓湯 ………………………………………………………………………206
太陽病・中湿表虚証に処方するが、防己黄耆湯証よりも病状が進行した場合に対処する藥方。
血圧高い　胸苦しい　情緒不安定　皮膚は腫満堅硬で潤沢がない　痰飲　浮腫　下痢　四肢峻痛

61：木防己湯 …………………………………………………………………………209
食べても味がせず常に水停音がして、尿が出にくく苦しい場合に対処する藥方。
心窩痞堅　腫満　短氣　逆満而痛　渇喘満止　不渇　顔色黒　尿不利

62：木防己湯去石膏加茯苓芒消湯 ……………………………………………………209
木防己湯症が再発した場合に対処する藥方。

63：茵蔯蒿湯 …………………………………………………………………………212
陽明病・湿熱証で発黄する場合に対処する藥方。
発黄　小便不利　渇而欲飲水　大便不通　腹微満　頭眩　心胸不安　不食

64：茵蔯五苓散 ………………………………………………………………………215
陽明病・湿熱証で尿不利になった場合に対処する藥方。
心窩痞、煩渇、口燥、小便不利

65：白虎湯 ……………………………………………………………………………218
陽明病で表裏に熱がある場合に対処する藥方。
脾虚陽明実熱　腹満　譫語　多汗　口渇(熱が上がることによる)

66：白虎加人參湯 ……………………………………………………………………221
中焦の熱が心に影響し不整脈が出ている場合に対処する目的で、白虎湯に人參を加えた藥方。
大汗　大渇　煩燥　心窩痞鞕　心下痞硬(按じて痛まず)　胸脇苦満(按じるとえずく)

67：大黄甘草湯 ………………………………………………………………………224
胃腸に実熱があって大便が秘結して出ず、胃氣が下降しないことで上逆し、嘔吐を見る場合に対処する藥方。
他の病症を見ずただ便秘のみで食すれば嘔吐する

68：厚朴三物湯 ………………………………………………………………………226
中焦が虚して腹満疼痛して便燥する場合に対処する藥方。
心窩満痛　大便不通　吐出水　上氣症状はない

69：厚朴七物湯 ………………………………………………………………………228
表熱証がある時に便燥腹満する場合に対処する藥方。
腹満　発熱　大便不通　嘔　不安症状　強い肩凝り　上焦実・脈促・胸苦(桂枝去芍藥湯)

70：小承氣湯 …………………………………………………………………………231
陽明病・正陽明証に対処する藥方で、陽明腑実で水氣が不足して燥・結する場合に対処する藥方。
腹満　大便不通　汗多　大便鞕　譫語　発潮熱(発汗しても悪寒しない。表病は必ず悪寒がある)　微煩　小便数　大便初頭鞕後必溏(出始めは硬く形があるが、

後は形がない)

71：大承氣湯 ……………………………………………………………………… 234
陽明病・正陽陽明証に対処する薬方で、陽明腑実証で盛熱して水氣が乾いて燥・結する場合に対処する薬方。
　譫語　臭汗　便燥　多尿　潮熱(上がったかと思うとすぐ下る)　脈緊弦実　紅舌乾黄苔　心窩硬満

72：調胃承氣湯 ……………………………………………………………………… 237
陽明病・正陽陽明証に対処する薬方で、陽明腑実証で燥実が主症の場合に対処する薬方。
　燥尿　腹満　胃氣不利　多汗　多尿　脈緩軟実　舌乾黄賦苔　皮膚乾燥　肩凝り　心窩不快で抵抗する

73：桃核承氣湯 ……………………………………………………………………… 240
太陽病が治らず陰寒が多い下焦にある腑に、陽熱と正循環から逸脱した血が鬱結した場合に対処する薬方。
　胸満　煩　不眠　頭痛　肩凝り　脈沈実渋　舌乾黄苔

74：大黄消石湯 ……………………………………………………………………… 243
脾陽氣が虚して水が動かず中焦に留滞して内湿が熱化し、更に胃熱により脾水が渇かされる事で胃家実に至り、この状態が慢性化して変色を見る場合に対処する薬方。
　発黄色　腹満　小便不利　身熱　心煩　大便不通

75：抵當湯・76：抵當丸 ………………………………………………………… 246
太陽病・蓄血証の場合に対処する薬方である。また婦人の陰部痒みや打撲捻挫、大腿部内側のしこりや塊がある場合にも対処する薬方。
　小腹硬満　小便自利　発狂　喜忘　大便鞭反易通　色黒　脈浮数而善饑　顔色暗く煤けて腠理粗い　経水不利　大便不通

77：桂枝茯苓丸 ……………………………………………………………………… 250
婦人で妊娠していないのに生理がない、或いは妊娠しているのに漏下が止まらない場合に対処する薬方。
　婦人衝逆　頭眩　心窩悸　肉潤筋暢　拘攣　心窩悸　経水有変

78：大黄甘遂湯 ……………………………………………………………………… 253
産後に水(羊水の残り)と血(生理血)が血室にある場合に対処する薬方。
　小腹満如敦状　小便微難　経水不調　小腹絞痛堅満手不可近　腹脹満　身痩　皮下に青筋を現す

79：大黄牡丹湯 ……………………………………………………………………… 256
肺虚で粛降出来ず大腸に有形の塊が作られ、それが膀胱を圧迫して小便不調となった場合に対処する薬方。
　腹満　左右小腹部に鬼　堅満之按即痛

80：薏苡附子敗醤散 ………………………………………………………………… 259
体表で陰血が崩れた事により出来モノが生じた場合に対処する薬方。
　蒼家　身甲錯　腹皮急　按之濡如腫状　腹無積聚

81：芍藥甘草湯 ……………………………………………………………………… 262
過汗や下痢等で一時的に水氣が身体外に脱して、血中の水が不足した場合に対処する薬方。

82：當歸芍藥散 ……………………………………………………………………… 264
陰証(水証と血証)を治す薬方で、貧血色の顔色、腹中塊に対処する薬方。
　腹中綿々痛

83：當歸四逆湯・當歸四逆加呉茱萸生薑湯 …………………………………… 267
血虚で身体内が凝滞して寒証になった場合に対処する薬方。
　四肢末端までモノがいかない　脈細而微

84：枳朮湯 …………………………………………………………………………… 270

脾胃虛弱で氣の昇降が行われなくなった場合に対処する処方。
　心窩痞堅　小便不利

85：**枳實芍藥散** ……273
血循環が不良で溜滯して瘀血が形成されて、疼痛拘攣する場合に対処する藥方。
　腹痛　拘攣　煩滿（息苦しくイライラして横にもなれない）

86：**溫經湯** ……275
瘀血が瘀熱に変わり月經不順から崩漏になった場合に対処する藥方。
　口唇乾燥　小腹裏急　手掌煩熱　腹滿　暮即発熱　小腸經・膽經のひきつり　下半身の冷え

87：**芎歸膠艾湯** ……278
寒症體質の患家に対し補血する、或いは止血する場合に対処する藥方。
　堅く応えるものもなく只少し拘攣あり　下血（おりものに血が混じる程度の出血）　腹痛時にあり

88：**小柴胡湯** ……281
少陽病証に対処する藥方。
　寒と熱が往来して定まらない　胸と脇が苦しく滿ちて張る　黙り込んで飲食が乏しくなる　心が晴れず煩しく嘔氣がある　口苦　眩暈　咽乾　耳鳴

89：**柴胡桂枝湯** ……285
太陽と少陽の兼病に対処する藥方。
　上逆　潮熱不去　大便不通　心窩支滿（心窩痞・胸脇苦滿・腹直筋緊張）

90：**柴胡桂枝乾薑湯** ……288
少陽病で三焦が作用しないために痰飲が生じて、氣機が行らなくなった場合に対処する藥方。
　胸脇滿微結　渴而不嘔　往来寒熱　心煩　頭汗出　肩凝り

91：**黃芩湯** ……291
少陽病で心窩痞塞し臭氣の強い腹痛下痢が止まらず、しかも嘔吐する場合に対処する藥方。
　心窩痞　自下痢　嘔吐　口苦　咽燥　眩暈

92：**黃芩加半夏生薑湯** ……294
乾嘔と熱性下痢に対処する藥方。
　下痢　乾嘔　嘔逆

93：**柴胡加芒消湯** ……297
小柴胡湯証で時間が経過し、少陽病で裏熱實した場合に対処する藥方。

94：**大柴胡湯** ……299
小柴胡湯証で誤治を行い陽明腑熱の症状が出現した場合に対処する藥方。
　胸脇苦滿　腹拘攣　大便不通　鬱鬱微煩　嘔吐不止　心窩痞硬而痛　心窩急鬱々として微煩

95：**柴胡加龍骨牡蠣湯** ……302
傷寒証の治療に下法を行ったことで邪氣が全身に蔓延して、煩・驚・譫言を発するようになった場合に対処する藥方。
　胸滿煩惊　失精　小柴胡湯証而腹有動　尿不利　惡寒なし　皮腫有り　漠然とした不安が強い

96：**瀉心湯** ……306
心窩部を押さえて不快感がある場合に対処する藥方。
　心窩痞按之濡　心煩　吐血　鼻血　痔血　下血　血尿　頭項の腫れ

97：**大黃黃連瀉心湯** ……309
汗下法を繰り返したことにより上焦の水・氣が不足して血だけが残り、熱の勢いが上焦心胸に迫り胸中熱が生じた場合に対処する藥方。
　心煩、心窩痞、按之濡　押圧不快

11

98：附子瀉心湯 ……………………………………………………………………………… 312
　　瀉心湯に附子を加えた方で、腎が虛して下焦の陰氣が強く、附子で陽氣を動かさない
　　と心腎の流体が維持出來ない場合に対処する藥方。
　　　心窩痞按之濡　心煩　吐血　鼻血　痔血　下血　血尿　頭項の腫れ　表症汗出　悪寒
99：甘草瀉心湯 …………………………………………………………………………………… 314
　　表にまだ邪があるのにもかかわらず下法を行い、胃氣が損傷して下痢脱水が止まらず
　　陰氣が虛して、心窩に煩熱し上逆する場合に対処する藥方。
　　　心窩痞按之濡　心煩　吐血　鼻血　痔血　下血　血尿　頭項の腫れ　表症汗出　悪寒
100：半夏瀉心湯 ………………………………………………………………………………… 317
　　瀉心湯証で嘔吐、腹中雷鳴が顕著で水飲が激しい場合に対処する藥方。
　　　嘔吐　心中煩悸　怒或悲傷　嘔而腹中腸鳴
101：生薑瀉心湯 ………………………………………………………………………………… 321
　　脾胃が虛している患家が飲食過多により脾陽虛となって、飲食物が中焦に停滞した場
　　合に対処する藥方。
　　　食物臭氣が強く呑飲嘈雑　心窩痞　激しくなれば腹中雷鳴下痢
102：小半夏湯 …………………………………………………………………………………… 324
　　吐き氣を止める場合に対処する藥方。
　　　嘔吐不渇　眩悸　心窩痞塞
103：小半夏加茯苓湯 …………………………………………………………………………… 327
　　小半夏湯と同様に嘔吐して眩暈する場合に対処する藥方。
104：乾薑人參半夏丸 …………………………………………………………………………… 329
　　日頃から胃陽虛で寒飲がある婦人が妊娠し、旺氣・嘔吐が止まらない場合に対処する
　　藥方。
　　　肩凝り　眩暈　心窩痞硬　乾嘔不止　妊娠嘔吐不止（悪阻）
105：三物黄芩湯 ………………………………………………………………………………… 333
　　産後の陰虛が激しく陰虛火旺となった状態に、中焦で水滞から内湿・湿熱が生じ、下
　　焦の陰虛熱と合わさって、上焦に熱が上炎した場合に対処する藥方。
　　　心胸苦煩　手掌煩熱　四肢苦煩熱　口渇　産褥熱
106：茯苓澤瀉湯 ………………………………………………………………………………… 336
　　胃中に痰飲が生じ不食で下方に降りず、逆に水飲が衝き上げる場合に対処する藥方。
　　　のぼせ　眩暈　嘔吐　胸脇部左大包穴に圧痛　口渇飲水　噯氣　嘈雑　呑酸　頭痛
　　　痩身不食　皮薄く色白等　多彩な訴えが多い
107：半夏厚朴湯 ………………………………………………………………………………… 339
　　特に婦人で咽喉部にモノが詰まったような疑感覚が生じる場合、所謂"梅核氣"に対処
　　する藥方。
　　　動悸　眩暈　嘔吐　四肢厥冷
108：甘草小麥大棗湯 …………………………………………………………………………… 342
　　婦人の情緒が安定しない時に飲酒や過食で安定を図ろうとするが、更に悪化して血が
　　乾き、狂・躁等の精神障害を見る時に対処する藥方。
　　　急迫　狂驚　心中煩燥　悲傷欲哭　腹中濡　皮膚甲錯　不眠　煩　過食　脈堅大
109：乾薑黄芩黄連人參湯 ……………………………………………………………………… 345
　　厥陰病で下痢して心煩し食すれば即吐く場合に対処する藥方。
　　　下痢　心煩　食入口即吐　手足寒冷
110：薏苡附子散 ………………………………………………………………………………… 348
　　胸痺証で急に呼吸困難になった場合に対処する藥方。
　　　胸中痺　呼吸困難　小便不利　動悸はない　四肢厥冷　悪寒
111：茯苓杏仁甘草湯 …………………………………………………………………………… 351
　　水氣満で胸痺症になったが症状が激しくなく、やや緩やかな場合に対処する藥方。
　　　胸中痺　動悸　短氣息迫　喘急

112：**橘皮枳實生薑湯** ···351
　肺脾の太陰二臟がともに虛して不食で咽喉が塞がったように感じ、呼吸が出来なくなる場合に對處する藥方。
　　胸中痞塞　逆滿　短氣胸痺　嘔　吃逆不止

113：**橘皮湯** ···355
　胃が冷えて動きが停止して食べても下に降りず、上逆して嘔吐する場合に對處する藥方。
　　胸中痺　乾嘔　噦著手足厥

114：**橘皮竹筎湯** ···356
　胃虛で未消化のモノがあるのではなく、胃寒で胃に內容物が殘っている場合に對處する藥方。
　　胸中痺　吃逆

115：**枳實薤白桂枝湯** ···357
　上焦の働きが低下した事で痰飮が作られた場合に對處する藥方。
　　胸中痺滿痛　胸脇滿　脇下逆搶　心中痞

116：**栝樓薤白白酒湯**・117：**栝樓薤白半夏湯** ···358
　呼吸が充分に出來ないほどの寒邪に侵された時に對處する藥方。
　　喘息　咳唾　嘔　胸背痛(眠られず身を切られるように痛む)　寸口位脈沈而遲　関上位脈小緊數

118：**人參湯** ···362
　胸痺證の虛症に對處する藥方。
　　脾陽不足による不食　多唾　濕潤舌　惡寒　虛寒　頻尿　軟便　心窩痞硬

119：**桂枝人參湯** ···365
　人參湯證と同樣の病機に表病と下痢が加わり、更に人參湯よりも不安定症狀が強くなって、虛症が激しくなった場合に對處する藥方。
　　下痢　上衝急迫　精神的に不安定　動悸　胸中に陽氣が行らないので同じ事を考え不安になる

120：**小建中湯** ···368
　太陽病・傷寒證で中焦・陰虛證の場合に對處する藥方。
　　四肢疼痛　手足煩熱　腹中急痛

121：**黃耆建中湯** ···371
　營衛氣血の源である中焦脾胃が、極端に虛してモノ不足になった場合に對處する藥方。
　　小建中湯症　盜汗　身重或不仁

122：**大建中湯** ···373
　中焦の寒冷の邪が下焦を經て、上焦に迫った場合に對處する藥方。
　　腹大痛　心胸間痛　嘔不能食　痛みが波の様に移り横行結腸に觸れるが排便すると痛みは止まる

123：**附子粳米湯** ···376
　脾陽氣が慢性的な寒冷や急激な寒氣により極端に虛衰して中焦の水氣が動かず、強烈な腹痛を見る場合に對處する藥方。
　　腹中雷鳴切痛　逆滿嘔吐　四肢寒冷

124：**厚朴生薑甘草半夏人參湯** ···379
　發汗過多で表陽虛が身體全體の陽虛に至り、脾の陰陽がともに虛して腹滿した場合に對處する藥方。
　　腹脹滿　嘔逆

125：**黃耆桂枝五物湯** ···382
　患家の素體が虛證で陰證の衛氣、營氣がともに虛して陽氣が溜滯し易く、陰虛火旺で發症する種々の症狀に對處する藥方。
　　少しの勞働でも發汗する　微風でもすぐに渴く　嘔　不急迫　身體麻痺　常に全身ど

こかが痛む

126：**桂枝生薑枳實湯** ……………………………………………………384
脾陽氣不足で心窩に寒飲が作られ、押圧により上衝して痛む場合に対処する藥方。
　心中痞　逆満心痛　胸満上逆　嘔

127：**桔梗湯** …………………………………………………………………387
腫痛急迫する場合に対処する藥方。

128：**桔梗白散** ………………………………………………………………389
桔梗湯の効用を更に強めた藥方。
　濁唾吐膿

129：**排膿湯** …………………………………………………………………391
膈より上方の咽喉や氣管支に炎症があり、その部の血分を傷付けて瘀熱が生じて血膿を見る場合に対処する藥方。
　粘痰急迫

130：**排膿散** …………………………………………………………………392
膈より上方の咽喉や氣管支に炎症があり、その部の氣分と血分を傷付けて瘀熱が生じて血膿を見る場合に対処する藥方。
　治瘡家胸腹拘満　瘡癰痛　欲膿潰

131：**四逆散** …………………………………………………………………394
心肝胃が扱う血が行らず上焦で鬱し、四肢末端に血が至らなくなった場合に対処する藥方。
　尿意が頻繁である　胸部ばかりに多く汗をかく　心窩痞塞する等の症状を訴える

132：**黄連阿膠湯** ……………………………………………………………397
少陰病で心煩して不得眠になった場合に対処する藥方。
　不得眠　手足寒　背悪寒

133：**酸棗湯** …………………………………………………………………400
肝が情志の影響で氣機を循らせず、主る血が熱を含み血熱となって上焦空間の心に迫り、熱を含むようになった場合に対処する藥方。
　煩悸　不得眠　速さが乱れる不整脈　声枯れて発声も出来ない

134：**八味丸** …………………………………………………………………403
下焦臓器がその水邪により侵されて経脈に沿って上衝し、種々の症状を引き起こす場合に対処する藥方。
　煩熱　不得眠　脚氣疼痛　小腹不仁・拘急　足冷或痛　小便不利　臍下不仁

135：**眞武湯** …………………………………………………………………406
腎陽氣が虚して上焦を冷やせず、上焦に仮熱が作られた場合に対処する藥方。
　四肢沈重　疼痛して身体特に関節が腫れる　肌の乾燥　口乾　風邪をひいても無熱
　眩暈　動悸（左から右へ音が響く方が重症）：音の投射（膀胱）

136：**附子湯** …………………………………………………………………409
少陰病で腎陰虚を治す眞武湯証から病状が進行して、腎陽虚に至った場合に対処する藥方。
　食少　痩身　小声　起床不可　腹部押圧にて病人は冷感を感じる　動悸

137：**乾薑附子湯** ……………………………………………………………412
腎陽虚に対処する藥方。
　脈沈微　煩躁　不得眠

138：**大黄附子湯** ……………………………………………………………414
寒邪が腹中凝集して大便不通となり、腹痛が顕著になった場合に対処する藥方。
　脇下偏痛　微熱　悪寒甚腹痛　大便不通　腹絞痛　悪寒　咽が赤く腫れる　腎虚腰痛
　四肢厥冷

139：**烏頭湯** …………………………………………………………………417
裏の陰水が滞って動かなくなった事だけでなく、表陽氣も同時に溜滞したことにより

112：**橘皮枳實生薑湯** 351
　　肺脾の太陰二臟がともに虛して不食で咽喉が塞がったように感じ、呼吸が出来なくなる場合に対処する藥方。
　　胸中痞塞　逆滿　短氣胸痺　嘔　吃逆不止

113：**橘皮湯** 355
　　胃が冷えて動きが停止して食べても下に降りず、上逆して嘔吐する場合に対処する藥方。
　　胸中痺　乾嘔　噦著手足厥

114：**橘皮竹筎湯** 356
　　胃虛で未消化のモノがあるのではなく、胃寒で胃に内容物が残っている場合に対処する藥方。
　　胸中痺　吃逆

115：**枳實薤白桂枝湯** 357
　　上焦の働きが低下した事で痰飲が作られた場合に対処する藥方。
　　胸中痺滿痛　胸脇滿　脇下逆搶　心中痞

116：**栝樓薤白白酒湯・117：栝樓薤白半夏湯** 358
　　呼吸が充分に出来ないほどの寒邪に侵された時に対処する藥方。
　　喘息　咳唾　嘔　胸背痛（眠られず身を切られるように痛む）　寸口位脈沈而遲　関上位脈小緊數

118：**人參湯** 362
　　胸痺證の虛症に対処する藥方。
　　脾陽不足による不食　多唾　濕潤舌　惡寒　虛寒　頻尿　軟便　心窩痞硬

119：**桂枝人參湯** 365
　　人參湯證と同様の病機に表病と下痢が加わり、更に人參湯よりも不安定症状が強くなって、虛症が激しくなった場合に対処する藥方。
　　下痢　上衝急迫　精神的に不安定　動悸　胸中に陽氣が行らないので同じ事を考え不安になる

120：**小建中湯** 368
　　太陽病・傷寒證で中焦・陰虛證の場合に対処する藥方。
　　四肢疼痛　手足煩熱　腹中急痛

121：**黄耆建中湯** 371
　　營衛氣血の源である中焦脾胃が、極端に虛してモノ不足になった場合に対処する藥方。
　　小建中湯症　盗汗　身重或不仁

122：**大建中湯** 373
　　中焦の寒冷の邪が下焦を経て、上焦に迫った場合に対処する藥方。
　　腹大痛　心胸間痛　嘔不能食　痛みが波の様に移り横行結腸に触れるが排便すると痛みは止まる

123：**附子粳米湯** 376
　　脾陽氣が慢性的な寒冷や急激な寒氣により極端に虛衰して中焦の水氣が動かず、強烈な腹痛を見る場合に対処する藥方。
　　腹中雷鳴切痛　逆滿嘔吐　四肢寒冷

124：**厚朴生薑甘草半夏人參湯** 379
　　発汗過多で表陽虛が身体全体の陽虛に至り、脾の陰陽がともに虛して腹滿した場合に対処する藥方。
　　腹脹滿　嘔逆

125：**黄耆桂枝五物湯** 382
　　患家の素体が虛証で陰陽の衛氣、營氣がともに虛して陽氣が溜滯し易く、陰虛火旺で発症する種々の症状に対処する藥方。
　　少しの労働でも発汗する　微風でもすぐに渇く　嘔　不急迫　身体麻痺　常に全身ど

こかが痛む
126：**桂枝生薑枳實湯** ……………………………………………………………………… 384
　　　脾陽氣不足で心窩に寒飲が作られ、押圧により上衝して痛む場合に対処する藥方。
　　　心中痞　逆満心痛　胸満上逆　嘔
127：**桔梗湯** ………………………………………………………………………………… 387
　　　腫痛急迫する場合に対処する藥方。
128：**桔梗白散** ……………………………………………………………………………… 389
　　　桔梗湯の効用を更に強めた藥方。
　　　濁唾吐膿
129：**排膿湯** ………………………………………………………………………………… 391
　　　膈より上方の咽喉や氣管支に炎症があり、その部の血分を傷付けて瘀熱が生じて血膿
　　　を見る場合に対処する藥方。
　　　粘痰急迫
130：**排膿散** ………………………………………………………………………………… 392
　　　膈より上方の咽喉や氣管支に炎症があり、その部の氣分と血分を傷付けて瘀熱が生じ
　　　て血膿を見る場合に対処する藥方。
　　　治瘡家胸腹拘満　瘡癤痛　欲膿潰
131：**四逆散** ………………………………………………………………………………… 394
　　　心肝胃が扱う血が行らず上焦で鬱し、四肢末端に血が至らなくなった場合に対処する
　　　藥方。
　　　尿意が頻繁である　胸部ばかりに多く汗をかく　心窩痞塞する等の症状を訴える
132：**黄連阿膠湯** …………………………………………………………………………… 397
　　　少陰病で心煩して不得眠になった場合に対処する藥方。
　　　不得眠　手足寒　背悪寒
133：**酸棗湯** ………………………………………………………………………………… 400
　　　肝が情志の影響で氣機を循らせず、主る血が熱を含み血熱となって上焦空間の心に迫
　　　り、熱を含むようになった場合に対処する藥方。
　　　煩悸　不得眠　速さが乱れる不整脈　声枯れて発声も出来ない
134：**八味丸** ………………………………………………………………………………… 403
　　　下焦臟器がその水邪により侵されて経脈に沿って上衝し、種々の症状を引き起こす場
　　　合に対処する藥方。
　　　煩熱　不得眠　脚氣疼痛　小腹不仁・拘急　足冷或痛　小便不利　臍下不仁
135：**眞武湯** ………………………………………………………………………………… 406
　　　腎陽氣が虚して上焦を冷やせず、上焦に仮熱が作られた場合に対処する藥方。
　　　四肢沈重　疼痛して身体特に関節が腫れる　肌の乾燥　口乾　風邪をひいても無熱
　　　眩暈　動悸（左から右へ音が響く方が重症）：音の投射（膀胱）
136：**附子湯** ………………………………………………………………………………… 409
　　　少陰病で腎陰虚を治す眞武湯証から病状が進行して、腎陽虚に至った場合に対処する
　　　藥方。
　　　食少　痩身　小声　起床不可　腹部押圧にて病人は冷感を感じる　動悸
137：**乾薑附子湯** …………………………………………………………………………… 412
　　　腎陽虚に対処する藥方。
　　　脈沈微　煩躁　不得眠
138：**大黄附子湯** …………………………………………………………………………… 414
　　　寒邪が腹中凝集して大便不通となり、腹痛が著明になった場合に対処する藥方。
　　　脇下偏痛　微熱　悪寒甚腹痛　大便不通　腹絞痛　悪寒　咽が赤く腫れる　腎虚腰痛
　　　四肢厥冷
139：**烏頭湯** ………………………………………………………………………………… 417
　　　裏の陰水が滞って動かなくなった事だけでなく、表陽氣も同時に溜滞したことにより

激しい疼痛が生じた場合に対処する藥方。
歴節病　脚氣　屈伸不可疼痛　寒疝　腹中絞痛　自汗盗汗　浮腫

140：烏頭桂枝湯 ………………………………………………………………… 420
寒疝証で表陽氣滞した場合に対処する藥方。
腹中絞痛　手足逆冷　不仁　身疼痛

141：大烏頭煎 …………………………………………………………………… 422
寒疝証に対処する藥方。
毒繞臍絞痛　自汗出　手足厥冷　腹痛　脈沈弦

142：呉茱萸湯 …………………………………………………………………… 424
胃中寒に対処する藥方。
悪心　嘔吐　激しい頭痛　眩暈　胸満　四肢厥冷　下痢

143：四逆湯 ……………………………………………………………………… 427
少陰寒化証に対処する藥方。
手足厥冷　悪寒　下痢清穀　小便清利　腹拘急　腹脹満　身体疼痛　呼吸困難

144：四逆加人參湯 ……………………………………………………………… 430
嘔吐下痢が交錯する霍乱病で、特に悪寒が強く脈微で心窩痞硬する場合に対処する藥方。
下痢　悪寒　四逆手足に陽氣が行らず厥逆する　畏寒（悪寒が強い）　脈微　心窩痞硬

145：通脈四逆湯 ………………………………………………………………… 432
四逆湯証よりも少陰病が進行し、更に脾胃の虚敗が激しくて清穀下痢が止まらず、腹痛もより強烈になった場合に対処する藥方。
清穀下痢　汗出　発熱　悪寒　四肢厥冷　脈微欲絶　腹痛　乾嘔　咽痛

146：牡蠣澤瀉散 ………………………………………………………………… 435
大病後に腎陽氣が不足して、身体の水氣を循環させることが出来なくなった場合に対処する藥方。

147：蜀漆散 ……………………………………………………………………… 437
瘧症に対処する藥方。
寒熱発作　有時臍下有動

第三章　表類　441

コラム

後谿 …………………………… 58	三焦兪 ………………………… 112
申脈 …………………………… 61	然谷 …………………………… 119
三陰交 ………………………… 63	照海 …………………………… 122
太衝 …………………………… 74	絶骨・懸鐘 …………………… 133
刺鍼の仕方 …………………… 80	中脘 …………………………… 136
施灸の仕方 …………………… 86	復溜 …………………………… 148
小腸兪 ………………………… 93	胃兪 …………………………… 153
孔最 …………………………… 102	血海 …………………………… 153
丘墟 …………………………… 105	合谷 …………………………… 158
足三里 ………………………… 109	風池・天柱 …………………… 160

太淵	165	瘀血	277
内庭	171	苦味	290
臨泣	174	『難経81難』	293
外關	174	内關	296
陰陵泉	177	斉物論	298
交信	192	黄連解毒湯	308
築賓	196	大陵	311
通谷	199	公孫	320
温灸	202	背中	328
委中	217	虚脈	338
大椎	220	『難経56難』	341
解谿	223	脈	350
膈兪・至陽	226	陽池	354
豊隆	233	郄門	361
水分の動悸	239	列缺	370
陰陽応象大論	245	細脈(陰脈)	381
督脈の灸	249	濡脈(陰脈)	386
婦人の生理脈	255	『素問病機氣宣保命集・瀉痢論』	388
胞肓	261	本神	399
血	266	通里	419
厥陰病	269	關元	426
『難経69難』	272	章門	436

　　よぶん　454

　　参考文献　456

　　索　　引　458

第一章

氣味類

　漢方医学を学ぶ者が必ず読まなければいけない書籍は、『黄帝内経・素問』『黄帝内経・霊枢』『難経』『傷寒論』『神農本草経』の5冊で、これらの書籍は歴代の数多の医家・考証家等の編纂を経て現在に至る。この内藥方を構成する氣味について書かれた『神農本草経』には、365種の氣味が上中下品に分類されて書かれている。そして歴史的に明代に李時珍が『本草綱目』を世に出してから以降は、氣味の解釈は現代もこの著に従っている。

　この歴史を踏まえた日本医学（邦医学）は、『大宝律令・医疾令』で医療制度が定められて以降、医療の国有化が進められ、平安時代に遣唐使が廃止された事により、日本独自の医学が発展する。愚木が考証的に日本医学史の中で確認できる最古の書籍は、808年阿部真直等により書かれた『大同類聚方』（槇佐知子著『大同類聚方全訳精解』による）で、これにより当時の医学内容と水準の高さを知る事が出来た。これ以降鎌倉・室町・江戸と歴史時間の中で流儀・流派と枝別されて現代に至り、書物を媒介にして過去時間上の医家に貴重な多くの医学を教えていただいたが、愚木が教えを受けた書籍の中から"氣味"に絞って書物を一点上げると、吉益東洞の『藥徴』になる。

　本書『藥方愚解』は、藥方を構成する氣味の作用と、同様作用を為す経穴を併療する"鍼灸藥方"の実践書で、古方鍼灸の復活を第一の目的に書いている。尚、本章では古方派の『藥徴』と合わせて、後世派の岡本一抱子著『百味主能諺解』を併記して、氣味作用の実態に迫るように試みた。

■ 石膏

硫酸カルシウム。

『神農本草経』

「味辛微寒．治中風寒熱．心下逆氣驚喘．口乾舌焦不能息．腹中堅痛．除邪鬼．産乳金創」

『藥徴』

「主治煩渇．傍治譫語．煩燥．身熱」

『百味主能諺解』

「この藥は肺胃に入って実熱を清涼する。且つ辛味を兼ねるために開結散塞の効用がある」

『愚木解』

- 治陽明頭痛…陽明経熱結の頭痛を治す。
- 止汗…陽明の熱を治す。肉を蒸し汗出する者は胃熱を瀉せば止まる。
- 治潮熱…氣血が虚した為に潮熱するのではなく、胃熱の実結により生じる潮熱を治す。肺・胃に入って実熱を清涼する。且つ辛味を兼ねることにより、結を開いて塞を散じる。故に諸熱の積留を瀉す事が可能になる。つまり石膏は肺胃の熱を解く。

■ 滑石

天然含水硅酸マグネシウム。

『神農本草経』

「味甘寒．治身熱泄澼．女子乳難．癃閉．利小便．蕩胃中積聚寒熱．益精氣」

『藥徴』

「主治小便不利．旁治渇也」

『百味主能諺解』

「この藥は名前の通り働きが滑らかで七竅及び七孔を通利する。これゆえに下竅を通して便を導く。このような働きを有することから、日頃から津液が涸燥している者に用いてはいけない」

■ 芒消・朴消

芒消と消石は瀉利石（結晶硫酸マグネシウム）。
朴消は消石を製する原鉱石（乾燥硫酸マグネシウム）。

『神農本草経』
「消石．一名芒消．味苦寒．五藏積熱．胃脹閉．滌去蓄結飲食．推陳致新．除邪氣．錬之如膏」

「朴消．　　　味苦寒．治百病．除寒熱邪氣．逐六府積聚．結固留癖．能化七十二種石．錬餌服之」

『藥徵』
「主治㪺堅也．心下痞堅．急痞硬．小腹結．結胸．燥尿．大便硬．宿食．諸般」

『百味主能諺解』
「この藥味は鹹のために大寒である。その働きは沈で下す働きがあって宜とする。腸胃の実熱・積滞を下す故に承氣湯類で大黄と兼用する。つまり大黄は苦を以って激しく下し、芒消は鹹を以って柔らかく下すのである。よって妊婦には用いてはいけない」

『内経』
「熱が内に淫する場合は之を治療するのに鹹寒を用い、これを補佐するのに苦藥を用いる」

『傷寒論』
「承氣湯類は芒消を用いて堅を柔らかくして実熱を去るようにしている。結して堅きに到らないのに用いてはいけない。芒消で堅くなっているものを軟かくして大黄で下す意図である」

■ 甘草

マメ科、ナンキンカンゾウ、ウラルカンゾウの根を乾燥させたモノ。

『神農本草経』
「味甘平．治五藏六府寒熱邪氣．堅筋骨．長肌肉倍力．金創．尰．解毒」

『藥徵』
「急迫也．故治裏急急痛攣急．而傍治厥冷．煩燥．衝逆之等．諸般急迫之毒也」

『百味主能諺解』
「脾胃の陽氣を補い、生氣を緩めて諸々の解毒をして咽痛を治す」

『愚木解』
- 咽痛は甘草湯、或いは桔梗湯を用いる。
- 急追而痛は甘草が主に治療するが、膿があれば桔梗を用いる。
- 調胃承氣湯、桃核承氣湯に甘草があるのは、邪氣が急迫するからである。
- 大・小承氣湯、厚朴三物湯に甘草が無いのは、邪氣が急迫しないからである。
- 長期服用により浮腫を伴うことがあるが、主訴が消失していればそのまま服用してもよい。全体を候って調和が取れれば浮腫も同様に消失する。
- 古書には甘草を炙って用いている。炙った甘草は胃にもたれることがなく浮腫にもならない。副作用的症状を避けるには炙ればよい。

黄耆

マメ科、キバナオウギ、その他同属植物の根を乾燥させたモノ。

『神農本草経』

「一名戴糝．主治癰疽久敗瘡．排膿止痛．大風癩疾．五痔鼠瘻．補虛．小兒百病」

『藥徵』

「主治肌表之水也．故能治黃汗．盜汗．皮水．又傍治身體腫．或不仁者」

『百味主能諺解』

「黄耆に益氣の効圧があると言っても、人參の胃氣を益す効用には及ばない。ただ肺氣を補って皮毛に陽氣を充実させる、身中の陽氣を充たす聖藥とする。表陽虛自汗を主る」

『愚木解』

　吉益東洞は「張仲景は水氣を治す目的で用いているのに、陶弘景は虛を補う目的で用いているが、一体何を補うと言うのか」と述べている様に、黄耆は補虛表実を行う効果がある。人參との違いを流水にて例えるなら、黄耆は堤を狭くして水の勢いを増す様にするのに対し、人參は水源に直接ボーリングして水量を増す様に似ている。故に氣虛が甚だしい場合は補中益氣湯等を用いて全面的な底上げを図るようにする。また黄耆の止汗の効は補肺によるものであって、芍藥や烏梅の様に陰氣を益すことによる止汗とは異なる事は認識する必要がある。

■ 人參

ウコギ科、御種人参の根を軽く湯通しして乾燥させたモノ。

『神能本草経』
「一名人銜．一名鬼蓋．味甘微寒．補五藏．安精神．定魂魄．止驚悸．除邪氣．明目．開心益智．久服軽身延年」

- ■ 御種人参：甘平（甘く温度変わらず）…緩める、中焦を補う
- ■ 竹節人参：甘苦温（食べると苦い）……絞る
- ■ 田七人参：甘苦微温

御種人参
『百味主能諺解』
「胃中に働きかけて補益する。発表藥に人参（余力があれば人参、余力がなければ白朮を用いる）を加えると、その効力を高め発表に至るという余力の効用があるが、但し人参だけで用いても発表する力はない。麻黄湯証の様に元氣が強く外邪が皮表にある場合は、元氣が充たされ過ぎるので用いてはいけない」

竹節人参
『藥徴』
「味甘．微寒．主補五臟．安精神．定魂魄．止驚悸．除邪氣．明目．開心益智」

昔から人参は元氣を養うと言われているが、一体それらの人々は本当に元氣ということを理解しているのだろうか。いわゆる元氣というのは天地根元の一氣にして、陰陽の妙合により作られるものである。元氣には先天と後天の二つあり、一般に言われる元氣は後天の元氣を指し、古書にも「後天の元氣を養うには五穀によりなされる」と述べられているように、自らが食し、体内に於いて作られるモノによってしか元氣は養われないのであって、人参を食せばすぐに元氣になるというものではない。人参は心下痞を治す妙藥である。しかし今の人参の味は甘だが、本来の人参の味は苦である。そもそも此れを用いる場合は必ず胃内停水があり、脾の陽氣が不足している為に下行せず、逆に上行して心下に迫り心下痞硬するものを対象にするので、苦味の人参で実在する胃水を除くのである。具体的には、瀉心湯証は心下に実在する水飲がある為に、苦味を有す竹節人参でこれを除いて治療するのである。

※吉益東洞は古方派の中心を為した治療家であるので、苦味を用いて邪毒を身

体外に排除するという考えから、人参も苦味の竹節人参を指していると思われる。

主治…心下痞堅、痞鞕支結也
傍治…不食、嘔吐、喜唾、心痛、腹痛、煩悸
人參：心下痞硬而悸
黃連：心中煩而悸
茯苓：肉潤筋惕而悸

『愚木解』
- 甘草：脾胃の陽氣を補う。
- 人參：陽氣を補うことが強く、余力の効も甘草に比べて強い。
- 白朮：人参より補う力が弱く甘草より強い。

桔梗

キキョウ科、キキョウの根を水洗して細根を取って乾燥させたモノ。

『神農本草経』
「味辛微温．治胸脇痛如刀刺．腹満腸鳴幽幽．驚恐悸氣」

『藥徵』
「主治濁唾．腫膿也．傍治咽喉痛」

『百味主能諺解』
「桔梗は色白くその氣昇る肺経・氣分の藥である。肺は皮毛を主り悪熱する故に風熱が肺に乗じ易く、桔梗の辛はその熱を散じ苦は疎とする。肺部の風熱を開利する時は、胸中鬱結の氣を散す効用が有る。桔梗は上昇を主として能高きに到り、諸藥の重く沈むものと雖も、此れに合同すれば上焦に効用を持つ。例えば驚悸、怔中のように、胸膈の高さに在る場合で桔梗を主藥にする時には、能く藥力を上に引いて上焦の胸上に引き上げる。これが桔梗の要略である。主に鳩尾以上の諸疾を治療する場合に多くこの氣味を用いる。そして桔梗は上昇の主剤である一方で、能く下氣の効用もある。凡モノ昇り極めれば降りる効用がある様に、桔梗が上焦に昇り胸肺の氣を開利する時は、逆氣滞氣に従って下るものである。このような働きがある桔梗だが、桑白皮とはどのように違うのかを或人に問うと、桑白皮は「寒にして基より逆氣邪衰して、肺に還るのを下す藥理。桔梗は温にして清氣を昇らすが故に、濁氣従って下す藥理」と教えられた。桔梗は藥力を上焦に持つが故に、大黄の類

のように速やかに下すことはない。早く下焦にモノを送ろうと思う場合は他藥を用いるべきである。そして桔梗が下痢を治すのは、下痢が下焦の病ではなく胃腸の下陥による病であるので、桔梗が肺経より大腸経を経て脾胃に伝わり、下陥しているものを上昇させることで止痢させるからである。よって肺の風熱を除き胸中の鬱結した氣を散らす、氣を降ろして痰涎咳嗽咽痛を治療するのである」

『本草衍義』
「治肺熱氣奔促．咳邪肺癰排膿」

『雷公泡製藥性賦』
「桔梗味苦性．微寒．有小毒．昇也．陰中之陽也．期有四．咽痛．兼除寒鼻．利膈．氣仍治肺癰」

『名医別録』
「桔梗、斉苨は同類の中でも甘味と苦味の如く別品である」

朮

キク科、ホソバオケラの根茎を乾燥させたモノ。

『神農本草経』
「一名山薊．味苦温．治風寒濕痺死肌．痙．疸．止汗除熱．消食．作煎餌．久服軽身延年不飢」

『藥徴』
「蒼朮主治利水也．故能治小便自利不利．傍治身煩痛．痰飲．失精．眩冒．下痢．喜睡」

許叔微は「朮は湿を除いて脾を補す」と述べているが、張仲景は「主治利水」の目的で用いているのであって、決して除湿とは言っていない。私が思うに叔微の言う効用は恐らく、朮附の効用を述べているのであろう。

『百味主能諺解』
「白朮は甘く中焦脾胃を補い元氣を益す藥理である。また少し苦いのは湿を乾かして温めるので、中焦を調補するのに最上の氣味である。
蒼朮の苦味は白朮よりも甚だしい。苦味が強いことは湿を除くことに於いて強いが、中焦を補すことには弱い」

『李東垣』
「蒼朮．味苦甘辛．無毒．治傷寒痺痛．除湿癧．可發散」

「白朮．味甘．性温．無毒．可昇可降也．陽也。其用有四」
①利水道有除湿　②強脾胃有進食　③佐黄芩有安胎　④君枳實有消痞

『愚木解』
- 蒼朮は全身の駆水作用。
- 白朮は局所の駆水作用。
- 胃腸粘膜を刺激して健胃作用を発揮する。
- 他藥と協同して胃内停水を排除する。
- 内外の湿を集めて小便を通利させる。
- 不必要な水氣を駆逐する。

白頭翁

オキナグサの根を乾燥させたモノ。

『神農本草経』
「一名野丈人．一名胡王使者．味苦温無毒．治温瘧狂易．寒熱癥瘕積聚．癭氣．逐血止痛．療金創」

『藥徴』
「主治熱利下重也」

黄連

キンポウゲ科、セリバオウレンの根を除いた根茎を乾燥したモノ。

『神農本草経』
「一名王連．味苦寒．治熱氣．目痛眥傷泣出．明目．腸澼腹痛下痢．婦人陰中腫痛」

『藥徴』
「主治心中煩悸也．傍治心下痞．吐下．腹中痛」

『百味主能諺解』
「心脾内熱の盛実熱を瀉す故に諸瘡目疾血証・熱痢を主治する。虚熱に用いてはいけない」

『愚木解』
- 黄連の苦寒にて上焦の心中胸中の火邪を瀉す。黄芩の苦寒は心下の脾肝の実火を瀉す。
- 黄連・黄芩の二味の組み合わせは、少陽病に於いて発症し易い胸脇心下の

鬱熱を瀉す。
- 黄芩は黄連よりその効用が柔らかく諸熱に使い易い。
- 吉益東洞は「黄連は心煩を治す」と自らの経験を通じて断言している。そして本草経に「心煩を治す」と書かれていないことに対し誤りであると述べている。

■ 黄芩

シソ科、コガネバナの根を乾燥させたモノ。

『神農本草経』
「味苦平．主諸熱黄疸．腸澼．泄利．逐水．下血閉．悪創疽蝕．火傷」

『薬徴』
「主治心下痞也．傍治胸脇満．嘔吐．下利也」

『百味主能諺解』
「肺・大腸の熱を清涼する要剤である。痰熱・風熱・湿熱いずれに用いても治療する。胃中不和の場合は用いてはいけない」

■ 柴胡

セリ科、ミシマサイコの根を乾燥したモノ。

『神農本草経』
「味苦平．古名茈胡．主心腹．去腸胃中結氣．飲食積聚．寒熱邪氣．推陳致新」

『薬徴』
「主治胸脇苦満也．傍治寒熱往来．腹中痛．脇下痞硬」

『百味主能諺解』
「この氣味剤は肝胆の二経脈の虚熱にも実熱にも通用する解熱の剤である。寒熱往来を主治する」

■ 貝母

ユリ科、アミガサユリバイモの茎に石灰をまぶして乾燥させたモノ。

『神農本草経』
「一名空草．味辛平．治傷寒煩熱．淋瀝邪氣疝瘕．喉痺乳難．金創風痙」
　淋瀝：尿がポタポタ落ちる。疝瘕：小腹部のできもの。

『藥徴』

「主治胸膈鬱結痰飲已」

　古人は鬱結・痰飲の場合、咳嗽で乳が出ない場合を主治にしているが、張仲景はただ濁唾・腥臭の時にしか使っていない。その効用は桔梗と大きく変わらない。

『百味主能諺解』

「燥・湿の熱結による諸々の痰が絡む場合を主治して治療する。母乳が出にくいのを治療する。桔梗と同様に胸膈を利す、連翹と同様に種が結ばれたように感じるのを散らす」

『愚木解』

この藥は半夏の様に乾かさず、瓜蔞の様に潤さない。

- ■ 貝母・半夏　　　　：湿痰
- ■ 貝母・瓜蔞　　　　：乾痰
- ■ 貝母・當歸・芍藥：血虚

細辛

　ウマノスズクサ科、ケイリンサイシンの根をつけた全草を乾燥したモノ。

『神農本草経』

「一名小辛．味辛温．治欬逆．頭痛脳動．百節拘攣．風濕痺痛死肌．明目．利九竅．久服軽身長年」

『藥徴』

「主治宿飲停水也．故治水氣在心下而咳満、或上逆、或脇痛」

　少陰病は必ず踡臥小便利があり、踡臥がある者は悪寒が甚だしい。つまり悪寒は水病である。白朮・附子と共用するのは皮中の水氣を追うからで、この病因がある限り必ず水氣による悪寒がある。これは喘して悪寒し痰飲の変を生じる場合の主藥を為す。

『百味主能諺解』

「風・寒・湿の邪氣が表面深く骨節の間に溜滞した場合を通利する。この辛温の働きにより内寒を温散して頭痛・脳動を治療する。邪氣が身体深く浸透した場合を主治するので、邪氣が体表浅く侵した表病には用いてはいけない」

『愚木解』

- ■ 芎藭は肝胆に入って血分の氣を行らせる。

- 白芷は陽明の主藥にして肌膚に効有り。
- 細辛は少陰、厥陰の藥にして筋骨、関節に入る。邪が浅く浮いている場合は用いてはいけない。

當歸

セリ科、カラトウキのひげ根を取ったまま、湯通しして乾燥させたモノ。

『神農本草経』
「一名乾歸．味甘温．治欬逆上氣．温瘧寒熱洗洗在皮膚中．婦人漏下絶子．諸悪瘡瘍．金創．煮飲之」

『藥徴』
「仲景之方中．當歸芎藭者．其所主治．不可的知也．今不敢鑿從成方而用耶．是血闕如之義也」

『百味主能諺解』
「當歸は陽中の陰藥で、心脾の二臟に入る補血の藥である。地黄は陰中の陰藥で、肝腎二臟に入る故に、當歸は心脾の血の不足、地黄は精血の不足に用いる。そしてこの二味の違いは、當歸は本来温性であるので滞る傾向はなく、ただ血中の氣を巡らせていくだけであるが、地黄は本来寒性であるから長期に服用すれば滞る傾向にあるので、製法の過程で温に変えて服用させる。そして補中益氣湯で當歸を使い、地黄を使わないのは、補氣を妨げるモノを除き作用させたいからである。また「當歸に瘀血を除く作用がある」と言っても、當歸にその働きがあるのではなく、補血により行血の勢いが増した結果、瘀血が除かれるだけである。臨床では精と血は同類で當歸、地黄はともに補精血の藥であるので、心脾の血虚には當歸を主にして、肝腎の精虚には地黄を主として処方する」

芎藭

セリ科、センキュウの根茎を湯通しして乾燥させたモノ。

『神農本草経』
「味辛温．治中風入腦頭痛．寒痺筋攣緩急．金創．婦人血閉無子」

『藥徴』
「仲景之方中．當歸芎藭者．其所主治．不可的知也．今不敢鑿從成方而用耶．是血闕如之義也」

芍藥

ボタン科、シャクヤクの根を乾燥したモノ。

『神農本草経』
「味苦平．治邪氣腹痛．除血痺．破堅積寒熱疝瘕．止痛．利小便．益氣」

『藥徴』
「主治．結實而拘攣也．傍治．腹痛．身體不仁．疼痛．腹滿．咳逆．下痢．腫膿」

朱丹谿は「芍藥を産後には使うな」と言い、李時珍も「産後に肝血が已に虚している場合は、更に芍藥を与えて肝木を瀉す様にしてはいけない」と述べているが、『金匱要略』にも『千金方』にも産後に當歸建中湯を与えている。これは芍藥が主の薬である。芍藥は肝木を瀉す薬ではなく血証には少しも関与していない。芍藥は結実して拘攣している場合を主治する。そして芍藥には二種あると言われているがその質は同じである。

『百味主能諺解』
「酸味の氣味で収斂する故に補陰之助を為す。肝脾血分に入り肝の血熱が実し満ちた場合を涼血する。失血・瀉痢・腹痛等の諸々の疾患を治療する。血氣が虚して虚寒の症状を見る場合は用いてはいけない。赤芍藥は血滞を行らせる効用が強いので瘀血の場合に用いる。白芍藥は収斂の効用が弱いので血虚に用いる」

牡丹皮

ボタン科、ボタンの根皮を乾燥させたモノ。

『神農本草経』
「一名鹿韭．一名鼠姑．味辛寒．治寒熱中風．瘛瘲痙．驚癇邪氣．除癥瘀血留舍腸胃．安五藏．療癰瘡」

『藥徴』
「和漢同」

『百味主能諺解』
「桃仁、牛膝の類と用いれば瘀血を除く。生地黄と用いれば涼血熱。枳實と用いれば行結氣する。相火とは、腎水が虚して動くことによって生じる邪火を言うが、世人は黄柏、知母を用いることが多い。よって瘀血を行らせて血脈を通し血熱を瀉す薬理である。産後の諸症状を治療する」

『愚木解』

六味丸の牡丹皮は微寒の意味が強い。
- 産後の諸証は血虚に属すことが多いが、その時は主藥加當歸。
- 産後の諸証で瘀血に属す時は、主藥加牡丹皮。
- 瘀血が裏に入って吐血、衄血する時は犀角地黄湯。

艾

キク科、その他蓬等の全草或葉を乾燥させたモノ。

『藥徵』

「仲景之方中蘄歸膠艾湯用艾而非君藥也．是以其所主治也．不可得而知耶．
蘄歸膠艾湯主治漏下下血也．今從其成方而用之」

茵陳蒿

キク科、カワラヨモギ幼苗を乾燥させたモノ。

『神農本草経』

「味苦平．治風濕寒熱邪氣．熱結黄疸．久服軽身益氣耐老」

『藥徵』

「主治発黄也」

麻黄

マオウ科の地上茎を乾燥させたモノ。

『神農本草経』

「一名龍沙．味苦温．治中風傷寒頭痛．温瘧．発表出汗．去邪熱氣．
止欬逆上氣．除寒熱．破癥堅積聚」

『藥徵』

「主治．喘咳．水氣也．傍治．悪風．悪寒．無汗．身疼．骨節痛．一身黄腫」

『百味主能諺解』

「麻黄は軽くて水に浮きしかも中空の形を為している。これは氣・味ともに薄く浮いて昇る辛味の陽剤で、表皮に達して冷と温との働きにより能く汗孔を含む、人体の九竅を通して開く作用が有り、傷寒の表邪を発散する薬理である。麻黄は無汗を的にして用いる。有汗の者に用いてはいけない」

『李時珍』
「藥効：皮膚、排泄障害による咳喘水氣、身体疼痛を主治する」

『湯本求真』
「吉益東洞は麻黄の効用を喘咳水氣というが、この病症を引き起こす原因が多く有り、その時々に応じて氣味を変えていくべきであろう。もしこれが唯一の効用というのであれば氣味を変えることなく、ただ麻黄剤のみ使えば治せるが、治らないのはどういうことだろう。確かにこの効用はあるが言い切るのは無理がある」

『愚木解』
「肌表が何かの原因で緊張して堅く閉ざし、皮膚から邪氣を排泄することが不可能になったことで、喘咳水氣の症状が出た場合に用いる」

注意：根と節と茎の作用があるので、使用には（去節）としている。

■ 地黄

　　ゴマノハグサ科、の肥大根をそのまま使う乾地黄。
　　酒で蒸して乾燥させた熟地黄。

『神農本草経』
「乾地黄．一名地髄．味甘寒．治折跌絶筋傷中．逐血痺．填骨髄．長肌肉．
　作湯．除寒熱積聚．除痺．生者尤良．久服軽身不老」

『藥徴』
「主治血証及水病也」

　本来地黄は乾地黄を指して熟地黄ではない。熟地黄は後世の医家が蒸したことで作られたモノである。歴代の医家は乾地黄を使っている。

『百味主能諺解』
「熟地黄は甘・微温で人身の陰である精血不足を補益する。血虚諸症状を主治し、血虚から至った血熱を清涼する。
　乾地黄は腎熱を清涼すると同時に陰血を補益する。そして胃中の陽氣が虚して食穀を消化出来ない痰証がある場合は用いてはいけない」

■ 葶藶

アブラナ科、マメグンバイナズナの種子を乾燥させたモノ。

『神農本草経』

「一名大室．一名大適．味辛寒．治癥瘕積聚結氣．飲食寒熱．破堅逐邪．通利水道」

『藥徴』

「主治水病也．傍治肺癰、結胸」

甘い葶藶もあるが、苦い葶藶を本品とする。

■ 大黄

タデ科の雑種の根茎を乾燥させたモノ。

『神農本草経』

「味苦寒．下瘀血血閉．寒熱．破癥瘕積聚．留飲宿食．蕩滌腸胃．推陳致新．通利水穀．調中化食．安和五藏」

『藥徴』

「主通利結毒也．故能治胸．腹満．腹痛．及便閉．小便不利．傍治発黄．瘀血．腫膿」

『百味主能諺解』

「中焦と下焦の二焦に実熱があり不通となっている場合を主治する。そして病の初期に下痢を見る場合に大黄を使うのは、上焦が傷寒に侵されて裏熱があるからで、その時は大黄を酒に浸けて用いればよい。しかし邪氣が氣分にある場合は用いてはいけない。この薬は苦寒にして氣味も厚く下降の効用が最も強い。これは腸胃の実熱を除くことを主にして用いるのであるから、必ず大便不通でなければならない。しかし病人によっては大便結渋程度であるのに大便不通と言う者もある。その場合は多く診察してその審議を確認すれば良いのであるが、それが出来なければ大黄を直接口に入れて、嫌がれば大黄を使う証ではないことが明白になるので、口渇の具合と合せて判断すればよい。大黄は血分の薬であるので病所も陰分にある。これは傷寒の邪氣が裏に入り、陰氣が熱により損傷を受けているのであるから、大黄の寒性で早く陰氣を救い元氣を回復させなければならない。しかし凡医はこの理を知らないが故に、現象的な元氣不足だけを診て使うことを恐れ徒に時間ばかりが経過し、更に陰氣が虚して回復の余地がないようにしている。大黄を使う時は虚

実には注意を払わなければならない」

『愚木解』
- 大黄は下に押し出す力が強く、腸胃に積熱し実滞しているモノを瀉して下していく。
- 大便が不通の場合を目的に投与していくが、実滞を引き起こしている原因には様々な場合がある。
- 大黄は血分の藥であるから、病が氣分にある場合には投与してはいけない。

■ 大戟

　アカネ科、Knoxiae　Radixの根を乾燥させたモノ。

『神農本草経』
「一名邛鉅．味苦寒．治蠱毒十二水．腹満急痛．積聚中風．皮膚疼痛．吐逆」

『藥徴』
「主利水也．傍治掣痛．咳煩」

『李時珍』
「甚だ峻烈に下痢を促すので人体を傷付ける恐れがある。弱い人が服湯すれば吐血すること有り」

■ 甘逐

　トウダイグサ科、Euphorbiae　Kansui　Radixの根を乾燥させたモノ。

『神農本草経』
「一名主田．味苦寒．治大腹疝瘕腹満．面目浮腫．留飲宿食．破癥堅積聚．利水穀道」

『藥徴』
「主利水也．傍治掣痛．咳煩、短氣、小便難、心下満」

■ 芫花

　ジンチョウゲ科、フジモドキ（チョウジサクラ）の花蕾を乾燥させたモノ。

『神農本草経』
「一名去水．味辛温．治欬逆上氣．喉鳴喘．咽腫短氣．蠱毒鬼瘧．疝瘕癰腫．殺蟲魚」

『愚木解』

「大戟、甘遂、芫花は皆利水の効有り。その中で甘遂が最も効力が強い」

■ 附子

キンポウゲ科、カラトリカブトの子根を乾燥させたモノ。

『神農本草経』

「附子（子根）：味辛温．治風寒欬逆邪氣．温中．金瘡．破癥堅積聚．血瘕寒濕．痿躄拘攣．膝痛不能行歩」

「烏頭（母根）：味辛温．主中風．惡風出汗．洗洗．除寒濕痺．咳逆上氣．破積聚．寒熱」

「天雄：味辛温．主大風．寒濕痺．瀝節痛．拘攣．破積聚．邪氣．金創．強筋骨．軽身健行」

（烏頭が附子を作らずに年月を経て独り大きくなったモノ）

『藥徴』

「主逐水也．故能治．惡寒．身体四肢及骨節疼痛．或沈重．或不仁．或厥冷．而傍治腹痛．失精．下痢」

　『本草綱目』に「附子の性は大熱又は大温」とあるが、その味や働きは口に入れてみなければ理解できず、それをしない者が憶測で言うから諸説粉々とする。張仲景の用いた附子は「逐水」であり、熱の有無には拘っていない。それは麻黄附子細辛湯と大黄附子湯を比べると理解できるだろう。『傷寒論』の中風証は二つの使われ方があり、一つは惡風、惡寒の中風証を指す場合と、もう一つは身体疼痛、不仁の病証を出現させる中風証である。張仲景は主に後者の目的で附子を用いている。

『百味主能諺解』

「烏藥（烏頭）は結氣を散らして氣を下げる。中風・疝氣・頭痛を主治する。辛温にして鬱結の氣を順散して芎藭の功に似るが、芎藭は肝胆に入って血中の氣藥であり、烏頭は胃と腎に入って専ら氣分の剤とする。そして辛温といえども芎藭ほど強くない。烏頭は上焦の留滞している氣を開いて下に氣を降ろす。中風中氣の類で多く滯氣を兼ねる場合は、その滯氣を除く目的で用いるのである。そして内傷氣虚の病に人参・白朮を用いて治療する場合、附子を少し加えるとより効用がある。附子は色黒く重い陰体であるが、その氣味は辛熱の陽性である。そして陰陽の氣性を備えて十二経脈に入り身体を周

る。そして附子は下焦命門の相火を補動する藥理である。しかし病者の軽重を見て軽いのに漫然と投与していてはいけないし、重いのに与えないのもいけない。また外証にとらわれすぎて迷うのもいけない。その判断はよく病者を見ればおのずとわかるものである」

■ 半夏

サトイモ科、カラスビシャクの根を乾燥させたモノ。

『神農本草経』
「味辛平．治傷寒寒熱．心下堅．下氣．喉咽腫痛．頭眩胸脹．欬逆腸鳴．止汗」

『藥徴』
「主治痰飲．嘔吐也．傍治心痛．逆満．咽中痛．咳．悸．腹中雷鳴」

『百味主能諺解』
「半夏は辛温にしてその働きは乾かすので、湿痰、寒痰、食痰等、脾虚により痰が生じる場合を主治する。脾は土に属し、食穀の消化を主にして湿を生じさせるが、正常に動かない時は病理産物の湿痰を生じる。そして半夏は脾に働きかけて過剰に生じた痰湿を乾かして、正常範囲内の湿氣に戻す為に乾かす藥理である。但し半夏は乾かす働きが強い為に妊娠中の人に与えると、血中の水をも乾かし血を虚燥させてしまう可能性も有る。また少し毒がある為に妊婦には用いることを禁じている。古来より血家、渇家、汗家の人に半夏は用いない」

■ 五味子

マツグサ科、チョウセンゴミシの成熟果実を乾燥させたモノ。

『神農本草経』
「味酸温．益氣．欬逆上氣．勞傷羸痩．補不足．強陰益男子精」

『藥徴』
「主治咳而冒者也」

　（五味子、澤瀉はどちらも冒を主治するが、五味子は「咳而冒」、沢瀉は「眩而冒」を主治する）

『百味主能諺解』
「五味子は五味を備えるといえども、酸味が他の味よりも勝る。これは肺氣が虚して潤いを失くす場合を五行で考えると、五行法則の金が克す木酸の味を

以って肺氣を補っていくことになる。つまり金克木の場合で補肺、潤腎を為すのである。応用で肺氣の虛燥、肺寒、逆氣を主治するが、加えて虛労、熱燥等があれば天門冬、麦門冬、貝母等と兼味にすればよい。但し収斂の力が強いので外邪が未発散の場合は用いてはいけない。それは肺の実熱、鬱火があるのに用いれば収束して邪氣盛んになるからである。この氣味はただ肺氣不足、津液虛燥或いは逆氣燥痰の場合に用いればよい」

栝樓根

ウリ科、シナカラスウリの根或いは実を乾燥させたモノ。

『神農本草経』

「栝樓．一名地樓．味苦寒．治消渇．身熱煩満．大熱．補虛安中．續絶傷」

『藥徵』

「主治胸痺也．傍治痰飲．其治胸痺及痰飲也．所謂．胸痺者．胸膈痞塞是也」

葛根

マメ科、クズの根を乾燥させたモノ。

『神農本草経』

「雞齊根．味甘平．治消渇．身大熱．嘔吐諸痺．起陰氣．解諸毒．葛穀治下利十歳已上」

『藥徵』

「主治項背強也．傍治喘而汗出」

『百味主能諺解』

「胃熱を解す藥で肌肉鬱熱の解熱、発汗による痘疹を駆毒する。酒毒による消渇を止めて陽明頭痛を治療する。邪氣が太陽にある場合は用いてはいけない」

防已

ツヅラフジ科、アオツヅラフジの根を乾燥させたモノ（木防已）。
ツヅラフジ科、オオツヅラフジの茎及び根を乾燥させたモノ（漢防已）。

『神農本草経』

「一名解離．味辛平．治風寒温瘧熱氣．諸癇．除邪．利大小便」

『藥徵』

「主治水也」

木防已と古典に出ているのは多くが漢防已である。後世木防已と二つに分けて使っているが、木防已と称している効能はほとんどみられない。

『百味主能諺解』

「防已は下焦の膀胱の積水を除いて湿熱を瀉す藥理で、手足の拘攣、脚氣を主治する。古典に木防已と漢防已の二種を弁じて「治風」と述べているが分別できない。但し病が上焦にある場合は用いてはいけない」

■ 香豉

マメ科、ダイズの種子を醗酵させたモノ。

『神農本草経』

「記載なし」

『藥徴』

「心中懊憹也．傍治心中結痛．及心中満而煩也」

■ 澤瀉

オモダカ科、サジオモダカの塊茎を乾燥させたモノ。

『神農本草経』

「味甘寒．主風寒湿痺．乳難．消水．養五臓．益氣力．肥健．久服耳目聡明．不飢延年．軽身．面生光．能行水上」

『藥徴』

「主治小便不利．眩暈也．傍治渇」

『百味主能諺解』

「澤瀉は甘淡・鹹寒で味甘鹹であるが、その性は寒で水道を下して熱を除く藥理である。腎経脈の熱火を泄し膀胱の熱を瀉すので、小便を通利させて五淋・泄瀉・脚氣の湿熱・湿痺を除く。澤瀉はただ利水、滲湿、泄熱の作用があるが補益の効はない。この点が茯苓とは異なる。臨床的には澤瀉・車前子・木通は小便を利していく」

『愚木解』

- ■ 澤瀉・知母・黄柏：湿熱を利す。
- ■ 澤瀉・朮・砂仁　：泄瀉を治す。
- ■ 澤瀉・半夏・茯苓：停飲を治す。

利水剤整理

- ■ 朮　：健胃作用を良くして湿を小便に導く。中焦に働きかける。
- ■ 茯苓：水氣の運行を下降させて小便に導く。心の陽氣を増して動かすことで腎とリンクさせる。
- ■ 猪苓：腎臓の尿細管に働きかけて、電解質と水の再吸収を抑制することで尿量を増加させる。
- ■ 澤瀉：単に膀胱に働きかけて残っている余分な水氣を除くことで、身体の水氣の動きを良くして口渇を止める。

薏苡仁

イネ科、ハトムギの種の皮をむいたモノ。

『神農本草経』

「一名解蠡．味甘微寒．治筋急拘攣不可屈伸．風濕痺．下氣．久服軽身益氣．其根下三蟲」

『藥徴』

「主治浮腫也」

『百味主能諺解』

「薏苡仁は土に属し味甘で健脾胃の藥理である。しかし補肺氣と言うのは、五行法則で土が十分になると子である肺氣も強くなることによる。また湿を除く力も強く、筋骨の水氣を去ることにより拘攣、筋急が治っていく。しかし補脾、除湿の効があると言っても強い藥効はなく、緩やかにしか効かないので常に使用してもよい」

薤白

ユリ科、ラッキョウの茎をそのまま乾燥させたモノ

『神農本草経』

「葱實．味辛温．明目．補中不足．其莖中作浴湯．治傷寒寒熱．出汗．中風面目腫．薤．治金創創敗．軽身不飢耐老」

『藥徴』

「主治心胸痛而喘息．咳唾也．傍治背痛．心中痞」

乾薑
ショウガ科、ショウガの根をそのまま蒸して乾燥させたモノ。

生薑
ショウガ科、ショウガの根を蒸さずに乾燥させたモノ。

『神農本草経』

「味辛温．治胸満欬逆上氣．温中止血出汗．逐風濕痺．腸澼下痢．生者尤良．久服去臭氣．通神明」

『藥徴』

「主治結滯水毒也．傍治嘔吐、咳下痢、厥冷、煩燥、腹痛、胸痛、腰痛」

孫思邈は「生薑がなければ乾薑で代用すれば良い」と述べているが、張仲景は「生薑は主嘔吐、乾薑は主水毒結滯」に使っている。『神農本草経』に「乾薑は大熱を為す」と述べているが、これは四逆湯の使い方と効用を見てそう言っているだけであろう。確かに方中の乾薑・附子は熱藥だが、これは厥冷を温めるモノではない。そもそも厥冷は毒が急迫したことにより生じる症状なので、四逆湯では甘草を君藥、乾薑・附子を佐藥としている。つまり乾薑・附子で水毒を除いているのである。

『百味主能諺解』

「乾薑の体は黄色で性は熱するが故に中焦に留まり、冷寒湿の凝滯を温散し陽氣を補う附子の藥理に似ている。そして胃寒を暖めて陽氣を回復させる効用が強いので、腹中寒の腹痛を治療する事が出来る。血は寒を得て凝滯するが、温を得る時にに寒凝を化して瘀滯を通す」

- ■ 桂枝：性熱、脾胃腎の三経に入って味甘を兼ねるので陽元を養う。そして赤紫色の体からも分かるが専ら血分に入る。
- ■ 乾薑：性熱、体色が黄色にして専ら脾胃両臓に入って陽氣を養う。その性格は一つの所（炭火）に留まり行通していくことはない。他に動くことがないからその居る場所をよく温めていく。
- ■ 附子：性辛熱、附子は色黒く重い陰体であるが、その氣味は辛熱の陽性で陰陽の両氣を内に含み十二経に入り走経していく。つまり大熱の藥といえども一か所に留まることはない。乾薑・桂枝よりも辛熱であるが一か所に留まらず移動するので、温養・陽元の効用は乾薑・桂枝に劣る。つまり冷寒を温める陽元を補うときには先ず乾薑を主にし、陽虚甚だしく乾薑一味では充分に補いきれない場合には附子を加え、乾薑の温陽を行らせればよ

い。附子だけではよくなく、炭火（乾薑）をうちわ（附子）で扇ぐようなものである。陽氣を増長させたければ乾薑・桂枝を主とする。その扶助を知って附子を用いると失効することはない。

■ 杏仁

バラ科、ホンアンズの種子を乾燥させたモノ。

『神農本草経』

「杏核．味甘温．治欬逆上氣．雷鳴喉痺．下氣．産乳金創．寒心賁豚」

『藥徵』

「主治胸間停水也．故治喘咳．而傍治短氣．結胸．心痛．形体浮腫」

杏仁、麻黄共に喘を治す。麻黄は胸満には用いず、杏仁は身疼には用いない。それぞれ作用が有る。

『百味主能諺解』

「杏仁は油の潤いがあるので肺大腸が潤う、そして甘苦・温の氣味で肺氣が救われて胸膈の結氣が下り、痰滞が除かれて咳嗽が治る藥理である」

『愚木解』

「杏仁は肺経の専門藥で氣を降ろす作用が有る。熱有る者には清熱藥を、寒有る者には温熱藥を用いる。虚咳の者には用いてはいけない。杏仁は腸燥便秘を治す」

■ 大棗

クロウメモドキ科、ナツメの果実を乾燥したモノ。

『神農本草経』

「味甘平．治心腹邪氣．安中養脾．助十二經．平胃氣．通九竅．補少氣少津．身中不足．大驚．四肢重．和百藥．久服軽身長年．葉覆麻黄能出汗」

『藥徵』

「主治攣引強急也．傍治咳嗽．賁豚．煩躁．身疼．脇痛．腹中痛」

大棗は脾胃を養うと言われているがこれだけではない。古人の言う「病を攻めるに毒藥を以ってする」のである。一般に精を養うには穀肉果実を食することでこれを養うが、十棗湯の如く内に藥を満たすことで身体内の病邪を除き、精を養うということもある。つまり大棗の効用は、十棗湯に代表されるように攣引強急なのである。

『百味主能諺解』

「大棗の氣味は甘平で、甘味で陰を補って温めて陽を養うので、陰陽共に養うことができる。つまり陰の本源である血と、陽の本源である氣を同時に和すれば、営衛の両氣も自ずと調い津液も生じるのである。多くの方中で生薑と大棗をよく使うのは、生薑が胃冷を治して胃を開き、食することができる様にして、大棗が胃を養うからである。一般に病は胃に先ず受け、胃を治すところより始まる。その最初に当たり生薑、大棗を用いて胃を保護するのは当然である。今頃の人は補剤瀉剤の区別なく生薑を用いているが、大棗については用いる人が少ない。しかし『傷寒論』の方意をよく考えると麻黄湯、承氣湯に大棗は使われていないが、桂枝湯、小柴胡湯の類には用いられている。よく考えなければならない」

『愚木解』

「一抱子が言う麻黄湯、承氣湯の類には使われず、桂枝湯、小柴胡湯の類には使われているのは、藥効時間の調節差をつけたい為と思われる。つまり急速に効かすことを目的とする麻黄湯、承氣湯には用いず、ある程度の時間をかけて効かせたいと思う時には用いているのだろう。即ち大棗の効用とは、体内に吸収させる助をする氣味なのではないだろうか。そのように考えれば吉益東洞の言う「攣急を治す」も、体内栄養を吸収させる率を上げることにより治すことが可能となる」

■ 橘皮（陳皮）

ミカン科、オオベニミカンの成熟果皮を乾燥させたモノ。

『神農本草経』

「橘柚．一名橘皮．珠辛温．治胸中瘕熱逆氣．利水穀．久服去臭下氣．通神」

『藥徴』

「主治吃逆也．傍治胸痺．停痰」

『百味主能諺解』

「橘皮は専ら肺、胃の氣分を順和することをする。李時珍が言う如きはまさにその通りである。では橘皮は補藥か瀉藥かと問われれば瀉藥である。しかし枳實の様に強い力はない。一般にこの藥は助となる効用強く、モノを順利していくのを専らとするが、やや瀉的に片寄っている。そして補藥を合用する時にはその量やや多くする。なぜなら補剤は重い為に、橘皮の量を多くする

と瀉的に働く為に、補剤が働けなくなってしまうからである」

『李時珍』

「橘皮の苦は能く泄し・燥す。辛は能く散じ。温は能く和す。そして補藥とともに用いれば補し、瀉藥とともに用いれば瀉し、昇藥と配合すれば昇し、降藥と配合すれば降ろす。橘皮は脾肺二経脈の氣分の藥で、配合するモノに従い補瀉昇降の作用を呈する」

『王好古』

「陳皮は上中二焦に用い、青皮は中下二焦に用いる」

瓜蔕

マクワウリのヘタ

『神農本草経』

「味苦寒．治大水身面四肢浮腫．下水．殺蟲毒．欬逆上氣．食諸果不消．病在胸腹中．皆吐下之」

『藥徴』

「主治胸中有毒．欲吐而不吐也」

呉茱萸

ミカン科、ゴシュユの未成熟な果実を乾燥させたモノ。

『神農本草経』

「一名蔱．味辛温．温中下氣止痛．欬逆寒熱．除濕血痺．逐風邪．開腠理．根．殺三蟲」

『藥徴』

「主治嘔而胸満也」

肝胆失調して正常に上昇しない場合に使う。

山茱萸

ミズキ科のハルコガネバナの果実を乾燥させたモノ。

『神農本草経』

「一名蜀棗．味酸平．治心下邪氣寒熱．温中．逐寒濕痺．去三蟲．久服軽身」

第一章 氣味類

■ 桂枝（桂皮）

クスノキ科のケイ及びその他同属植物の樹皮を乾燥させたモノ。

『神農本草経』

「箇桂．味辛温．治百病疾．養精神．和顔色．爲諸藥先娉通使．
久服軽身不老．面生光華．媚好常如童子」

「牡桂．味辛温．生山谷．治上氣欬逆．結氣．喉痺吐吸．利關節．補中益氣．
久服通神．軽身不老」

『藥徴』

「主治衝逆也．傍治奔豚．頭痛．発熱．悪風．汗出．身痛」

仲景は桂枝を専ら治上衝としてだけ用いている。ただ『傷寒論』の中には間説として「表裏、虚実…、解肌…」とあるが、おそらく後人が誤って挿入したのではないだろうか。それは「上衝者可興桂枝湯…」等の文を見ればあきらかである。重ねて述べるが上衝には桂枝を用いるが下降には用いない。この時虚実の別は問わない。

『百味主能諺解』

「桂枝は軽く浮いて上行して手太陰肺経脈に行き、皮膚に達し且つ足太陽に入るモノである。傷寒有汗症を主るが、このうち傷寒が衛氣を傷付ける場合は有汗、営氣を傷付ける場合は無汗を為す。麻黄との区別が必要である。桂枝は直ちに腠理を開いて発汗させるモノではない。また腠理を閉ざして止汗させるモノでもない。桂枝は衛中の邪、血脈を調えるモノである。一般に汗は血液に属して氣に従うモノである故に、邪が衛分にあって表氣が不和になっている場合や、血脈が不調になって汗が出る場合に桂枝が腠理を開閉して対処する。これは衛分の邪を解き血脈を調えることによって、汗を出させたり止めたりするのである。すなわち桂枝は発汗、止汗両能有りといえども、その本となる能は出汗解邪をもって主とする。傷寒の表証で自汗するモノは、桂枝湯で柔らかく発散させて邪を解いていくが、麻黄湯証の激しい病状では用いてはいけない。このような無汗の場合は、麻黄を用いて激しく発散させて解邪していく。この場合は桂枝の力では発散させることができないからである。『傷寒論』の「衛実衛強」という句は、邪氣が衛分にある場合にその邪に抗する衛氣の力量を指している」

■ 厚朴

モクレン科、ホオノキの幹、及び枝の樹皮を乾燥させたモノ。

『神農本草経』
「味苦温．治中風傷寒頭痛．寒熱驚悸氣．血痺死肌．去三蟲」

『藥徴』
「主治胸腹脹満也．傍治腹痛」

『百味主能諺解』
「厚朴は脾胃に入り、中焦の食湿・痰氣等の結積鬱滞しているのを疎散する藥理である。朱丹谿が「胃土の湿を瀉して、胃中の太過を中和する」と述べているが、この時の胃中の太過とは飲食過多で胃中実満し、胃火が盛んになっている状態を示す。凡医は厚朴を「除湿・補脾胃剤」と言うが誤りで、この氣味は消化の効用が強いので、胃の氣が不足しているモノには用いてはいけない。一物を除くと同時に胃の氣も出てしまう可能性があるからである」

■ 枳實・枳殼

ミカン科、十種類近くのcitrus属、及その近緑植物の未熟果、成熟果をそのまま或いは半横切りして乾燥させたモノ。

『神農本草経』
「味苦寒．治大風在皮膚中如麻豆苦痒．除寒熱熱結．止利．長肌肉．利五藏．益氣輕身．五臟益氣．軽身」

『藥徴』
「主治結実之毒也．傍治胸満．胸痺．腹満．腹痛」
仲景は承氣湯の中で枳實を用いている。腹部に毒が在り大満大実の症状が有れば、枳實が五枚の大承氣湯を与え、腹満で氣の循りが悪い場合は、枳實が三枚の小承氣湯を与えて治療している。これらのことから、枳實が結実を主治するのは明白である。枳實梔子湯は梔子豉湯の主治である「心中懊憹」に更に枳實を加えた湯症であるが、これらは即ち胸満の有無で弁別すればよい。

『百味主能諺解』
「枳殼：破結氣下氣．痰疾必用之」
「枳實：破腸胃之堅積．結痰癖瘀血．結胸要剤也」

■ 梔子

アカネ科、コリンクチナシ等の果実を乾燥させたモノ。

『神農本草経』

「枝子．一名木丹．味苦寒．治五内邪氣．胃中熱氣．面赤酒皰皶鼻．白癩赤癩瘡瘍」

『藥徴』

「主治心煩也．傍治発黄」

『百味主能諺解』

「梔子は体色が黄赤色である事から血分の清熱を主り、肺心胃の三臓に入る藥理である。そして氣血両方共に効力がある。そして柴胡は氣血の熱に通用するが、氣分の熱を取る方に少し偏っている。これが梔子と柴胡を使う時の鑑別である。そして梔子の寒は柴胡よりも強いので、心煩懊憹、不眠を治療する」

■ 酸棗仁

クロウメモドキ科、サネブトナツメの種子を乾燥させたモノ。

『神農本草経』

「味酸平．治心腹寒熱邪結氣．四肢酸疼濕痺．久服安五藏．軽身延年」

『藥徴』

「主治胸膈煩躁不能眠也」

『百味主能諺解』

「肝胆は発生剛勇の臓で、肝胆の氣が盛なる時は、氣剛強にして事に触れても驚かず、肝胆の氣が虚になる時は、氣怯弱にして妄りに驚くものである。そして酸棗仁は肝胆の氣血を養う驚悸を主治する藥理である。また胆氣が虚寒すれば不眠、胆氣が虚熱すれば嗜眠になるが、酸棗仁を生で服用すれば、虚熱を清して嗜眠を治療し、炒って加熱して服用すれば、虚寒に対して温めるので不眠の治療になる」

■ 茯苓

サルノコシカケ科、マツホドの菌核をそのまま乾燥させたモノ。

『神農本草経』

「一名伏菟．味甘平．治胸脇逆氣．憂恚驚邪恐悸．心下結痛．寒熱煩満欬逆．

止口焦舌乾．利小便．久服安魂魄．養神．不飢延年」

『藥徴』

「主治悸及肉瞤筋惕也．傍治小便不利．頭眩．煩燥」

　茯苓主治の主症状は色々あり、心下悸、臍下悸、四肢聶動、身瞤動、頭眩、煩燥であるが、これらはみな悸の類である。小便不利にして悸は茯苓主治であるが、このとき悸がないのに小便不利する者には効かない。つまり悸は茯苓の主治で、小便不利は傍治であるのは明白である。茯苓は陽明病と太陽病、太陰病の実証には用いない。なぜなら陽明病の治は下法であり、太陽病は発汗、太陰病の実証は自下痢を主とするからである。そもそも茯苓は、上逆する水氣を排尿により下降させるという効用を主とする。ゆえに少陽病及三陰病の虚証にのみ用いるのである。

『百味主能諺解』

「陳皮は苦辛いので中焦を開いて行らせる。人参は甘温なので脾胃の働きを助けて補益する。茯苓は淡く甘平で働きは激しいので、徐々に脾胃に対して働いていく。茯苓は湿を除く効用が強く、湿が除かれることにより健脾になるのである。茯苓には赤茯苓と白茯苓があるが、この効用に違いはない。一般には五苓散には赤茯苓、四君使湯には白茯苓を使う」

『愚木解』

- ■ 茯苓・猪苓：利小便。
- ■ 茯苓・澤瀉：止渇、利小便。
- ■ 茯苓・白朮：水氣を循らせ乾きを止める。

猪苓

　サルノコシカケ科、チョレイマツタケの菌核を乾燥させたモノ。

『神農本草経』

「一名豭猪屎．味甘平．治痎瘧．解毒蠱注不祥．利水道．久服軽身耐老」

『藥徴』

「主治渇而小便不利也」

『百味主能諺解』

「猪苓は澤瀉よりも体色が黒く淡いので、胃膀胱に入り過小便・除湿を主治する藥理である。猪苓はその性深く水裏の邪水を除く。澤瀉はその氣味に甘を兼ね、その性緩く水面の邪水一片を除く。茯苓は澤瀉より柔らかい。八味丸

に茯苓、澤瀉を入れ、猪苓を入れないのは、その性が強過ぎる為に、腎の含んでいる真水までも利尿してしまう恐れがあることによる。いずれにしてもこれら利水が効用するのは、その性淡により肺に働きかけ、肺氣の粛降作用が働くことにより膀胱が働き利尿される生理に頼っている。故に精氣が虚して下陥し上昇呼吸が出来ない者には、これらの利尿剤を与えてはいけない。また瘀血、痰滞等の因により水の流れを留めている場合は、これらの利尿剤を上手に活用し効月を上げるのも治法の一つである」

■ 水蛭

　　ヒルド科、原基動物。

『神農本草経』
「地膽．一名元青．味辛寒．治鬼注寒熱．鼠瘻悪瘡．死肌．破癥瘕．堕胎」
『藥徴』
「主治血証也」

■ 龍骨

　　前世代のマンモスやハ虫類等、大型の動物の骨が地中に埋没して化石になったモノ。

『神農本草経』
「味甘平．治心腹鬼注．精物老魅．欬逆．泄利膿血．女子漏下．癥瘕堅結．
　小兒熱氣驚癇．龍齒．治小兒大人驚癇癲疾狂走．心下結氣．不能喘息．
　諸痙．殺精物．久服軽身通神明延年」
『藥徴』
「主治臍下動也．傍治煩驚．失精」

■ 牡蠣

　　イタボガキ科、イタボガキ、マガキ等の左殻。

『神農本草経』
「一名蠣蛤．味鹹平．治傷寒寒熱．温瘧洒洒．驚恚怒氣．除拘緩鼠瘻．
　女子帶下赤白．久服強骨節．殺邪鬼．延年」
『藥徴』
「主治胸腹之動也．傍治驚狂．煩燥」

簡易氣味分類

石膏	腎から水を汲み上げて上焦を冷まし、津液を生じさせて口渇を止める。
滑石	裏の熱取り剤で下降させて尿に導く。
芒消	腸胃の実熱積滞を瀉下して乾燥を潤す。
甘草	中焦に陰氣を加え細胞代謝速度を増し水毒上迫を除く。表位・上部の水邪を除き上衝急迫を治す。
甘草二兩	中焦に陰氣を加え、細胞代謝速度を増し水毒上迫を除く。
炙甘草	陽氣を加えることが出来ない程の弱りに使う。
桂枝・甘草	表衛氣を高め氣の異常を治す。腠理を開き急痛を鎮め、痛みを緩める。
大黄・甘草	水が失われることによる便の秘を緩めて、嘔(吐)腹満腹痛を治す。
人參・甘草	養血する為の脾胃を補う。
芍藥・甘草	引き攣り痛む急痛を治し、腹直筋の張りを緩める。
芍藥・炙甘草	血中の水を潤す。陽氣を加える。
膠飴・甘草	表衛氣を高め氣の異常を治す。
黄耆	肌腠に正氣が少なく皮水が代謝せず潤いがない場合に加える。肺氣の粛降力がupして、裏へ水が降り尿量が増える。黄耆量で捌ける水滞量が決まる。
黄耆・防已	利水を図る。皮水が代謝されず潤沢がない場合で、筋肉がひきつって痛む場合は中・下焦に水腫の症がある。
人參	中焦の熱が心に影響し不整脈が出ている場合。脾陽氣が充分に動けず心下痞硬する場合を除く。
桔梗	上方から駆出させる。
白朮	中焦脾を補い清浄な水を作る。この氣味を使う人は食欲が減退して味がないので、これに該当しない人には使わない。胃腸の働きを助ける（胃中に潤を与える）。
甘草・白朮	食欲減退傾向で味がない場合に、中焦を補い清浄な水を作る。
黄連	肺虚による上焦胸中鬱を治す。
黄芩	血熱を解す。（膜が働かず）膈に少し熱がある場合に使う。
柴胡	胸脇の痞氣滞を除き、膈の水を捌く。
黄芩・柴胡	少陽の熱を取り膈熱を瀉す。瀉熱の目的でよく一緒に使う。
貝母	肺を開いて呼吸を通す。
細辛	熱（水循環の不良）に対して主動し宿飲停飲を除く。
當歸	水血が凝結している状態で血を循らすために用いる。主に血を補う方向に働く。血分の締まりをよくする。陽氣が循らず瘀血が溜まる場合。
芎藭	血虚を治す。當歸と相性がよい。水病を主治して肺癰を治す。
當歸・芎藭	血の循環障害を治す。
呉茱萸・芎藭	養血。
芍藥	滋陰養血、散瘀、收斂させて出血を止める。陰氣との調和を図る。

第一章　氣味類

桂枝・芍藥	表衛氣を高めて氣の異常を治す。
牡丹皮	血氣を行らせることによって瘀血を除く。瀉壯火。
茵蔯	黄汗を主治して陽明熱を利尿する。
艾葉	緩宮する。
麻黄	上焦の緊張を緩め、発汗させて咳喘を止め、腠理を開き発汗を促す。
甘草・麻黄	上焦の緊張を緩め、発汗させて形の維持水を作るように働きかける。
桂枝・麻黄	遠心的に回転数を上げる。
地黄	血熱を瀉す。血逆を平にする。
乾地黄	中焦に働きかけて脾に作用する。補腎（補血、強壯）。
大黄	モノの結毒を通利して体外に排泄する。
桃仁・大黄	実証瘀血。
梔子・大黄	下勢いが上方に向いているので、下へ降ろすように働きかける。
消石・大黄	堅くなっているモノを柔らかくして下す効用有り。
大戟	主治利水。水腫痰飲の実症を除く。
甘遂	強い苦味で除かなければいけない程度に、腹部に毒がある。下方に抜く。
附子	循環する速度を増していく為の陽氣を与え、下焦水を動かし身体を温める。水毒下沈を尿で出す。
附子一兩	身体の流体速度を増す。水毒下沈を尿で出す。
白朮・附子	裏に停滞する水氣を行らせて小便不利を治す。
桂枝・附子	表治・疼痛緩解、陽氣不足・凝滞を解く。
半夏	痰を去り湿を乾かして、寒飲嘔吐を治す。痰飲の排除方向を下方に向ける。
生薑・半夏	脾を動かして、水逆を下方に向けて中焦の局部の水を除く。
乾薑・半夏	腹部三焦全体の水を除く。
芫花	主治利水。水腫痰飲の実症を除く。
五味子	肺氣の収斂を促す。
栝樓	胸中の痰を除く。燥を潤して渇を解し虚熱を治す。
葛根	表に残っている邪に対して汗出させて除き、腎に働きかけて熱を調整する。
防已	水の溜滞に使う。表裏どちらの浮腫も除くが、表症の方が得意。
木防已	陰寒の邪が裏で凝集したモノを排除する。
澤瀉	乾燥を潤し利水させていく。口渇を止めて小便を利して、乾きを潤していく。瀉壯火。小便不利を治す（腎水が虚すことで高ぶった壯火を両面から効かせていく）。
薏苡仁	心-腎の循環を妨げているモノを小腸の中より除く。筋急拘攣不可屈伸を治し利尿促進する。
薤白	こびりついた寒邪をはがす。
乾薑	不食により中焦の陽氣が不足し、脾胃の臟腑が供給を停止したことで、身体に虚寒が生じた場合の寒冷を除く。久寒により小便が出にくい小便不利に使う。
乾薑一兩	上焦の陽氣を動かす。

乾薑三兩	上焦の陽氣を動かす。	
乾薑・人參	中焦の寒を温める。	
生薑	脾陽氣を高め腎に送る。	
枳實・生薑	水飲の動揺逆行を治す。	
桂枝・生薑	痞を解いて上逆を治す。	
大棗・生薑	脾陽氣を高め腎に送り胃腸を整える。	
大棗・生薑・芍藥	裏から援軍を体表に送る。	
半夏・生薑	脾を動かして水逆を下方に向け、中焦の局部の水を除く。	
半夏・乾薑・生薑	三味で腹部の水氣を除く。	
半夏・牡丹皮・生薑	嘔吐止め。	
杏仁	上焦上半身の病を治す。行水剤・行氣・鎮痛・滋潤。	
大棗	胃腸を整える。	
人參・大棗	脾陽氣を助けて心下痞硬を除き、胃腸を整える。	
硬米・甘草・大棗	中焦（脾）を温めて痛みを緩める。	
橘皮	胸中の氣満を解して、胃中のモノを下に降ろす。	
呉茱萸	嘔して胸満するモノを主治する。	
桂枝	表の緊張を緩める。表衛氣を高めて氣の異常を治す。水毒を汗腺より排除して、解熱し上衝を治す。	
桂枝・黄耆	表の陽氣を補う。水の流れを付ける。	
厚朴	脹満を治すのを主として、結実している水飲を治す。	
枳實	水の循環が不良により生じ痛むモノを除き、循らせ、氣滞腹痛に用い、硬くなっているモノを緩め結実を治す。氷様になって動かないモノを破壊する。通利水：逐水⇒塞を除き、冷を温める。	
芒消・枳實	堅くなっているモノを軟らかくする。	
厚朴・枳實	厚朴・芍藥・生姜・枳實は相性がよく、中でも枳實と厚朴は仲がよい。胸腹脹満を主治し、その後微汗利尿する。	
朮・枳實	脾虚水飲を除く。	
芍藥・枳實	氣通が悪く水飲があり、血熱拘攣しているのを除く。	
梔子	苦寒の薬物で虚煩を治療する。皮膚表面の熱を去り、外感熱病で表裏に熱がある場合に解熱する。肺火を清する能有り。肺心胃の三臓に入り血分の熱を除く。その寒冷の性は柴胡よりも強い。	
香豉・梔子	以前から傷寒を患い上焦の表に熱があったが、下法により表熱が内陥（煩熱）し、裏熱になったモノを除く。	
酸棗仁	胸膈煩燥させるモノを瀉して、不得眠を主治する。	
茯苓	心陽に対して動かしリズムを一定にする（細胞の働きを活発にして、モノを動かすことで水を除く）。	

第一章　氣味類

白朮・茯苓	水の循環障害を治す。
猪苓	水氣を下降させて水を循らせ、口渇を治し小便を利す。
水蛭	塊を消す効果、打撲、内出血の血が固まったモノを消す。
虻虫	破血作用が強い。水蛭桃仁と合わせて用いて血塊を治す。
牡蠣	鹹渋寒　静熱鎮驚安神。臍の動悸（腹大動脈の動悸）を鎮める。
龍骨	甘渋平　降下鎮静収斂。
飴	収斂しているモノを緩め、脾氣を建て直して陽氣を益し、水が作られることで肺が潤う。
人參・飴	中焦を甘味で温めて、脾胃の水を作る働きを益させる。
蜜	浮腫で形が崩壊しているので、飴の甘味を与えて形を整える。
阿膠	産後に出ている不正出血を治す。血行不良で血燥時に使う。
地黄・阿膠	合わせて血分の要藥として働く。
當歸・麦門冬・阿膠	中焦を補う。
桃仁	瘀血が積滞して閉経した時。打撲による鬱血の疼痛。血行をよくして腸を潤し便通をよくする。下焦下半身の病を治す。行血剤・消炎・解毒。
芒消・桃仁	陽明熱実、秘結。
黄蘗	苦寒の藥物で相火を瀉して、陰を滋し下焦の湿熱を消める。
白蜜	水毒と熱邪を緩やかに下す（除胸水）。
麻仁	潤燥。
知母	石膏を懸濁液とし沈殿を防ぐ。瀉火補水潤燥。
雲母	祛痰化湿。
苦參	湿熱を除く。肝胆を養って陰を補い、津を生じさせて渇を止める。解毒作用あり。
通草	苦寒利水・通脈（心下水停を利水する）。
蘇葉	理氣自力で水を捌く。
白酒	陽氣を循らせる。
敗醤	駆瘀血藥として凝滞している微細な陰血を排除する。
蜀漆	去痰。
烏頭	強力に温めて水を捌く。
小麥	食物を消化して胃氣を助長する。
竹茹	反胃を治す。
薯蕷	強壮の補助。
硬米	石膏を懸濁液とし沈殿を防ぐ。
山茱萸	補肝。
雞子黄	下焦の陰氣を補い水を作る。
冬瓜子	瘀血を尿で排泄する。
麦門冬	鎮氣。

第二章
藥方類

つづき

　先に『傷寒論』学書の「藥方は結論也」の文を愚解したが、同じ立ち位置から『難経』は「結論に至る経過也」と作文できる。『難経』の作者越人は、相火の動きをテーマにして『素問』に書かれている"病伝"を、五行法則を巧みに使い表現したのである。すなわち『難経』と『傷寒論』の両書は『内経医学』を踏まえたうえでの、経過と結果を述べた巨書である。従って東洋医学で患家を救いたいと志す医家は、得手が鍼灸術でも、投薬であってもそれぞれに拘ることなく、順序よく歴史を学ばなければ、志があろうとも決して望む結果には至れない。

本章の構成内容
- ■ 本書は『宋版傷寒論』『注解傷寒論』を定本にして原文、処方の作り方、服用の仕方等は和訳したが、『方機』『方極』は短文でもあり、直接原文を読まれた方が良いと判断したので和訳は行わなかった。
- ■ 同じフォーマットで147方を図解した図は、上中下の三焦空間を三つの立方体で表して、水の滞りを青で、水の流れを矢印で、それに抗する相火を赤で表現した。
- ■ 邦医学独自の腹症は、『腹証奇覧』『診病奇佼』『薬徴』等を定本にして独自見解を加筆した。
- ■ 症状列記は現在の流布されている効能症状ではなく、『黄帝内経・霊枢』に書かれている経脈症状を基本に、多数の書籍から考慮したモノに愚木の臨験を加筆した。
- ■ 病機解説は『薬徴』を基本にして、内藤希哲の『医経解惑論』『傷寒論雑病論類編』、浅田宗伯の『勿誤薬室・方函・口訣』、傷寒論・古方三部書の『傷寒論条辯』『傷寒論尚論』『傷寒論後条辯』等を熟読して得た最大公約数に臨験を加筆した。
- ■ 通常鍼灸配穴は『難経論治』『霊枢経論治』の木・金の相克に土を絡ませた論治で選択するが、本書は湯液とのコラボレーションを探る目的であるので、水・火の相克に土を絡ませて臨験例の中から取り出して述べた。
- ■ 本文中の三段ボックスは身体を上焦・中焦・下焦に分け、空間の状況を立体化したものである。

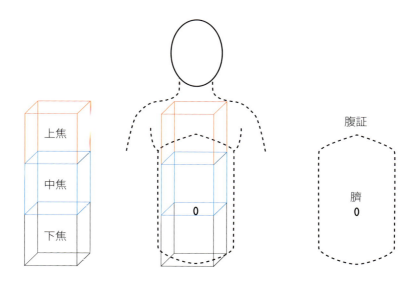

1 桂枝湯

『傷寒論』
「太陽病中風証で頭痛、発熱、汗出、悪風する場合は桂枝湯が主治する」
『方機』
「頭痛発熱．汗出悪風者」「悪寒．鼻鳴．乾嘔者」
「汗吐下後更湊一証．又発熱汗出而身疼痛者」
『方極』
「治上衝．頭痛．発熱．汗出．悪風者」

《氣味分量》

桂枝湯方

桂枝 3g．芍藥 3g．甘草 2g．生薑 3g．大棗 4g．

五味を細かく刻んで、水七升が三升になるまで微火で煎じ滓を除き、適温にして一升服藥する。そして服藥後四、五分してから、熱い粥湯を一合啜らせて藥力を助ける。そして風に当たらないように暖かくして二時間程寝かせ、全身にしっとりと汗が出れば大変よいが、ぽたぽたと汗がしたたり落ちる場合は問題があり、病は治らない。仮に一回分服藥して汗出すれば、それ以後は残っていても服藥する必要はないが、一回分服藥してもまだ汗出しなければ、更に同様の方法で服藥させればよい。それでもまだ汗出しなければ、服藥時間を半日の間で三回服藥させればよい。病が重篤の場合は、昼夜を問わずその時間配分で服藥させて二時間毎に患家を見舞い、三服服藥してもまだ残る場合は、更に服藥させなければいけないし、続いて二、三服与えてもよい。患家には生の冷たい物、粘りが強い物、脂濃い物、肉・魚・麺類・刺激が強い物・酒・チーズの類・臭いが強い物等を与えるのは禁忌である。

《主症状》

発汗。悪風。自汗出。頭痛。太陽中風証（上氣）を治す。

皮毛を主る肺が虚して風邪に対応出来ないので、体表・上焦で衛氣の行りが悪い。

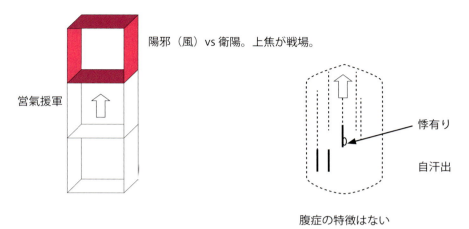

桂枝：表衛氣を高めて氣の異常を治す。
甘草：表位・上部の水邪を除く上衝急迫を治す。
大棗：胃腸を整える。
生薑：脾陽氣を高め腎に送る。
芍藥：陰氣との調和を図る。

図2-1

《藥方まとめ》
　太陽病・中風症に対処する藥方である。
　風邪が体内に侵入した時に現れる症状を太陽病・中風証と言う。そして風邪も衛氣も共に陽性であるから、両者が表位で衝突すれば発熱する。風氣は疏泄を為すので、表を襲うと衛氣は表を固められなくなり、更に表の陽氣が奪われると営氣は内を守れず自汗出し、これにより営氣は虚して弱まるので悪風が起こる。この時脈が浮緩を表すのは血管が弛緩するからである。つまり氣血が表位で充実せず、本来表を襲った邪氣に抵抗する陽氣が虚した時に発症する、日常の外界環境変化に対応できない場合で見る病理現象で、藥方基本となる病機である。
　『傷寒論』には、天の六氣（風・熱・火・湿・燥・寒）の生・克・剛・柔が、

人の太陽・陽明・少陽・太陰・少陰・厥陰に働きかけた結果、六病の中風・温病・中暍・中濕・痙病・傷寒を発病させた経緯と、その対処について述べられている。つまり風氣に中られれば中風、熱氣に中られれば温病、火氣に中られれば中暍、湿氣に中られれば中濕、燥氣に中られれば痙病、寒氣に中られれば傷寒であるが、もっとも身体が虚していなければ、これら天の六氣が人体を襲ってもこの様な病になる事はない。

　桂枝湯は天の六氣の風邪が、人体の表陽氣（衛氣）が虚した時、或いは常に風邪にあたる事によって、衛氣が虚して発病する場合を主治する。張仲景はこの提綱を「太陽病・中風証で陽脈浮・陰脈弱を表して、発熱・汗出・悪寒、鼻鳴・乾嘔する場合は**桂枝湯**を処方すればよい」と述べている。この方意は、**桂枝**の発散作用で営氣・衛氣を表に至らせ、そして**桂枝・甘草**で氣の異常を治し、且つ汗が出るように腠理を開く。**芍藥**は下焦の厥陰肝が虚して風氣に対応出来ない場合に処方する氣味で、陰氣の血と水を補って陰陽の不調に対処すると同時に、腠理に対して収斂作用を働かせて自汗出に対応させている。また**大棗・生薑**で脾に働きかけて水穀を化して体表に援軍を送る。そして、病人に通常の体力があれば時間経過とともに自然治癒するが、それでも治癒しなければ**桂枝湯**を処方して発汗の助を行えばよい。『傷寒論』には「与えた後五分位してから、温かい粥を与えると良い」と述べられている。桂枝湯は別名を**陽旦湯**と言うが、これは服用する事で陽氣が次第に満ちる"陽旦"を模倣形容した事による。また**桂枝湯**の裏方は**四物湯**で、後世方はこの藥方を基本に展開されている。

太陽病・中風証基本病機

風邪（陽邪） ⇒
- 太陽経：固摂作用の不足により陽氣（衛氣）が表より奪われ、表の陽氣が虚して腠理が開いて自汗出するので悪風が生じる。
- 厥陰経：風を主る、厥陰肝の陽氣が不足して天の六氣に対応できないので、衛氣を行らせられない。更に蔵する血中の陽氣不足により表に陽氣を送れないので、虚熱発熱而悪寒を診る。

表

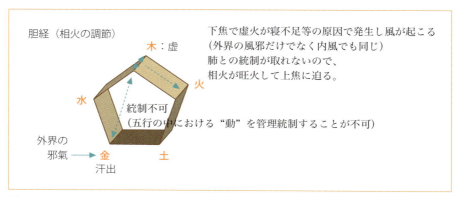

図2-2

《鍼灸基本配穴と鍼灸治療》

　鍼灸基本配穴：左申脈補法・左後谿瀉法・左三陰交補法・左三里補法。

　鍼灸治療も同様の方意で行うが、体表の陽氣が風邪により奪われた最初である為、まだ経脈は侵されず孫絡脈、絡脈位の陽氣が虚している段階である。よって太陽経脈別脈の陽蹻脈が初めて起こる**左申脈**に、一寸１番すりおろしの鍼（以後同様の鍼）で**補法**を行って表陽氣を補い、同時に陽主の督脈から陽氣を瀉す目的で、**左後谿に瀉法**を行って表裏間の熱の偏差を整える。更に**左三陰交・左三里に補法**を行い、**甘草・生薑・大棗**の働きに準じさせて、トータルで表陽氣・衛氣を補えば、太陽経脈の固摂作用の不足により腠理が開いて、自汗して生じた悪風の治療となる。

　人が意識活動を行うには必ず身体で最も高い位置にあり、心使である脳に氣血を上氣・昇発させなければならない。即ち意識活動とは上氣することで、その上氣が過度になり自ら意識を支配できなくなった時、その意識活動は生理活動でなく病的症状になる。そして**桂枝湯**は病氣に変化した意識を治す藥方で、**桂枝湯**の種々の変方はそのまま種々の病因を表すので、現症から病邪を除く為のコンセプトを明確にして、病機と病脈に従い治療をするのである。このことは鍼灸術を用いて表の経穴を介して経脈に働きかけ、邪氣を追い出して臓腑を治療する鍼師・灸師にとっても大変重要な事である。吉益東洞も『方極』で「桂枝湯治上衝」と言い、浅田宗伯も『勿誤藥室・方函・口訣』で「この方は衆方の祖にして、古方之に胚胎する」と言うのは、この意味を含んでの事と思われる。

《傷寒論則、病邪の位置と藥について》

■ 大便硬・小便利は中焦が不治の為に起こる。その場合は去桂枝。

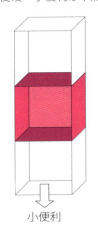

桂枝は表陽を発汗させるので、中焦内の水を吸い上げて更に虚させる可能性がある。故に桂去にして発汗を止めて中焦内の水を保全する。

中焦（胃家実）の不治…**去桂枝**。
大便：硬い便。

図2-3

■ 大便不硬・小便不利は下焦が不治の為に起こる。その場合は加桂枝。

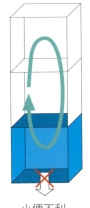

陽氣を循らせる表へのアプローチは結果的に裏に対して効く。

大便不硬：中焦に病はない。

下焦（少陰腎）の不治 … **加桂枝**。

図2-4

■ 内熱なく不嘔・不渇は上焦が不治の為に起こる。その場合は**加桂枝・附子**。

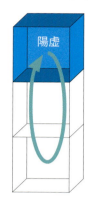

身体内の湿邪による溜滞は、風邪による溜滞よりも更に強い。

表に於いて湿（水氣の溜滞）が強く風邪が弱い場合は、湿邪と風邪が共にあるが、湿邪が勝っている為に、表に水を行らせるだけの陽氣が少ないので陽氣を補う。陽氣不足にアプローチして陽氣を行らせることで下へ降し、腎から上焦へ上がらせる。

無熱 ・・・ **桂枝**　　加渇 ・・・ **石膏**
有熱 ・・・ **麻黄**　　嘔 ・・・ **半夏**
脈浮虚而渋浮：邪の位置。虚：陽虚。渋：水の溜滞。

図2-5

▶▶ **後谿**

『鍼灸資生経』は「後谿二穴在手小指外側本節後陥中。灸一壮、鍼一分」、『明堂経』は「在手外側腕前起骨下陥中。灸三壮」、『銅人』は「鍼一分留二呼。灸一壮」、『愚木』は「**谿穴なので、患家の手を握らせた時に出来る中手指節関節後方陥中に取る**」。小腸経脈は心経脈と表裏する経脈であるから"響きが強く患家が痛いと感じれば"、その刺鍼により患家の心陽氣を奪い、陽氣が更に虚して症状が悪化する事もある。仮に心陽氣が激しく胸中熱が肺陰氣を虚させている場合は、心地よい瀉法を行わないといけない。適切であれば刺鍼により上背部に自汗する。尚、火経脈の経穴は硬く緊張しているのが通常なので、鍼先が粗悪な1番鍼以上の鍼で粗暴に刺鍼を行えば、確実に不快な痛みが残り、その鍼家への信用は無くなるばかりか、鍼術自体への信用も失墜する。初学者或いは技術が何時までも未熟な人は、火経脈の経穴を選択するのは控えていただきたい。

2 桂枝去芍藥湯

> 『傷寒論』
> 「太陽病に誤って下法を行った事で脈促が表れ、且つ胸満を訴える患家は桂枝去芍藥湯が主治する」
> 『方機』
> 「胸満無拘急之証者」
> 『方極』
> 「治桂枝湯証．而不拘攣者」

《氣味分量》

桂枝去芍藥湯方

桂枝 3g．甘草 2g．生薑 3g．大棗 4g．

四味を水七升が三升になるまで煎じ滓を除いて一升温服する。桂枝湯から芍藥を除いた藥方であるから、桂枝湯と同様にすれば良い。

《主症状》

上氣が激しい。胸満して苦しむ(煩悶自覚所見)。客氣上衝し脈促時に結代脈。

《藥方まとめ》

太陽病に対して下法を行ったことにより胸中の陽氣が虚して、胸満になった場合に対処する藥方である。

太陽病・中風証に罹患して本来は発汗法で治療すべきだが、誤って下法を行った為に、中焦の陰水が虚して陰陽の均衡が崩れて上焦で孤陽となり、生体が邪氣を自ら駆逐した事で、脈促・胸満を発現させた場合に対処する方意が**桂枝去芍藥湯**である。これは**桂枝・甘草**で上焦に衝き上げようとするモノを治し、**大棗・生薑**で津を生じさせて陽氣の回復を図り、心の動きの正常化を図るのである。この時上焦熱が激しければ、この熱を除く目的で**黄芩・黄連**を用い寒涼させるとよい。これからも促脈が上焦熱によって生じている脈であることが分かり、この熱

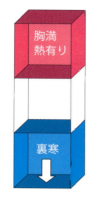
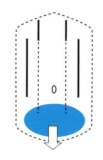

桂枝去芍藥湯（桂枝湯去芍藥）服藥により陰氣を降ろす。

桂枝・甘草：表衛氣を高め氣の異常を治す。急痛を鎮めて痛みを緩める。
大棗：胃腸を整える。
生薑：脾陽氣を高め腎に送る。
附子：陽氣を動かして下焦の水を動かし身体を温める。
去芍藥：芍藥は陰血を増すことを主にするので除く。

図2-6

により心の拍動が影響を受けなければ心拍数が乱れることはない。つまり、①上焦熱がある。②心が影響を受ける。この二つの条件が揃って生じる脈であるから、何時止まるかは、影響を与える程度に左右されるので不規則になる。この時**桂枝湯**から**芍藥**を除くのは、**芍藥**が微寒である為に、服藥すれば身体を収斂させて腠理を閉ざして邪氣を駆逐出来ないだけでなく、上焦の胸満の悪化を防ぐためである。

■ 結脈は**炙甘草湯、抵当湯**。
■ 促脈は**桂枝去芍藥湯、葛根黄芩黄連湯**。

炙甘草湯も**桂枝去芍藥湯**もともに**桂枝湯**から**芍藥**を除いて作られる方剤で「体外に陰氣が出されたことにより、脈の流体が作れず脈促を表している場合」に処方する。つまり結脈も促脈もともに陰分が体外に出て水が不足した時に表れる脈状であるが、結脈は「上焦を行く陰血が渇いた場合に現わす」のに対し、

促脈は「陰分の水が体外に出て不足した時に上焦に熱が籠って、心臓が蔵する心陽氣が不規則な拍動をした場合に現わす」病機である。

《鍼灸基本配穴と鍼灸治療》

鍼灸基本配穴：桂枝湯配穴・左郄門瀉法・膻中瀉法。

鍼灸治療も基本的には**桂枝湯**の配穴と変わらないが**去芍藥**の方意に従い、食穀を代謝して陰氣を補う**左三陰交**は除いて配穴する。これにより中焦陰水が補われた事を示す口渇が癒えれば、程なく脈促も胸満も癒えるが、上焦熱がやや激しかったか、或いは中焦の補い方が不十分であれば、**左郄門に瀉法**を行い瀉熱する、また患家の神氣が充実して一過性の胸中熱で、**膻中**の圧痛が強ければ、直接この部に**瀉法**を行って発汗させれば癒える。

▶▶ 申脈

『鍼灸資生経』は「申脈二穴陽蹻脈所出。在外踝下陷中容爪甲白肉際。鍼三分」、『千金方』は「申脈在外踝下陷中」、『明堂経』は「陽蹻二穴。在外踝前一寸陷宛中。鍼三分」、『氣穴論』は「陽蹻穴、是謂申脈、陽蹻所出在外踝下陷中」、『新校正・刺腰痛』は「在外踝下五分」、『繆刺論』は「外踝下半寸外踝下半寸」、『愚木』は「外踝の下で脈穴であるから毛細血管を目安に取穴する」と夫々示している。申脈は足太陽膀胱経脈で、陽蹻脈と陽維脈が交会する経穴である。字源で「申」は「重ねる、伸びる」の意味がある事から、足膀胱脈と陽蹻脈、陽維脈が重なる穴処の意味である。臨床的に**左申脈補法**は氣味の「**桂枝**」と同様の作用がある。それは臨験から、患家が脈沈濡の場合に**左申脈**に補鍼するだけでやや脈浮になり、更に陽を補う施治を行えば微汗して尿意を訴える事からも証明される。初学の方で秋季によく悪寒を感じる方は、誰かに左申脈に鍼を当てていただいて体感されるとよい。

3 桂枝去芍藥加附子湯

『傷寒論』
「太陽病に誤って下法を行った事で脈促が表れ、且つ胸満を訴える患家は桂枝去芍藥湯が主治する。仮に微寒する場合は桂枝去芍藥加附子湯を処方すればよい」

『方機』
「太陽病下之後脈促胸満者．若微悪寒者」

『方極』
「治桂枝去芍藥湯証．而悪寒者」

《氣味分量》

桂枝去芍藥加附子湯方

桂枝 3g．甘草 2g．生薑 3g．大棗 4g．附子 0.2g．

五味を水七升が三升になるまで煎じ滓を除いて一升温服する。桂枝湯から芍藥を除いて附子を加えた藥方である。

《藥方まとめ》

桂枝去芍藥湯証で悪寒が強い場合に対処する藥方である。

桂枝去芍藥湯証より更に時間が経過して、下焦・少陰の陽氣までも虚して裏寒が強くなって悪寒、小便通利した場合は、**桂枝去芍藥湯に附子を加えて桂枝去芍藥加附子湯**として処方する。本文について歴代の医家それぞれに異なる解釈を述べているが、成無已は『傷寒明理論』で**桂枝去芍藥加附子湯**について「下焦に陰寒の邪が侵入して発症したのではなく、外邪の侵入に対して下法を選択した結果、陽氣が虚して上焦熱になった場合に対処する」と述べている。

《鍼灸基本配穴と鍼灸治療》

鍼灸基本配穴：左申脈・僕参浅鍼補法・右三陰交、左復溜補鍼。

鍼灸治療も**桂枝去芍藥湯**と同様の方意に従って陰氣を補う穴は用いず、肺陽氣

を補い腠理を開かせて、上焦胸満を発汗により除くように配穴する。具体的には表陽氣を補い、腠理を開いて上焦の熱氣を除くのであるから、脈浮緩でやや実・右寸口滑脈が顕著であれば、表を管理する太陽経脈別脈の陽蹻脈に陽氣を補う目的で、**左申脈**か**左僕参に浅鍼**して表陽氣を補えば、任脈の玉堂・紫宮・華蓋から咽頭にかけて微汗する。そして**桂枝湯**は**左三里・三陰交に補鍼**して、**生薑・大棗・甘草・芍藥**と同じ氣味作用を身体にさせるが、**去芍藥**であるので**右三陰交**に変えて脾陰氣補い、上焦熱の放熱を手助けする。更に下焦の陽氣までも虚して裏寒が強くなって小便回数が増えた場合は、**左復溜に補鍼**して右尺中の陰脈が実すれば癒える。

▶▶ 三陰交

『鍼灸資生経』は「三陰交二穴在内踝上三寸骨下陥中。灸三壮、鍼三分」等取穴に多説あるが、『愚木』は「脈を診ながら鍼柄で内踝から脛骨に沿って撫で、胃の氣が急に益す処」に取る。『古書』に「三陰交瀉、合谷補を行い流産した話」があるが、これは深鍼をすればこのような事にもなりかねないとの警告である。誰もが戒めないといけない。凡そ三陰交は三氣が融合する前と後との分岐点であるから、三経脈とも、末端から**三陰交前の経穴**はその経脈の純なモノが流行し、**三陰交後**から体幹を経て上焦に到る経穴は、融合したモノが流行する穴である。三陰交は左・右・鍼（鍼の深さ）・灸（八部・全灸）法・補・瀉法等を臨床では使い分けるが、基本的に**左三陰交鍼**（深さ土位）補法は、既に体内にある食穀を化合させて消化させたい場合に取穴する。また**右三陰交鍼**（深さ土位）補法は、脾氣が虚して食穀が口から中に入らない場合に取穴する。

4 炙甘草湯

> 『傷寒論』
> 「傷寒で脈が結代して心臓が動悸する場合は、炙甘草湯を処方すればよい」
> 『方極』
> 「治裏急．腹皮拘急．及急痛者」

《氣味分量》

炙甘草湯方

甘草 4g．生薑 3g．人參 2g．生地黄 12g．桂枝 3g．阿膠 2g．麦門冬 5g．麻仁 5g．大棗 9g．

九味の内阿膠を除く八味を、先に清酒七升と水八升が三升になるまで煎じて滓を除く、それに阿膠を火で炙って入れて一升を一日三回温服する。

《主症状》

呼吸困難。胸満。結代。心悸亢進。心窩痞硬。

《藥方まとめ》

傷寒証で結代脈を見る場合に対処する藥方である。

　太陽病・傷寒証で上焦二臓が陰虚に至った場合に処方する藥方である。現代医学で結代脈は概ね、比較的短時間で再開し定数のない場合を結脈、休止時間が長く定数がある場合を代脈と区別しているが、東洋医学では脾陽氣が虚して上下に動かずモノの流れを止めると代脈、陰分が体外に出て水が不足し、上焦を行る血が渇いた場合に現わすのは結脈、その状態で陰分が体外に出て水が不足し、上焦に熱が籠って心臓が不規則な拍動をした場合に現わすのは促脈で分けている。つまり代脈、結脈、促脈の原因は①脾が常に同じ質と量の水を供給できなくなった場合と、②上焦熱が強く過汗して陰水が極度に不足し、血中の水が乾いた場合に出現する。そして臨床ではこの両者が相互に関係する為の氣味を配慮して処方する。方中の**甘草・人參・大棗**は脾に働きかけて①の原因に対処する目的、**麦門**

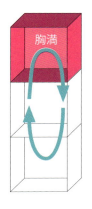 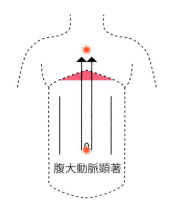

桂枝去芍藥湯の氣上衝が更に悪化した状態を治す藥である。
上焦の熱症が強いので、中焦の働きを維持しながら腎水で上焦熱を冷ますことを目的にする。

■ 桂枝去芍藥湯加人參・生地黄・麦門冬・阿膠

桂枝・甘草：発汗よりも表陽氣を補い循らせる。
阿膠：産後に出ている不正出血を治す。
人參：脾陽氣が充分に動けず心窩痞硬する場合を除く。
大棗・生薑：胃腸を整える。脾陽氣を高め腎に送る。
地黄：血熱を瀉す。血逆を平にする。
麻仁：潤燥。
麦門冬：鎮氣。

図2-7

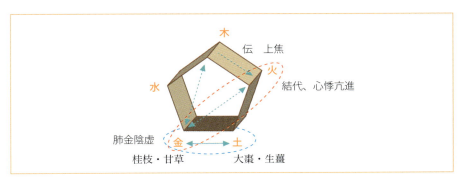

図2-8

冬・麻仁・地黄・阿膠は上焦に働きかけて②の原因に対処する目的、**桂枝・生**

薑・清酒は①②で作られたモノを均等に循環させる目的である。またこの方は**桂枝去芍藥湯**と同意で、**桂枝湯**から**芍藥**を除いて作られる藥方で、体外に陰氣が出されたことにより、脈の流体が作れず脈促を表している場合に処方する。氣味の**桂枝・甘草**は上焦に衝き上げようとするモノを治し、**大棗・生薑**は津を生じさせて陽氣の回復を図り、心の動きの正常化を図る目的、そして血中の水氣を増す氣味の**地黄、阿膠**を加えて血分の渇きを除いている。更に上焦熱が激しい場合は**黄芩・黄連**を用い寒涼させる。血熱が強く血が渇いた場合は**抵当湯**を与えて瘀血を除けばよい。これからも促脈が上焦熱によって生じる脈であることが分かり、この熱により心の拍動が影響を受けなければ心拍数が乱れることはない。つまり①上焦熱がある。②心が影響を受けるという二つの条件が揃って生じる脈であるから、いつ止まるかも影響を受ける程度に左右される為に不規則になるのである。

《鍼灸基本配穴と鍼灸治療》

鍼灸基本配穴：左郄門瀉法・左公孫・陰陵泉補法。

鍼灸治療は先ず服用以前の様子を診察により想像して治療を組み立ててから行わなければいけない。その場合も方意と同様①②の原因に対し行う。藥方の氣味は時間差で順に作用するが、しかし鍼灸治療の場合は同時に作用させるので、最も氣を付けなければいけないのは配穴が相克になっていないか、また剛柔法則に沿っているかを確認してから行わなければならない。この方意の患家は皮膚緊張が強く腹大動脈が顕著である為、上焦胸満症特有の尖端恐怖症が多い、更に不整脈を西洋藥の服藥により強引に正常脈に戻しているので、鍼・灸をされると思うだけで心拍動数が上昇する為に豪鍼は不向きである。この場合は乳幼児と同様撫鍼で表氣を緩め、打鍼で心窩の邪を丁寧に除いて安寧を得なければいけない。

心包絡は火経脈なので常に硬く緊張しているのが正常であるが、それでも少し触れただけで痛がれば正常範囲を超えているので、心包絡の**左郄門**に**瀉法**を行い緩めると心臓疾患の治療になる。また**左公孫・陰陵泉**に**補法**を行い上焦二臓の陰氣を補っても良い。

5 桂枝甘草湯

> 『傷寒論』
> 「適度な発汗法を行ったつもりであったが、自分の両手で交差して胸を覆い、心窩部の動悸を抑えようとする場合は、桂枝甘草湯を処方すればよい」
>
> 『方極』
> 「治上衝急迫者」

《氣味分量》

桂枝甘草湯方

桂枝 4g．甘草 2g．
二味を水三升が一升になるまで煎じ滓を除いて適宜服藥する。

《主症状》

発汗過多。手自冒心。心窩悸欲得按。心窩悸（水氣ではなく衝逆の氣が急迫することによる）。拒按。

《藥方まとめ》

急激な緊張や発汗過多により、表に於いて陽氣が強くなった場合に心が対応して衝逆し、眩暈等が生じた場合に対処する藥方である。

太陽病・上焦陽虚証に対する藥方で太陽病に対し発汗法を行ったが、発汗過度で心陽氣が虚した場合に対処する。臨床では夏季に太陽病に罹患し発汗過度になり、軽い立眩みや眩暈、呼吸困難の過換氣症を現す場合である。原文の「患家は自分の両手を胸の所で交差させて胸を覆わないと、心窩が動悸して安心しない場合」は、一般によく驚く人や驚いた時に、無意識に手や鞄等の物で胸を覆って隠す女性の方々の場合で、これは素体的に心陽が虚している方に多い独特の症状で、**桂枝甘草湯**を処方して上焦の陽氣を補い、下焦の水寒・上逆を未然に防ぐ方意である。程応旄は『傷寒論後条辯』で「心氣が虚せば、腎氣が上衝して心に乗

桂枝去芍藥湯証の胸満、脈促は陰氣の下脱により作られる。

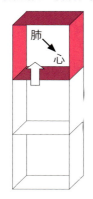
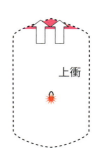

①発汗により表の水氣が虚し、表に於いて陽氣が集まる。この時陰虚表熱となる。
②この時表を管理する肺が旺氣するので、心も同時に旺氣し動悸を見る。

桂枝：表衛氣を高めて氣の異常を治す。
甘草：中焦に陰氣を加え細胞代謝速度を増し水毒上迫を除く。

図2-9

じる事を恐れて手で押さえて防御する。本方は上焦の陽氣を守り、心の働きを正常に戻す事にある」と述べている。

《鍼灸基本配穴と鍼灸治療》

鍼灸基本配穴：左申脈・左後谿接触鍼・膻中灸。

鍼灸治療も同様の方意で行うが、この藥方が**桂枝**と**甘草**の二味で構成され「治上衝急迫者」とあるように、一時的に熱実した場合に**桂枝**で腠理を開いて表熱を瀉す方意であるから、**桂枝湯**と同様**左申脈・左後谿**の二穴に**接触鍼**で提鍼する事で癒えるが、**炙甘草湯証**ほど心拍動は激しくないが、同様疾患であるので粗暴な技術では治せない。患家の脈が浮微で虚していても両関上位脈に胃の氣があれば、直接**膻中**に灸をして心の陽氣を補えば良い。

6 桂枝甘草龍骨牡蠣湯

> 『傷寒論』
> 「以前に灸法を行い、更に下法を行ったが誤治であった。焼鍼により煩躁となった場合は桂枝甘草龍骨牡蠣湯を処方すればよい」
> 『方極』
> 「治胸腹有動急迫者」

《氣味分量》

桂枝甘草龍骨牡蠣湯方

桂枝 1g．甘草 2g．牡蠣 2g．龍骨 2g．
四味を水五升が二升半になるまで煎じて滓を除き、一日三回八合を温服する。

《主症状》

強い上衝。煩燥。心窩悸。胸腹有動急迫。面赤。

《藥方まとめ》

心窩悸が主症である桂枝甘草湯証が悪化し、煩燥が主症になった場合に対処する藥方である。

太陽病・上焦陽虚証に処方する**桂枝甘草湯証**の患家に、下法を行って火逆の変証の煩躁を見る場合である。『愚木』の臨床経験では"パニック症候群"が近似症ではないかと思っている。もっとも西洋医学で言うパニック症候群ではなく、過換氣症候群から進行した症状であるから、**桂枝・甘草**で腠理を開いて表熱を瀉して上逆を鎮め、**牡蠣・龍骨**で下焦陰氣が虚した時に現す臍上悸を目安に治療を行うのである。火逆の変証は大便硬・身熱・譫語等の陽明熱実証によく似ても、これとは異なるので下法は行ってはいけない。

《鍼灸基本配穴と鍼灸治療》

鍼灸基本配穴：右築賓・右中注補鍼・上脘・巨闕瀉法。

発汗過多急驚や反応して時間が経過した→心拍動亢進

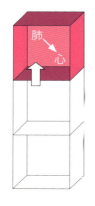
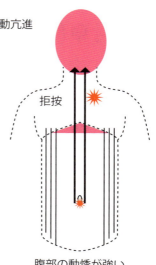

拒按

腹部の動悸が強い

桂枝：表衛氣を高めて氣の異常を治す。
甘草：中焦に陰氣を加え細胞代謝速度を増し水毒上迫を除く。
龍骨：甘渋平　降下鎮静・収斂。
牡蠣：鹹渋寒　静熱・鎮驚・安神。

図2-10

　鍼灸治療も同様の方意で行っていくが、仮に愚木が思うパニック症候群であるとすれば、発作が起こっていない場合で、**右築賓・右中注の上焦に至る腎経脈穴に補鍼**して、咽喉を潤して呼吸を正常に回復させる。更に**上脘・巨闕の任脈穴に瀉法**を行い心窩痞硬して、拒按させている邪氣を除けば癒える。この患家は大変デリケートで表実であるから、提鍼か接触鍼でなければ癒えない。初学の方は触れてはいけない。

7 桂枝加龍骨牡蠣湯

8 天雄散

■ 桂枝加龍骨牡蠣湯
『金匱要略方論』
「日頃から性行為に溺れ失精している患家が、小腹が引きつり伸びない、陰部の性器の付根が冷たく感じ、眩暈して頭髪が抜けて剥げる。その時虚脈が強く・渋・遅を表し、更に清穀下痢、血燥、失精を見る場合で、脈芤・動・微緊、男子は失精．女子は夢交症状があれば、桂枝加龍骨牡蠣湯を処方すればよい」

『方機』
「失精胸腹有動者」

『方極』
「治桂枝湯証而胸腹有動者」

■ 天雄散
『金匱要略方論』
「一般男姓で通常脈が虚・弱・細微の場合はよく盗汗する。年齢が五・六十歳で何かの病に罹患して脈大の場合は、背部が痺れ、腹部で何時も腹鳴があり落ち着かない、口から顎にかけて大刀で切られた様に感じるのは、全て過労によるものである。その時脈沈・小・遅であれば「脱氣」で、患家は少し速足で歩くと直ぐに息が切れて喘喝発作が現れる、手足逆寒、腹満が甚しく溏泄するのは消化不良である。患家が脈弦而大を表していれば、この脈弦は陽氣が減少しての寒証、脈大・芤は血虚氣実を現すので、虚と寒証が共存する「革」である。この患家が婦人であれば流産し易く懐妊しない、男性であれば亡血失精（ED）となる」

『方機』
「失精臍下有動而悪寒或衝逆．或小便不利者」
『方極』
「治小便不利．上逆．臍下有動悪寒者」

《氣味分量》

桂枝加龍骨牡蠣湯方

桂枝 3g．芍藥 3g．生薑 3g．甘草 2g．大棗 4g．龍骨 3g．牡蠣 3g．
七味を水七升が三升になるまで煎じて三回に分けて温服する。

天雄散方

天雄 3g．炮．白朮 8g．桂枝 6g．龍骨 3g．
四味を粉碎して、酒で一日三回半錢服用する。

《主症状》

桂枝加龍骨牡蠣湯：失精。衝逆。小便不利。悪寒。煩渇。頭痛。臍下有動。
　　　　　　　　　胸腹有動。
天雄散：寒冷が強く下肢の浮腫強い。尿不利。或小便数。瘀血塊中極周囲違和
　　　　感。

《藥方まとめ》

　桂枝加龍骨牡蠣湯は、下焦の臓器が虚衰したことで上焦に肝が旺氣することを制御できず、上焦熱が発生したことで肺が外風に傷られ、心が腎と正しくリンクしないために精神症状を見る場合に対処する藥方である。
　天雄散は、桂枝加龍骨牡蠣湯よりも下焦の虚が強く、寒冷症状が激しい場合に対処する藥方である。
　上焦陽虚証に処方する藥方で、**桂枝加龍骨牡蠣湯**は桂枝湯に顕著な臍上悸を鎮める**龍骨・牡蠣**を加えた藥方であるから、多汗、上氣症があり、下腹腹直筋の緊張が強いのが特徴である。そして**桂枝去芍藥加蜀漆牡蠣龍骨救逆湯**が心陽を傷つけて驚狂、臥起不安を表す場合に処方するのに対して、**桂枝加龍骨牡蠣湯、天雄散**の二方はともに、下焦の臓器が虚衰したことで肝氣上昇の過旺氣を制御する事

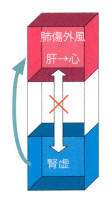
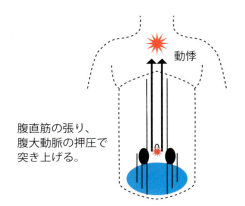

精穀亡血：女性の不正出血や男性の失精も含めて必要不可欠なモノが絶対量よりも少なくなれば"亡"。

牡蠣：鹹渋寒　静熱鎮驚安神。
白朮：血管を温めて動きを促す。
龍骨：甘渋平　降下鎮静収斂。
天雄：循環する速度を増していく為の陽氣を与え下焦水を動かし身体を温める。水毒下沈を尿で出す。

図 2-11

ができず、上焦熱になることで肺が外風に傷られ、心が腎と正しくリンクしないために精神症状を見る場合に対処する藥方である。**天雄散**は**桂枝加龍骨牡蠣湯**よりも下焦の虚が強く寒冷症状が激しい場合に投与する。原文の「陰頭寒.眩暈.髪落」は肝の昇発の症状、「男子は精を失し、女子は夢に交わる」は、下焦で作用するはずの肝が上焦で心に対して作用して、肝主動の行動として性器を動かしている性的神経症状を述べている。

《鍼灸基本配穴と鍼灸治療》

鍼灸基本配穴：右侠谿・右曲泉補鍼、左臨泣、左太衝瀉法。
鍼灸治療も同様の方意で行うが、下焦の肝陽氣が妄動して上焦に迫っている

のであるから、肝陽氣が実しているのを瀉せばよい。**右俠谿、右曲泉に補鍼**を行って肝経脈に水氣を与えて肝経実を瀉す。また**左臨泣、左太衝に瀉法**を行い、直接肝陽実を瀉しても良い。これは『霊枢経』に書かれている「癲狂」の病で、頭部に血が上せて集まっているのであるから、頭部穴の**百会**に触れてはいけない。瀉法を行うつもりで鍼をしても技量がなければ、血を更に頭部に集める結果になるからである。

▶▶ **太衝**

『鍼灸資生経』に「太衝二穴在足大指本節後二寸或寸半陥中。鍼三分留十呼。灸三壮」、『明堂経』に「骨䍃間陥中。灸五壮」とある。『三部九候論』には「下部の天は足厥陰：太衝。下部の地は足少陰：太谿。下部の人は足太陰：衝陽」とあり、各動脈拍動位で水穀・水・血の状況を判断する診処の一つでもある。また『上古天眞論』に「二七而天癸至．任脉通．太衝脉盛．月事以時下．故有子．七七任脉虚．太衝脉衰少」と書かれている事からも**太衝**と血の関りが分かり、鍼灸治療は直接血に働きかける事になる。更に四逆散証（レイノー氏病様の厥冷）による末端の強い冷感も、**右太衝瀉法**で血熱を瀉せば癒える。それは『難経』で越人が「足陰経兪原穴は臓腑より直接モノが入る穴で、属する臓が作るモノが多ければ瀉法を行なって排除させるように働き、モノを変える陽氣が虚していれば補法を行なう」と言うように、日本の過食生活から貧困による生命危機のモノ不足は考えられないし、『愚木』の臨験では見た事がない。つまり現代は胃の氣が過剰供給された事による陰熱であるから、原穴に直接瀉法を行えば陽氣が行り易くなり癒える。つまり水が一杯入った瓶は対流出来ない事と同じである。

9 桂枝去芍藥加蜀漆牡蠣龍骨救逆湯

『傷寒論』
「太陽病傷寒証で脈浮を表している。この時医家が火法で無理に発汗させた結果、陽氣が暴脱して亡陽になった。その後この患家が精神に異常をきたし、寝ても起きても氣分が落ち着かなくなった場合は、桂枝去芍藥加蜀漆牡蠣龍骨救逆湯を処方すればよい」

『方機』
「驚狂起臥不安者．或火逆躁胸腹動劇者．及虐疾而有上衝者」

『方極』
「治桂枝去芍藥湯証．而胸腹動劇者」

《氣味分量》

桂枝去芍藥加蜀漆牡蠣龍骨救逆湯方

桂枝 3g．甘草 2g．生薑 3g．大棗 4g．牡蠣 5g．蜀漆 3g．龍骨 4g．

七味の内先に蜀漆を水一斗二升が二升減るまで煎じて、それに他六藥を入れて三升になるまで煎じ滓を除いて一升温服する。桂枝湯から芍藥を除いて蜀漆・牡蠣・龍骨を加えた藥方である。

《主症状》

驚狂起臥不安。火逆躁胸腹動劇。虐疾。有上衝。心窩動悸。

《藥方まとめ》

桂枝去芍藥加蜀漆牡蠣龍骨救逆湯は、桂枝去芍藥湯と同じく腠理を収斂させて駆邪を防いで、上焦・胸満の悪化を防ぐ藥方である。

太陽病・傷寒証に対して強引に大汗をかかせた事が原因で汗（心の液）が虚して、寝ても起きても不安になり落ち着かなくなった精神障害に至った場合で、通常は抗不安剤で精神の安定を図り様子を伺っていく。上衝の程度が強くなる程逆上感と動悸が強いので、**加龍骨牡蠣湯に蜀漆**を加えて利尿作用を更に増強させ、

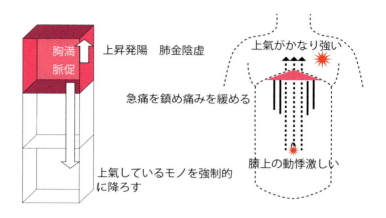

桂枝・甘草：表衛氣を高め氣の異常を治す。
大棗：胃腸を整える。
生薑：痰を去り湿を乾かし寒飲嘔吐を治す。

古典には"火鍼"によるとあるが、ガス中毒や熱射病等で心が旺氣して、表が緊張したことにより上氣して動悸を見る場合も応用で使ってよい。一般的には①**桂枝甘草湯**、②**桂枝甘草龍骨牡蠣湯**、③**桂枝去芍藥加蜀漆牡蠣龍骨救逆湯**の順に処方する。

■ 桂枝甘草湯　　　　　　　　　：心陽不足：其人叉手自冒心．心窩悸欲得按者。
■ 桂枝甘草龍骨牡蠣湯　　　　　：心陽虚損：煩躁者。
■ 桂枝去芍藥加蜀漆牡蠣龍骨救逆湯：心陽劫傷：必驚狂．臥起不安者。

図2-12

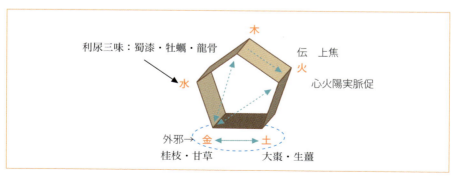

図2-13

大棗・生薑により脾を補って利尿による陰虚にならないようにする方意である。

　桂枝去芍藥湯の**去芍藥**の方意は「下之後．脈促」における胸満者である。つまり一時的にでも下法により陰氣が体外に出されたことにより、脈の流体が作られずに脈促になっているのであるから、この脈促は小脈を兼ね、しかも胸満が出ているのであれば、浮脈で小即ち「浮小而促脈」を表している。これは身体細胞の陰氣が不足してベクトルが内向している事を現している。この時**芍藥**を服用すれば、更に内向きのベクトルを加速させるが故に除くのである。これは「氣上衝」を標的として上焦の胸満を治す方意で、この時の「上衝」とは小腹より胸部に至るまで衝き上げる衝撃を指す。そして拘急硬満の症状があれば、上衝ではなく**桂枝湯証**とは異なる。

10 桂枝去芍藥加麻黄細辛附子湯

『金匱要略方論』
「氣分証で心窩が堅く大きな盤の様に感じる、そしてその縁周りが杯の様にやや硬いのは、水飲が原因する。その場合は桂枝去芍藥加麻辛附子湯を処方すればよい」
『方機』
「悪寒．或身体不仁．或手足厥冷而心窩堅者．及有痰飲之変者」
『方極』
「治桂枝去芍藥湯麻黄細辛附子湯二方証相合者」

《氣味分量》

桂枝去芍藥加麻黄細辛附子湯方

桂枝 3g．生薑 3g．甘草 2g．大棗 4g．麻黄 2g．細辛 2g．附子 0.2g．

七味の内先に麻黄を水七升で煎じて上沫を除く、それに他六藥を入れて二升になるまで煎じて、三回に分けて温服する。汗出して虫が這うように感じれば癒える。

《主症状》

悪寒。無大熱喘。胸満苦（煩悶自覚所見）煩。渇。身体不仁。手足厥冷。心窩堅胸満。脈促時に結代脈。

《藥方まとめ》

桂枝去芍藥湯と麻黄細辛附子湯の合方で、心腎陽氣が虚して水が動かず、胃中に宿して痰飲が作られた場合に対処する藥方である。

腹部の形状が円盤の如く見える症状を対象にする藥方に、**枳實湯、桂薑棗草黄辛附湯**があるが、病機も症状も明らかに異なるので鑑別は難しくない。尾台榕堂は『新古方藥嚢』で「心窩胃の辺りに堅きしこり有り、大きさは手掌大にして、其の周りは盃をなぜる様な案梅のある者が主證なり。多少身體に腫みのある者。

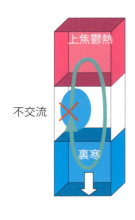
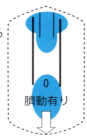

麻黄：上焦の緊張を緩めて発汗させて咳喘を止める。
桂枝：表衛氣を高めて氣の異常を治す。
生薑：脾陽氣を高め腎に送る。
甘草：表位・上部の水邪を除く上衝急迫を治す。
大棗：胃腸を整える。
細辛：熱（水循環の不良）に対して主動し宿飲停飲を除く。
附子：陽氣を動かして下焦水を動かし身体を温める。
去芍藥：芍藥は陰血を増すことを主にするので、少陰病に対して用いる。
　　　　陽氣が行う水流を治療ポイントにする芍藥は除くのである。

図2-14

但し軽き者は心窩に重苦しき感じありて、それ程に堅くならず、手足痺れ又は痛む者、熱がある者も無き者もあり一定ならず、半身冷えて痺れる者あり、熱なき者は大抵脈遅なり」と述べている。

《鍼灸基本配穴と鍼灸治療》

　鍼灸治療も同様の方意で行うが、**桂枝去芍藥湯**と**麻黄細辛附子湯**の合方で、邪が太陽病位にある時には対処出来ず、少陰病位にまで病邪が至った為に、体温調節が出来なくなって上焦に於いて症状が発現したのである。この場合の治則は土に働きかけてモノを作らせるようにするか、陽氣を行らせて熱を冷やすかである。そして少陰経脈は体温維持の為に作用しているので、水の表裏経脈は触れずに、土経脈で中焦にあるモノを化す為に、陽氣を与えて上焦熱を冷ま

すように配穴するとよい。また**去芍藥湯**の意に従い陰氣を補う穴は用いない。具体的には陽経に補法を行い腠理が開いて上焦胸満が発汗より除かれるように、脈に従い配穴すれば癒える。

▶▶ 刺鍼の仕方

『霊枢経』に"鍼管"の記載はなく、江戸期に杉山和一が考案するまで、日本鍼灸も使用していない。鍼管は彼が身体の障害を克服する為に考案した一刺法である。よって愚木には身体障害はないのでその特殊な刺法は使わないが、鍼灸法は医学であるから、時と所を選ばず誰でもが同じように行える方法でなければいけない。決してその人にしか出来ない個人技や、鍼頭に艾を載せる奇を衒う技は必要ない。それよりも鍼法・灸法に必要なのは手技よりも取穴である。そして鍼の先しかない経穴を探るには、単純に脈を診ながら経穴周辺に鍼柄の頭で軽く撫で、脈の変化がある位置を確認するしか方法がない。

（その場合変わる脈を事前に予測し、そのように変わる事を確認しなければいけない）。そして穴処が定まれば、『素問・八正神明論』に書かれている「補瀉方員の法」に従って押手を変えて鍼を当て陽氣が至るのを待つ。具体的には"すりおろした１番鍼"を皮膚に当て、陽氣が至り体表に変化があるのを待って、表皮から真皮の間に存在する絡脈を対象に刺入するが、その深さを越えて刺入しなければいけない場合でも、脈に従い刺入すればよい。凡そ刺鍼は"正しい経穴へ適切な深さに刺鍼する事"であるから、鍼管を使い勢い強く刺入すれば、その穴の深さを越える事が多くなる。近年の若い女性の様に営氣が虚しているに関わらず、腠理は実して衛陽氣が鬱している**桂枝麻黄各半湯**系の方等へは、刺鍼せず提鍼だけで十分に効果がある事で証明される。

11 茯苓桂枝白朮甘草湯

『傷寒論』
「太陽病・傷寒証に吐法、或下法を行った後心窩部に膨満感があり、胸部に上氣して突き上げるモノがある。起きて立ち上がれば眩暈があるが、その時に脈沈・緊を表している。この時発汗法を行えば経脈の津液や氣血が働いて渇き、それにより身体がぐらぐらと揺れる場合は、茯苓桂枝白朮甘草湯を処方すればよい」

『方機』
「心窩逆満．起則頭眩者」「眼痛生赤．脈不能開者」「耳聾衝逆．甚頭眩者」

『方極』
「治心窩悸．上衝起則頭眩．小水不利者」

《氣味分量》

茯苓桂枝白朮甘草湯方

茯苓 4g．桂枝 3g．白朮 2g．甘草 2g．
四味を水六升が三升になるまで煎じて三回に分けて温服する。

《主症状》

ふわふわする感じの眩暈。但し回転性ではない。

《藥方まとめ》

　上焦の心陽氣が虚して中焦に痰飲が生じたことにより、更に脾胃が虚した場合に対処する藥方である。
　桂枝甘草湯から桂枝を減らし、**茯苓・白朮**を加えた藥方である。太陽病・上焦陽虚証より派生して、中焦の陽氣も虚して眩暈を見る場合に対処する藥方であるから、身体の陽氣が上方に達して行らずにふわふわする感じの眩暈が生じるが、但し腎虚で見るような回転性のめまいは生じない。一般に**苓桂朮甘湯**証の症状は加齢とともに**八味地黄丸**証に似るが、これは利小便にて邪氣を除くと好転するこ

心陽氣が虚しているので陽氣が行らせられない。
右季肋部と右膈兪が張っているので小柴胡湯証と間違えやすい。

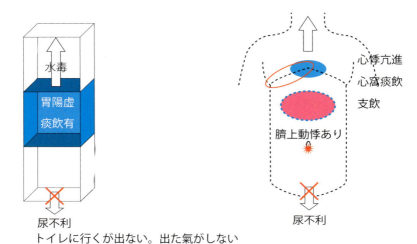

茯苓：心陽に対して動かしリズムを一定にする。
桂枝：表衛氣を高め氣の異常を治す。
甘草：表位・上部の水邪を除く更に中が空虚にならないように中焦に働きかけて
　　　水を作らせて充実させる。
白朮：中焦脾を補い清浄な水を作る。
　　　人参と甘草の働きを有し水病を治す。
加源味：地黄・澤瀉：滋潤。

図2-15

とが多い。また類似処方に**苓薑朮甘湯証**があるが、これは上焦の症状がなく更に中焦が冷えている場合に用いる。この方の眩暈は上衝の眩暈だが、氣と血が合わさっているので脾氣を補う必要がある。

《鍼灸基本配穴と鍼灸治療》

　鍼灸基本配穴：右尺沢・右肺兪補法、右申脈・右後谿補法・右胃兪補法。
　鍼灸治療も同様の方意で行うが、鍼灸治療は藥方治療とは異なり現象に対して行うので、経緯が異なっても病機症状が同じであれば配穴が大きく異なることはない。つまり**澤瀉湯証**、**苓桂朮甘湯証**、**八味地黄丸証**、**苓薑朮甘湯証**と各病機で眩暈を見るが、どの証でも患家の中焦陽氣が虚して見る眩暈であれば、

澤瀉湯の配穴が基本になる。そして**苓桂朮甘湯証**の場合は、心陽氣が虚衰して水を行らせることができず眩暈が生じているので、陽氣を行らせる目的で火穴や土穴を配穴して標治とする。また本来の傷寒証がまだあり、それに対して配穴を行えば癒えるが、この時上衝有咳は**右尺沢・右肺兪補法**、上衝無咳は**右申脈・右後谿補法、右胃兪補法**を行えばよい。

> ▶▶ 尺沢・曲沢
>
> 『鍼灸資生経』に「尺沢二穴在肘中約上動脈中。鍼三分、灸五壮」、「曲沢二穴在肘内廉陥中屈肘取之。灸三壮。鍼三分留七呼」とある。両穴とも深部に橈骨神経が走行しているから、刺鍼には十分氣を付けなくてはいけない。解剖学的、臨験的に両穴は、肘窩の上腕二頭筋腱と円回内筋の内外で両穴を取穴する。両穴は手陰経・合穴で、肺経合穴・**尺沢**は天の燥氣が上焦空間に直接入る穴、少陰心主合穴・**曲沢**は天の熱氣が上焦空間に直接入る穴であるから、燥・熱の過不足症状が現れた場合に補瀉法を行う経穴である。『愚木』は肘窩を軽く押圧して動脈が触れない方に**尺沢**、動脈が触れる方に**曲沢**を取穴している。また『千金方』に「尺沢は十三鬼穴の**鬼受**」とあるが、曲沢の方が経脈的にも臨験的にも理屈に合う。

12 桂枝去桂加苓朮湯

『傷寒論』
「桂枝湯を服用し或いは下法を行った後、頻繁に頭項強痛し発熱して下がらない、無汗で心窩がわずかに満ちて痛みがある、小便が出にくければ、桂枝去桂加苓朮湯が主治する」
『方機』
「頭項強痛．発熱無汗．心窩満微痛．小便不利者」
『方極』
「治桂枝湯証．而悸．小便不利．不上衝者」

《氣味分量》
桂枝去桂加苓朮湯方
芍藥 3g．甘草 2g．生薑 3g．白朮 3g．茯苓 3g．大棗 4g．
六味を水八升が三升になるまで煎じ滓を除いて一升温服する。小便がよく出れば愈える。

《主症状》
頭項強痛。発熱無汗。心窩満微痛。小便不利。陽氣上がらず意識が明瞭でない。口渇。

《藥方まとめ》
太陽病・中湿証で脾陽氣が虚した場合に対処する藥方である。
太陽病中風証に罹患して**桂枝湯**を服用したが癒えなかったので、次に下剤を服用した後、頻繁に頭項強痛して発熱し下がらなくなった。この時少しも発汗や尿意も催さない場合に処方する藥方であるが、この様に発汗・下法の両方を行ってもまだ癒えないのは、患家の中焦が元々虚して水飲邪があるからである。この場合は表邪を対象に治療するよりも前に、水氣を行らせるように処方を行えば、表裏の氣機が自然に整って癒える。この**桂枝去桂加苓朮湯**は、**桂枝湯**から桂枝を除

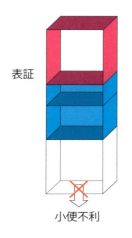
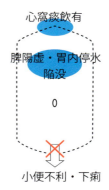

去桂枝：藥力を裏に向かわせて除痰飲の目的意図による。表病去、裏病治。

生薑：脾陽氣を高め腎に送る。
大棗：胃腸を整える。
甘草：表位上部の水邪を除く、更に中が空虚にならないように中焦に働きかけ、水を作らせて充実させる。
芍藥：滋陰養血、散瘀、收斂させて出血を止める。
白朮：人參と甘草の働きを有し水病を治す。 ──┐（尿不利に用いる）
茯苓：陽氣を与え、尿不利を治す。──────┘

図2-16

くことで藥效の方向を表ではなく、中焦に向けて痰飲除去に集中させ脾陽復元・食欲回復・正氣虚を補う。そして**茯苓・白朮**の二味で陽氣を行らせて小便利を行い、中焦痰飲を除くことを目的にする。臨床では風邪の治りかけの時や、表陽氣が著しく虚した場合に用いる。

《鍼灸基本配穴と鍼灸治療》

　鍼灸基本配穴：水分灸・左外關補法・左公孫補法・懸樞・脊中灸、右膈兪灸・
　　　　　　　　　左胃兪瀉法。

　鍼灸治療も同様の方意で行うが、太陽病・中濕証は患家の土氣が本来虚証体質で、関節が腫脹・疼痛、不大便、不食等の症状を見る事が多い。この場合は

表陽氣を動かして発汗させる浅鍼ではなく、陰経脈の陽氣を動かし、水飲邪を排泄利尿する様に導く深鍼を行っていく。凡そ脈沈・濡・細、腹部胃土に水飲邪があるので、**水分灸・左外關補法・左公孫補法・懸樞・脊中灸**で土氣を補えば尿意を催す。そして右関上位に実脈が表れ、患家が口渇を訴えれば、陽明氣が旺氣した事を表すので**右膈兪灸・左胃兪瀉法**を行えば便意を催して癒える。臨床で**桂枝去桂加苓朮湯証**の患家は大変多く訴える症状も多岐にわたるが、惑わされずに脈診と腹診を拠り所にして配穴すれば良い。

▶▶ 施灸の仕方

　灸は体表に火をつけて治療する方法で『霊枢経』に「灸は経脈上の窪んでいる処に施せ。それにより寒で滞った血が動く」とあり、これを基本とする。蛇足だが民間に寺灸や隔物灸があるが全く医療にもなっていない。凡そ寺灸は打膿灸を指し、膿と共に病邪を追い出す"お祓い的発想"を起こりとする。灸は「火に油」という諺があるように、身体の膏が溜り易い経穴に艾を媒体にして点火する事で、経脈中の氣血の循環速度が速くなって内臓代謝率が上昇し、身体の陽氣が増して結果的に温まり、邪氣の排泄が促されて治病する機である。現代はどの方も緊張して体表温度が高く発汗し、その汗が空調の風で氣化されて、体表の陽氣が疎外され表陽虚になり体感が冷たくなっている患家が多いので、『灸をする』という言葉だけで直接火をつけて痕を残さなくても、心拍数が上昇して循環速度が速くなり、末端温度が上昇して温まる方が多い。臨床ではこの様な極端な事例は少ないが、多くは全灸せずとも八部灸で充分陽氣を補う事が出来る。また西洋医学でも「灸により白血球の免疫作用が好転する」とも証明されている。しかし灸は代謝・循環速度を上昇させるので、心臓や血圧疾患の患家は特に氣をつけて施灸しなければいけない。一般人に『千年灸』等を出鱈目に使用しても効くことも治る事ない。鍼も灸も江戸時代の治療法であるから治病するには理屈が必要なのである。

13 桂枝加桂湯

14 茯苓桂枝甘草大棗湯

■ 桂枝加桂湯

『傷寒論』

「焼鍼法で発汗させた結果、鍼を行った穴処が寒邪に被られていたので、紅く丘状に腫れた場合は、必ず賁豚発作が起こる前兆である。その時小腹から足の少陰腎経脈に従って上衝する場合は、丘状の上に灸を一壮ずつすえ、同時に桂枝加桂湯を処方すればよい」

『方機』

「上衝甚者」

『方極』

「治桂枝湯証．而上衝劇者」

■ 茯苓桂枝甘草大棗湯

『傷寒論』

「発汗法を行った後、臍下に動悸があれば賁豚になろうとしている。茯苓桂枝甘草大棗湯を処方すればよい」

『方機』

「賁豚迫於心胸．短氣迫者」「臍下悸者」

『方極』

「治臍下悸．而攣急上衝者」

《氣味分量》

桂枝加桂湯方

桂枝 5g．芍藥 3g．生薑 3g．甘草 2g．大棗 4g．

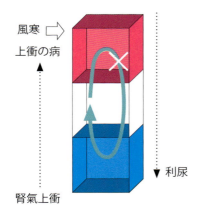 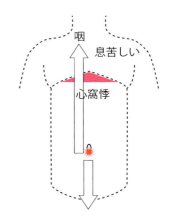

①発汗過多陰水不足する（サウナ等で補給なしの多汗）。
②風寒に対応して陽氣が虚す。
③津液不足（上焦の陰水が汗として出る）。
④腎水不足：臍下動悸・心拍動上昇。
⑤上焦冷却不可：上下焦の循環不交流（賁豚）。

茯苓：心拍動を抑える。
桂枝：上衝に効く。
甘草：陰氣を補う。
大棗・甘草は中焦に働きかけてエキスが内へ入り易くする。

図2-17

五味を水七升が三升になるまで煎じ滓を除いて一升を温服する。

茯苓桂枝甘草大棗湯方

茯苓 6g. 桂枝 4g. 甘草 2g. 大棗 4g.

四味の内先に茯苓を甘瀾水一斗が二升に減るまで煎じて、それに他三藥を入れて三升になるまで煎じ滓を除く、一日三回に分けて一升を温服する。

《主症状》

賁豚迫於心胸。臍下悸。攣急上衝。短氣迫。心窩痛。嘔吐物無し。

《藥方まとめ》

　賁豚になろうとしている場合に対処する藥方の茯苓桂枝甘草大棗湯と、賁豚になった場合に対処する藥方の桂枝加桂湯である。

　『難経』に「腎之積．名曰賁豚．發於小腹．上至心窩．若豚状．或上或下無時．」とあり、腎の陰臟が病んで積病になった場合は、一時も停止していることがなく動く豚をイメージしたと思われる。通常は小腹にあり硬く横に広がっているが、時に興奮すると有形の邪が心窩へ突き上げ、そして落ち着けば小腹へ返る。有形から無形への変化や下から上、上から下へ移動するは水の性格を投射している症状である。

　つまり心陽氣と腎水が一時的に虚して上下陰陽の相殺が崩れ、下方から上衝する衝撃（心悸亢進、狂、驚等）が突然起こる。現在は直ぐに西洋医学で治療するので純粋に用いる事はないが、高血圧の病人が夏に炎天でゴルフをして酒を飲み、心臟発作で倒れる場合で考えると良い。

　茯苓桂枝甘草大棗湯証は**桂枝甘草湯**に**茯苓・大棗**を加えた藥方である。水濫傾向にある患家が過度の発汗により心陽氣が虚した場合に、突然心悸亢進、狂、驚等が起こりそうになる前兆に処方する藥方である。そして**桂枝加桂湯証**は**桂枝湯**に**桂枝**を増量した藥方で、腎氣が管理する水邪が下方から上方に突き上げ発作症状を見る。これは心陽氣が虚した事が原因なので、**桂枝**を増量して陽氣を直接補えば癒える。**大棗**と**生薑**が同時に使われるのは**生薑**で胃陽氣を高め、**大棗**で胃を養い内を満すためである。つまり甘味で陰血を補い、温味で陽氣を補う作用が**大棗**にはあるので、氣血を同時に補えるのである。**桂枝湯**や**小柴胡湯**等の時間をかけて効かせたい時の藥方に用いるが、しかし急速に解熱したい**麻黄湯**や、急速にモノを除きたい**承氣湯**等の藥方には用いない。

　成無已は『傷寒明理論』で「原文の焼鍼で発汗させると陰血を損傷させるので心氣が動揺する。それにより腎氣が邪氣となり虚に乗じて小腹より衝心する。この場合は**桂枝加桂枝湯**で治療する」と述べている。心陽虚に陰水が乗じて賁豚になった場合で、

■ 陽虚に無形の陰氣が乗じて上氣した場合は、**桂枝加桂枝湯**。
■ 陽虚に有形の陰水が乗じて上氣した場合は、**茯苓桂枝甘草大棗湯**。

で、使い分けるとよい。

《鍼灸基本配穴と鍼灸治療》

　鍼灸基本配穴：左申脈補法・左後谿瀉法、左三陰交補法接触鍼。

　鍼灸治療も同様の方意で行うが、実際に突然発症した心悸亢進、狂、驚等は、救急搬送されて鎮静剤を点滴をされるので鍼灸師が直接見る事はないが、**茯苓桂枝甘草大棗湯証**の様な前兆を垣間見る「驚病」の患家が対象になる。驚病の患家は概ね赤面して緊張し易く、発汗傾向で口渇が激しい無口の方に多い、所謂パニック障害の方をイメージされると良い。そして先端恐怖症傾向にあるので鍼灸治療を望まれる方は、余程つらいか紹介者に説得されて半信半疑で来られる方であるから、絶対に初学者や技術がない者は患家には触れてはいけない。このような場合は接触鍼・短刺で可能な限り２、３穴で治療を終えないと動悸が激しくなって悪化する。基本は脈浮・数・実、腠理開、口渇あり、無口なので**左申脈補法・左後谿瀉法、左三陰交補法接触鍼**、治療時間５分以内で技術の精度が高ければ、瞬間に口中に唾液が出て笑顔で帰られる。

15 桂枝加附子湯

『傷寒論』
「太陽病を罹患している患家に発汗法を行った。すると汗が止まらなくなり、悪風、小便難、四肢がわずかに痙攣して屈伸しにくくなった。この場合は桂枝加附子湯が主治する」

『方機』
「発汗遂漏不止．其人悪風．小便難．四肢微急．難以屈伸者」

『方極』
「治桂枝湯証．而悪寒．或支節微痛者」

《氣味分量》

桂枝加附子湯方

桂枝 3g．芍藥 3g．甘草 2g．生薑 3g．大棗 4g．附子 0.2g．

六味を水七升が三升になるまで煎じ滓を除いて一升温服する。桂枝湯に附子を加えた藥方である。

《主症状》

発汗不止。悪風。小便難。四肢微急。難以屈伸。

《藥方まとめ》

太陽病で過汗して止まらず、陽虚小便難になった場合に対処する藥方である。

太陽病・痙病裏虚証に処方する藥方である。太陽病を患っている人に発汗させたが、汗がいつまでも止まらなくなって、下焦の陽氣が虚した場合を対象に治療する方意である。通常はしっとりと汗ばむ程度の発汗であるが、この患家の表に水滞が多かったのか、或いは煎じ藥が濃かったかは不明だが、通常を越えて発汗した為に、必要な陰水までも少し脱水して小便難・四肢微急・難以屈伸等の症状が現れたのである。これは**桂枝湯**に**附子**を **0.2g** 加えた程度の陽虚であるが、太陽の陽氣をバックアップしている少陰腎の陽氣が虚しているのであるから、**附子**

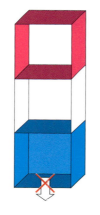
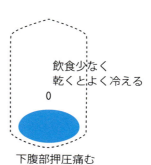

桂枝湯で風邪を治療する。

飲食少なく
乾くとよく冷える

下腹部押圧痛む

桂枝：表衛氣を高めて氣の異常を治す。
甘草：表位・上部の水邪を除く上衝急迫を治す。
大棗・生薑：脾陽氣を高め腎に送り胃腸を整える。
芍藥：陰氣との調和を図る。
附子一枚：陽氣を動かして下焦水を動かし身體を温める。

図2-18

で下焦の陽氣を補えば、汗も止まり津液も回復して癒える。この「小便難」は水氣がなく涸れて尿が出難いのではなく、単に排尿させる陽氣が虚して小便が出難くなっているだけである。

《鍼灸基本配穴と鍼灸治療》

鍼灸基本配穴：左右の小腸兪・膀胱兪多壮灸。

鍼灸治療も同様の方意で行うが、鍼灸治療は投藥治療とは視点が異なり「何故異常発汗したか」の患家の体質に重点を置いて治療を行う。臨床で服薬後多汗する患家を頻繁に診るが、多くは下焦の陽氣が虚して表の水を行らせる事が出来ず水滞し、日頃から腰痛・下肢浮腫等の下肢疾患を見る方に多い。季節や環境状況にもよるが、基本は濡脈系の力のない脈をしているので、治療により濡脈が弦脈に変わり脈に緊張感が見られれば、身體の水の流体が上焦から下焦へ、表から裏へ一定の方向性がついた事を表し、正常な飲水と排尿が行われる

様に治療された事を示す。この場合の鍼灸治療は**桂枝湯**に**附子**を加えた程度の方意であるから、治療前に水を少し飲ませてから、**左右の小腸兪．膀胱兪に多壮灸**をして尿意が催せば、身体のベクトルが正常に戻った事を表す。更に**右胃兪に丁寧に補鍼**をして、唾液が上顎より噴霧されて口中が潤されれば痛みが止まり癒える。

第二章　薬方類

桂枝加附子湯

▶▶ **小腸兪**

『鍼灸資生経』に「小腸兪二穴在十八椎下両旁各寸半。鍼三分留六呼。灸三壮」とある。澤田健先生は『鍼灸真髄』で「関節リュウマチに効果がある」と述べているが、臨験では**右小腸兪**に疼痛を現わす場合が多く、相火熱を瀉熱して治療する事が多い。流注的に小腸兪周辺の仙腸関節骨盤周辺は足少陽胆経脈支配で、**小腸兪．膀胱兪．中膂兪．白環兪．上髎．次髎．中髎．下髎．環跳**等の経穴は、肝胆の木相火が壮ぶった事による症状が多い。一般的に右に偏った腰痛で冷湿布を貼れば心地よくなるのは、湿布で相火が冷却されるからである。しかし**左小腸兪は左三焦兪**とペアで利尿させる必要がある場合に使うが、それは**右小腸兪瀉法**で直接相火の熱を抜く生理と、**左小腸兪瀉法**で排尿させる事で新たに飲水をさせて、補水により相火の熱を冷ます生理である。

16 桂枝附子湯

> 『傷寒論』
> 「傷寒の 8、9 日頃風邪と湿邪が身体に侵入した結果、身体が激しく痛んで自分で寝返りも打てない、嘔吐や口渇はないが、脈浮・虚で渋を表している場合は、桂枝附子湯を処方すればよい」
> 「身体熱煩．不能自転側者」
> 『方極』
> 「治桂枝去芍藥湯証．而身体痛煩．不能自転側者」

《氣味分量》

桂枝附子湯方

桂枝 4g．附子 0.6g．生薑 3g．大棗 4g．甘草 2g．
五味を水六升が二升になるまで煎じ滓を除いて、一日三回温服する。

《主症状》

身体疼痛。上氣なく発汗はそれ程でもない。大便硬（中焦に熱がある訳ではない）。

《藥方まとめ》

太陽病・中湿証で、風湿の邪が表を侵した場合に対処する藥方である。

太陽病・傷寒証で 8、9 日も経過したのに治らず、風邪と湿邪が身体に侵入して衝突した結果、身体が激しく痛み自分で寝返りも打てなくなる。嘔吐や口渇はないが脈浮虚・渋を示す場合に処方する。基本的に**桂枝去芍藥湯**は、**桂枝湯**から**芍藥**を除いた藥、**桂枝加附子湯**は、**桂枝湯**に**附子**を 0.2g 加えた藥、**桂枝附子湯**は、**桂枝** 1g と**附子**を 0.6g 増量して**去芍藥**した藥方である。藥方はその書き並べた順に効いていく方意があるが、ここでは比較の為に一部順位を変えて並べた。

この三方を比べると、

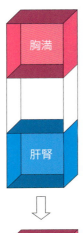
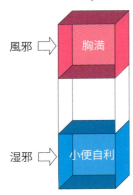
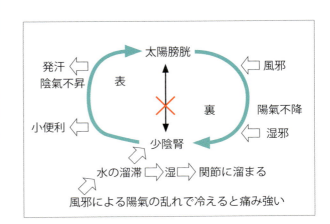

図2-19

腎陽虚の程度
虚：附子一枚　循環速度を少し上げて老廃物を除く、裏寒を温めて湿邪を除く。
激しい虚：附子三枚　循環する速度を増していく為の陽氣を与え表と交流させる。

桂枝・甘草（桂枝増量）：表衛氣を高め氣の異常を治す。急痛を鎮め緩める。
大棗：胃腸を整える。
生薑：脾陽氣を高め腎に送る。中焦に働きかけて脾陽を動かす。
附子：水滞の毒を除く発汗止める。

- ■ 桂枝湯　　　　：桂枝三兩．芍藥三兩．甘草二兩．生薑三兩．大棗十二枚．
- ■ 桂枝去芍藥湯：桂枝三兩．　　　　　甘草二兩．生薑三兩．大棗十二枚．
- ■ 桂枝加附子湯：桂枝三兩．芍藥三兩．甘草二兩．生薑三兩．大棗十二枚．
  附子一枚．
- ■ 桂枝附子湯　：桂枝四兩．　　　　　甘草二兩．生薑三兩．大棗十二枚．
  附子三枚．

順に甘草二兩．炙．芍藥三兩．附子三枚．炮．となっている。つまり**桂枝去芍藥湯**は誤下により虚した陰氣を**甘草**で補いたい方意であり、**桂枝加附子湯**は**附子**が最後に書かれている事から、下焦の陽虚が激しくなく**桂枝湯**の方意が主体である事がわかる。また**桂枝附子湯**は**附子**が二番目に書かれている事からも、下焦の陽虚が強い事が分かる。そして**桂枝加附子湯**との違いは患家の素体が強壮であるかの違いである、つまり患家の素体が虚弱であれば**桂枝加附子湯**、強壮であれば**桂枝附子湯**を処方する。

《鍼灸基本配穴と鍼灸治療》

鍼灸基本配穴：左復留・左尺沢補鍼。

鍼灸治療も桂枝附子湯の方意に準じて太陽病・中湿証に対して治療するが、この方が附子を通常よりも増量しなければいけない程度に強い湿邪に侵され、脈浮虚渋身体が激しく痛み、寝返りも出来ないのであるから、下焦の陽虚が強く水滞による浮腫も見るからに激しい事が分かる。このような時は少陰腎経脈金穴の**左復留**と、**左尺沢**にどちらも**補鍼**して、表の水滞を除いて表から裏へのベクトルを回復させていけばよい。これにより右寸口の渋脈が消失して、激しい痛みによる呼吸困難が治まり、やや正常な会話が出来れば、金生水の相生が回復した事を表すので癒える。人は必ず呼吸するので陰氣が降りない事はなく、多くは陽氣が上がれずに循環が成立しない病機を治療方針にして対応する。

17 桂枝附子去桂加朮湯

> 『傷寒論』
> 「傷寒の8、9日頃風邪と湿邪が身体に侵入した結果、身体が激しく痛んで自分で寝返りも打てない、嘔吐や口渇はないが、脈浮・虚で渋を表している場合は、桂枝附子湯を処方すればよい。仮に患家の大便が硬く、小便の出が良い場合は、去桂枝白朮湯を処方すればよい」
>
> 『方機』
> 「身體疼煩不能自転側者．若其人大便硬．小便自利無衝逆者」
>
> 『方極』
> 「治前方証．而大便硬．小便自利．不上衝者」

《氣味分量》

桂枝附子去桂加白朮湯方

附子 0.6g．白朮 4g．生薑 3g．甘草 2g．大棗 4g．

五味を水六升が二升になるまで煎じ滓を除いて三回に分けて温服する。

白朮附子湯方

白朮 2g．附子 0.3g．甘草 2g．生薑 1.5g．大棗 2g．

五味を水三升が一升になるまで煎じ滓を除いて三回に分けて温服する。

《主症状》

身体疼痛。上氣なく発汗はそれ程でもない。大便硬（中焦に熱がある訳ではない）。

《藥方まとめ》

太陽病・中湿証で桂枝附子湯証に加え、脾虚症状が顕著になった場合に対処する藥方である。

桂枝附子去桂加白朮湯は『傷寒論』には「**桂枝附子湯の病機に加えて、排便困**

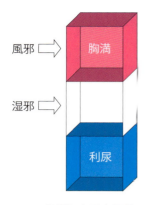

多尿による水不足
相対的に大便硬

去桂加白朮湯は脾虚で水が動かない場合に使うが、去桂にするので上氣はない（逆に発汗止まる）。

桂枝・甘草（桂枝増量）：表衛氣を高め氣の異常を治す。急痛を鎮め緩める。
生薑：中焦に働きかけて脾陽氣を高め腎に送る。
大棗：胃腸を整える。
白朮・附子：水不足が更に進み実際の水溜滞が起こっている場合に白朮を加えて脾を動かす。つまり動かす為に陽氣を加えて動かすのであれば附子だけでよいのであるが、しかし邪氣によっては温めるだけでは動かないモノもあるので、その場合に油を含む朮を加えて滑らかにして動かすのである。

図2-20

難だがしかし尿利は良い場合に処方する」と述べている。この方は**桂枝附子湯**と同様、太陽病・中湿証に処方する藥方で、**真武湯**や**四逆湯**でも**附子**が0.2gであるのに、0.6gも増量しても藥力に負けない体力がある方で、太陽病に罹患しても裏に簡単には侵入させないが、さすがに1週間以上も過ぎると患家の体力も低下し、少し裏に内向して症状を表す場合に処方する藥方である。この時**桂枝附子湯**証で且つ脾虚が強い場合に、表症を治療する**桂枝**を除いて、藥力を中焦の回復に集中させる必要がある場合を鑑別基準にする。この大便硬は中焦熱ではないので寒冷剤を用いてはいけない。

　参考に各湯の原文を付記する。

- ■ 桂枝湯 　　　　　　　：太陽中風．陽浮而陰弱．熱発汗出悪寒．鼻鳴乾嘔者．**桂枝湯**主之．
- ■ 桂枝去芍藥湯 　　　　：太陽病．下之後．脈促胸満者．**桂枝去芍藥湯**主之．
- ■ 桂枝去芍藥加附子湯　：若微寒者．屬**桂枝去芍藥加附子湯**主之．
- ■ 桂枝加附子湯 　　　　：太陽病．発汗．遂漏不止．其人悪風．小便難．四肢微急．難以屈伸者．屬**桂枝加附子湯**主之．
- ■ 桂枝附子湯 　　　　　：傷寒八九日．風濕相搏．身疼煩．不能轉側．不嘔不渇．脈浮虚而濇者．**桂枝附子湯**主之．
- ■ 桂枝附子去桂加朮湯　：若其人大便鞕．一云．臍下心窩鞕．小便自利者．**去桂加白朮湯**主之．

《鍼灸基本配穴と鍼灸治療》

　鍼灸基本配穴：下脘補法・左豐隆瀉法、左申脈補鍼・左後谿瀉鍼。

　鍼灸治療も同様の方意で行うが、**桂枝附子去桂加白朮湯**のように表症・悪寒が強くなく**桂枝**を使うよりも、中焦に水滞して湿邪の症状が顕著になっているのであるから、**下脘補法・左豐隆に瀉法**を行い脾虚水滞を除く、この場合も患家が尿意を催せば、排尿とともに邪氣が体外に出されるので症状がやや緩む。そして各湯証の病機に従い臨機応じて対処するので具体的な配穴はないが、上記四証はどれも太陽病で表陽氣が虚した事が最初の病因になるので、肺と腎の陽氣を充分に補い、金生水の相生関係を回復させる事を主眼に治療する。この様な場合表陽を補い発汗させる目的で**左申脈補鍼・左後谿瀉鍼**にするのは、身体生理に叶うので誤治ではないが、**右申脈・右後谿や両側**の四穴を使う人もいる。仮にこのような鍼灸治療を行えば、特に高齢者で緩脈系の患家は、表で水滞している水流のベクトルを外に向けて発汗させなければいけないのに、逆に内側に向かせてしまうか、同時に指示を与える為に水滞が動かず疼痛が激甚するか、全く効がなく疼痛が変わらない事が多々ある。通常左右の経穴を同時に用いることはない。

18 甘草附子湯

> 『傷寒論』
> 「風邪と湿邪が身体内に侵入して衝突した結果、全身の関節が尽く痛み、手足に引き攣るような痛みがあって自由に屈伸出来ず、少しでも触れればその痛みは更に激しくなる。汗出、短氣、小便の出が悪く、風に当たるのを嫌い服を脱ぎたがらない、或いは全身に少し浮腫があれば、甘草附子湯を処方すればよい」

《氣味分量》

甘草附子湯方

甘草 2g. 附子 0.4g. 白朮 2g. 桂枝 4g.

四味を水六升が三升になるまで煎じ滓を除いて一日三回一升を温服する。そして初めて服藥し微汗すれば癒える。食事の時に汗出して止まらず煩症を見る場合は五合温服すればよい。患家が藥を一升も服するのを恐がる場合は、六七合から服藥させればよろしい。

《主症状》

小便不利。氣上衝が激しい。骨節疼煩。汗出。

《藥方まとめ》

太陽病・中湿証で、風湿の邪が関節に溜滞して疼痛が激しくなった場合に対処する藥方である。

甘草附子湯も**桂枝附子湯・桂枝附子去桂加朮湯**と同様に太陽病・中湿証に処方するが、いずれも風湿邪に侵された場合に対処する。

- ■ **桂枝附子湯** ：風湿邪が表を侵した場合
- ■ **桂枝附子去桂加朮湯**：風湿邪が裏を侵した場合
- ■ **甘草附子湯** ：風湿邪が関節に留まった場合

臨床では**桂枝湯**の別方として使われることが多い。病機は風邪が表を侵襲した

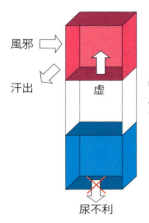
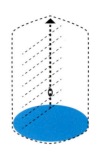

風邪
汗出
虛
中焦が虛し易くなると上焦だけではなく、表でも水氣が溜滯する。
尿不利

桂枝・甘草：中焦が虛すことで上氣するモノを治す（Ex 空腹は立腹し易い）。
桂枝・附子：表治・疼痛緩解、陽氣不足・凝滯を解く。
白朮・附子：裏に停滯する水氣を行らせて小便不利を治す。

汗出 ┬ 表（陽氣不足にて表を固められず）
     │ 陽虛で邪氣が盛んになっている
     │ 短氣：寒濕が盛んで陽氣が化せず⇒小便不利
骨節疼煩 ┘ 表陽氣不足で水が溜滯して關節に沈重している

図2-21

時に、邪氣を自ら驅邪しようとして多汗出しても上氣しただけで、結果表陽氣が虛しただけでなく、裏陽氣も虛して水の溜滯が起こり、下焦で尿不利になり浮腫が表れ、特に下肢關節で激しい疼痛に至った場合である。このような患家の多くは、冬季の厳寒の頃に使い捨てカイロ等を痛むところに貼って自己努力している場合が多い。つまり虛寒により体内水氣が動かないので、**桂枝・附子**を加えて表裏の陽氣を動かして鎮痛を図るのである。

《鍼灸基本配穴と鍼灸治療》

　　鍼灸基本配穴：左復溜補鍼・左列缺・孔最補鍼。
　　鍼灸治療も同様の方意で行うが、全身の關節が激しく引き攣って屈伸する事

もできない相当強い痛みで、現代は強烈な鎮痛剤を病院で処方されている場合である。汗出は表陽虚、短氣・小便不利は少陰心腎の陽虚を現している。つまり表裏ともに陽虚で水を動かす事さえも出来ず、身体各所で寒症が現れ激しく痛んでいるのであるから、表陽を補い水滞を除く事を目的に、患部に蒸タオル等で温熱を加えて陽氣を補ってから、鍼・灸を選択して治療する。このような激痛の場合の施灸は、透熱灸ではなく八分灸にしなければいけない。脈は弦実滑を見る事が多く、脈数で早ければ血圧が高い事を表すので、治療は速刺速抜で行っていく。この場合は脈を見ながら**左復溜に補鍼**し、脈が弦脈から濡脈に変われば、水が動いた事を表すので、**左列缺**か**孔最**の反応がある穴に**補鍼**を行い、陽氣を動かして疼痛緩解すればよい。このような患家は、膝関節等に灸痕を残している方もあるが、その時は正しく説明をして悪化を避けるのも治療である。

▶▶ 孔最

『鍼灸資生経』に「孔最二穴在腕上七寸。鍼三分、灸五壮」とある。澤田健先生は『鍼灸治療基礎学』で「孔最は尺沢の下三寸、手三里より一寸の筋中に取穴する」と述べられているように、愚木も澤田流孔最に取穴する。郄穴は岡本一抱子が「血の深く集まる穴」と言うように瀉法で血熱を抜く穴であるから、**左孔最に瀉法**を行い少し響かせると、発熱が血に影響を与えて咳漱し呼吸困難な場合を癒す。また血虚で咳漱し呼吸困難な場合は、**右孔最補法**で血陰氣集めて肺陰氣を補い癒すが、その時は脈渋にしてやや数の確認は必要である。

19 桂枝加黄耆湯

『金匱要略方論』
「黄汗の病は両脛が自然に冷たく感じるようになる。その時発熱すれば歴節病である。食後汗出する、また常に夕方になれば盗汗するのは勞氣が原因する。仮に汗出が止んで直ぐ発熱する状態が続くと必ず甲錯して、その発熱が止まらないと必ず悪瘡が現れる。仮に身体が重く感じても汗出後急に軽く感じるが、久しくなれば必ず身体が痙攣して胸中が痛むようになる。また腰から上に必ず汗出しても、腰から下は無汗で腰や臀に力が入らずに緩みしかも痛む、更に何か物が皮の中に入っている様に感じ、劇しい場合は食事が出来ない、身体が疼いて重く煩躁し、小便不利の場合は黄汗の病である。桂枝加黄耆湯を処方すればよい」

『方機』
「黄汗四肢弛痛．或身疼重煩燥小便不利者．或盗汗出者．
　発熱悪風而発黄色者」

『方極』
「治水方証．而黄汗．若自汗．盗汗者」

《氣味分量》

桂枝加黄耆湯方

桂枝 3g．芍藥 3g．甘草 2g．生薑 6g．大棗 4g．黄耆 2g．

六味を水八升が三升になるまで煎じ一升温服させる。熱い粥湯を一升餘飲ませれば藥力を助けて、温服後微汗する。

《主症状》

身疼重。煩燥。小便不利。黄汗。

《藥方まとめ》

陰性の湿邪が下焦に積滞して、熱化湿熱へと化した邪が上焦に迫り、営衛両氣

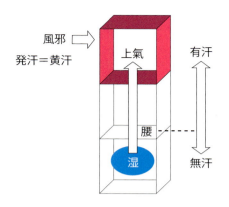

常日頃から皮膚が弱く自汗している。
表に本来水が停滞しているので少しの風邪では発熱しないが、常に表に対して陽氣が上氣し自汗がある。
風邪でこの汗を除くために動かしていなければ身体が重くて仕方がない。
表が虚している為に少しの傷でもなかなか治らない。
腰から上には有汗するが下には有汗ではない。
桂枝湯で表陽を補い、皮水を処理する目的で黄耆を加える。

図2-22

の動きが不良となり、陰虚火旺となって発症する種々の症状に対処する藥方である。

　多汗症の患家は本来表に水停・水滞しているので、少しの風邪では発熱しないが、常に表に対して陽氣が上氣して自汗している。そしてこの水滞があるので常に身体が重く、これを除く為に身体を動かし、更にその動きによりまた上氣・水滞・多汗する悪循環を繰り返すのであるが、しかしまだ動いて多汗して、表の水滞が体外に放出できていれば内停しないので良いが、何かの理由で動けずに発汗・発水出来なければ、これは下焦に蓄水して様々な症状を見る。その病機で発症する病を「黄汗病」と言う、**桂枝加黄耆湯**は**桂枝湯**に**黄耆**の加わったもので、黄耆は肌表の水毒を去り、止汗・利尿・強壮作用があり、虚弱・疲労倦怠・栄養不良・自汗・盗汗・滲出性の皮膚病変・浮腫・尿不利に有効に働く。**桂枝湯**同様に表の虚証であり、元来肌表のしまりが悪く、加えて表の水毒のため自汗傾向が一層顕著である。また一方で**桂枝・甘草**の組合せがあり氣の

上衝にも有効である。

《鍼灸基本配穴と鍼灸治療》

　鍼灸基本配穴：左丘墟補法・左外關補法・左後谿瀉法・左委陽下瀉法、
　　　　　　　　右手三里灸・右太淵補法・身柱灸。

　鍼灸治療も同様の方意で行うが、日頃からよく動いて多汗症になっている患家が、何かの理由で動けなくて表水が湿化して、下焦に積滞して発病する病機の場合は、下焦肝腎の両経脈に陽氣を与えて利尿を行い排毒を助ける目的で、**左丘墟補法・左外關補法、左後谿瀉法、左委陽下瀉法**を行う。更に肺氣の粛降作用を助けて同様に利尿を行う目的で、**右手三里灸・右太淵補法・身柱灸**を行えば癒える。

▶▶　**丘墟**

『鍼灸資生経』に「丘墟二穴在外踝下如前陥中去臨泣三寸。灸三壮。鍼五分留七呼」とある。少陽経脈は相火を管理して膜の厚薄を小刻みに変え、水の浸透を調節する働きを有すことから、身体に於けるバランサー的役割を担っている。臨床的には、相火の働きが壮まる時期に見る少陽病症に対する**丘墟瀉法**であるが、この穴は相火の病的な過不足を対象に取穴するので応用範囲は広く、その時々で左右の経穴を使い分けて用いる。初学者は春秋の氣温変化が激しい時と、そうでもない時の**丘墟**の圧痛の変化を確認すれば、四季の変化に対し相火を微妙に変えて対応している身体生理の一端に触れられる。

20 桂枝加芍藥湯

> 『傷寒論』
> 「元々太陽病であったが、医家が攻下法を行った結果、腹部が膨満して絶えず腹痛があれば太陰病に転属したのである。桂枝加芍藥湯を処方すればよい」
>
> 『方機』
> 「治桂枝湯証．而腹拘攣甚者」
>
> 『方極』
> 「腹満寒下脈浮．或悪寒．或腹時痛者」

《氣味分量》

桂枝加芍藥湯方

桂枝 3g．芍藥 6g．甘草 2g．大棗 4g．生薑 4g．

五味を水七升が三升になるまで煎じ滓を除いて三回に分けて温服する。桂枝湯に芍藥を加えた藥方である。

《主症状》

腹拘攣。腹時痛。腹満痛。腹部膨満。

《藥方まとめ》

太陽病に下法を行った事で邪氣が太陰に内陥して、腹皮拘攣・腹満腹痛する場合に対処する藥方である。

太陽病で本来発汗すべきなのに下した事によって、病巣が上焦から中焦へ、衛氣から営氣に対象が変わったことで腹部膨満して腹痛があれば、太陰に転属した事を表す。太陰病の腹満は実証にはならないし、腹痛も激しくもないのが特徴であるが、しかしこれは本来の太陰病ではなく、太陽病に対しての誤下により発症したのであるから、**桂枝湯**で本来の太陽病を治療し、且つ**芍藥**を増量して中焦氣血を正常に戻せば、腹皮拘攣・腹満腹痛は癒える。

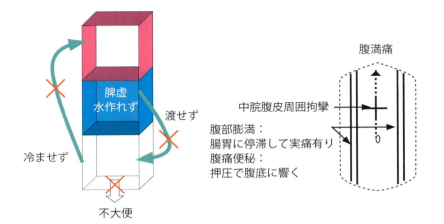

桂枝・甘草：表衛氣を高め氣の異常を治す。急痛を鎮めて痛みを緩める。
大棗：胃腸を整える。
生薑：脾陽氣を高め腎に送る。
芍藥：滋陰養血、散瘀、収斂させて出血を止める。
大黄：モノの結毒を通利する。

桂枝湯加芍藥（桂枝は芍藥とのバランスのために一両増す）加減方：
　桂枝湯加芍藥加大黄。

図2-23

《鍼灸基本配穴と鍼灸治療》

　鍼灸基本配穴：中脘・左足三里・左脾兪に多壮・小灸。

　鍼灸治療も同様の方意で行うが、太陽病を治療する事に主眼をおいて、同時に腹部膨満・腹痛を治療する。この時食欲が低下せず、口渇が強くなければ**中脘・左足三里・左脾兪に多壮・小灸**して中焦陽氣を補い、太陽病と腹部症状に対処する。対象療法として腹部全体に温灸で温めて発汗させても同治になる。

21 桂枝加大黄湯

『傷寒論』
「元々太陽病であったが、医家が攻下法を行った結果、腹部が膨満して絶えず腹痛があれば、太陰病に転属したのである。桂枝加芍薬湯を処方すればよい。また腹満疼痛が更に激しく拒按する場合は桂枝加大黄湯を処方すればよい」
『方機』
「寒下已止．而大実痛者」
『方極』
「治桂枝加芍藥湯証．而有停滞者」

《氣味分量》

桂枝加大黄湯方

桂枝 3g．大黄 2g．芍藥 6g．生薑 3g．甘草 2g．大棗 4g．
六味を水七升が三升になるまで煎じ滓を除いて、一日三回一升を温服する。

《藥方まとめ》

桂枝加芍藥湯証で腹中にモノが停滞している場合に対処する藥方である。

この時表裏する陽明に病伝して乾き、腹部の筋が乾いて引き攣って腹満が激しくなり、拒按して排便がない場合は、陽明腑実証の大満大実による排便困難ではない。陽明に波及して胃腸の伝導作用が失われて、宿便が腸中に溜まった為であるから、**桂枝湯**に**大黄**を少量加えて排便させれば癒える。この方は太陰病：**桂枝加大黄湯**。少陰病：**大承氣湯**。厥陰病：**白虎湯**の三陰病に対しての瀉下薬である。

《鍼灸基本配穴と鍼灸治療》

鍼灸基本配穴：右足三里・左胃兪瀉法。
鍼灸治療も同様の方意に従い脾虚陽明腑実証で配穴する。**右足三里・左胃兪に**

瀉法を行い少し響かせ、患家に尋ねて「心地よい」と答えれば、腹部に一時的に停滞している邪実が動いた事になる。一般に陽明腑実証は左右の関上位脈に実脈があり、腹部胃経脈が拘攣して触れると少し乾燥しているので、見分けるのは容易である。これも太陽病の誤下により一時的に発症したのであるから、**桂枝湯**後少し経って粥を食べると藥力が増すように、この方の患家も治療後粥を食べるように指導するとよい。

> ▶▶ **足三里**
>
> 『鍼灸資生経』は「三里二穴在膝下三寸外廉両筋間」、『明堂経』は「灸三壮、鍼五分」とあり、多書総じて「多百壮」とある。『愚木』は「膝下に脚枕をして脛骨を親指で撫で上がり止まる処で爪角陥中」に取る。この穴は深部に動脈が走行するので深鍼は厳禁である。足陽合穴への補法は、外から内に有形のモノを入れて補いたい場合に取穴するが、逆に内から外に有形のモノを出したい場合は瀉法を行えばよい。三里の「三」は多説あるが、『愚木』は胃・脾・腎の三方向に働きかけると解釈する。また別名十三鬼穴の一つ**鬼邪**で、**鬼穴**は形而上の疾患に対処する効用が有る、**左三里に灸**をして脾陽氣を補い、中焦を安定にさせて癒す病機である。

第二章 藥方類

桂枝加大黄湯

22 桂枝加厚朴杏子湯

> 『傷寒論』
> 「喘息の持病のある患家が太陽病中風証に罹患して喘息発作が起こった場合は、桂枝湯に厚朴・杏子を加えた薬方を処方すればよい」
> 『方機』
> 「有喘而胸満．或痛．或脇下痞鞕証者」
> 『方極』
> 「治桂枝湯証．而胸満微喘者」

《氣味分量》

桂枝加厚朴杏子湯方

桂枝 3g．甘草 2g．生薑 3g．芍藥 3g．大棗 4g．厚朴 2g．杏仁 2g．

七味を微火で水七升が三升になるまで煎じ滓を除き、一升を温服させて微汗させる。

《主症状》

微喘。胸満痛。脇下痞硬。少し脈沈。

《藥方まとめ》

桂枝湯証で外邪に侵されたあと直ぐに胸満して、微かに喘ぐ場合に対処する藥方である。

中焦が本来虚弱で抵抗力が弱い患家に誤下を行った為に、邪氣に抗するはずの営氣が虚しているので、表虚から裏に邪氣が入って胸満が現れ、喘や虚性の腹満が現れた場合に処方する。この「微喘者」は素体が虚証であるといえども、未だ邪氣に抗する事が可能である事を意味するので、再度**桂枝湯**を与えて駆邪を行なっていく。そして**杏子・厚朴**を加味して標治的に治療する。下法を行った後に汗出して喘症が出る場合の激しい症状は、裏熱が逆上するからである。その場合は**麻黄杏仁甘草石膏湯、葛根黄芩黄連湯**が適している。これに対して下法を行っ

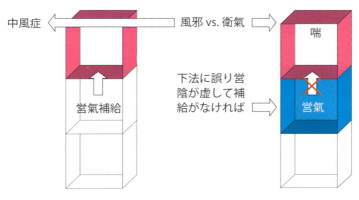

桂枝湯

寒邪 vs. 衛氣：麻黄湯加減にする。
■ 虚満：正氣が虚して少し膨満する。
■ 実満：それに伴い胸満する。

桂枝加厚朴杏子湯で上焦表熱を除く

①表邪 vs 衛氣：表陽虚
②肺臟が虚して邪氣が多くなる：胸満・実
③肺臟に入った邪氣を追い出そうとする：喘
③邪が内陥して営陰氣が更に虚す：腹満・虚

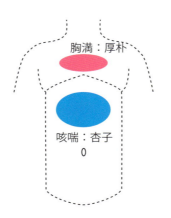

図2-24

た後微喘しても大汗を見ないのは、表陽が行らず邪氣が逆しているだけであるから、**桂枝加厚朴杏子湯**を処方すればよい。

《鍼灸基本配穴と鍼灸治療》

鍼灸基本配穴：右豊隆補鍼・左三焦兪補鍼・小腸兪補鍼。

鍼灸治療も同様の方意で行うが、臨床的には「風邪を引いた後少し息苦しく腹満する」場合に相当する。これは太陽病に罹患して肺陽虚になった事を標症とし、本因は脾虚痰飲が生じた事による病機であるから、脾虚痰飲を主原因として**右豊隆・左三焦兪・小腸兪に補鍼**を行えば、患家は尿意を催して痰飲が除かれて虚喘が癒える。これは太陽病・中風証の変方であるから、項頸肩部に至り凝り感や不快感を訴える方もあるが、この方の様に胸満・微喘が有る人は、背部押圧を行ってはいけない。『方機』の「脇下痞硬」は、肺陽氣が虚して胸満する場合、生体はその陽氣を補うために、少陽が管理する膏を一時的に過燃焼させて、呼吸するために必要な陽氣を得ようとする生理を病機とするからである。その様な場合に背部圧力をかけると、脇下痞硬が肋間痛に変わる可能性がある為、更に患家を苦しめる事になりかねないからである。

▶▶ **三焦兪**

『鍼灸資生経』に「三焦兪在十三椎下両旁各寸半。鍼五分留七呼。灸三壮」とある。この穴は**懸枢**の外方寸半にあり三焦相火の元を為す。腹部では臍の裏に当たる事から、臨床では狭義の三焦生理的に利尿させて相火の熱を瀉す必要がある場合は、**左三焦兪**と**左小腸兪**の両穴に鍼先を臍方向に向けて瀉法を行う。この場合は**茯苓系浮腫**ではなく、**黄耆系浮腫**でイメージしていただければよい。

23 麻黄湯

『傷寒論』
「太陽病で頭痛、発熱、身疼腰痛、骨節疼痛、悪風、無汗、喘ぐ場合は麻黄湯が主治する」
『方機』
「頭痛．発熱．身疼．腰痛．骨節疼痛．悪風無汗而喘者」
『方極』
「治喘而無汗．頭痛．発熱．悪風．身体疼者」

《氣味分量》

麻黄湯方

麻黄 4g．桂枝 2g．甘草 1g．杏仁 3g．

四味の内先に麻黄を九升の水が二升減るまで煎じ上沫を取る。その後他三藥を入れて二升半になるまで煎じ滓を取り八合温服する。微汗すればよい。粥を食べる必要はなく、桂枝湯と同様に適宜様子を見て対処すれば良い。

《主症状》

哮喘。無汗。頭痛。発熱。悪風。身体疼。骨節疼痛。

《藥方まとめ》

寒邪と衛氣が表で抗争し、腠理が緊張して無汗発熱を発した場合に対処する藥方である。

太陽病・傷寒証に処方する藥方である。傷寒証に罹患する患家は、中風証に罹患する患家よりも素体が頑強なので、寒邪が体表に迫り侵入しようとしても、衛陽氣が強い為に腠理を閉ざして激しく抵抗する。その病機により発熱しても発汗せず無汗が主症状となる。その後時間経過とともに陽氣を行らせる事が出来ず、衛氣も営氣もともに鬱滞するので身体疼痛が現れ、発汗出来ない為に内向して肺氣に迫り喘が現れる。麻黄湯の構成四味は**麻黄・桂枝・甘草・杏仁**で、麻黄の氣

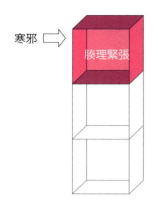
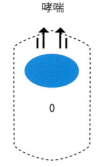

寒邪に限らず邪が侵襲したことにより腠理が緊張して身体の循環が変わり、上焦二臓の心肺機能が通常でなくなったことにより生じる病症で戦場は上焦空間である。

麻黄：上焦の緊張を緩めて発汗させて咳喘を止める。
桂枝：表衛氣を高めて氣の異常を治す。
　　　麻黄・桂枝は腠理を開き発汗を促して、遠心的に回転数を上げる。
甘草：同時に甘草で求心的に内を充たして調和を図る。
　　　桂枝・甘草は氣の異常を整える。
　　　麻黄・甘草は表や上焦の水氣を捌く。
杏仁：上焦上半身の病を治す。行水剤・行氣・鎮痛・滋潤。
　　　甘草・杏仁は中焦に陰氣を作らせて喘を止める。

図2-25

味・辛で表に鬱した陽実邪氣を発汗して駆邪させると同時に、**桂枝**で発汗過多を防がせている。更に**杏仁**で表熱が肺に迫り引き起こした喘症に対応させている。この藥方の甘草が他の藥方よりも少ないのは、素体が頑強で裏氣が充実しているので補う必要がないからである。またこれらは互いに組み合って表実を除くように働く。これ故に加減方が多くあるが基本は変わらない。

- ■ **桂枝湯**：太陽病で風邪より発す病症を治すので、水の動きに注目して処方している。
- ■ **麻黄湯**：太陽病で寒邪より発す病症を治すので、陰水に注目して処方している。

太陽病・傷寒証基本病機

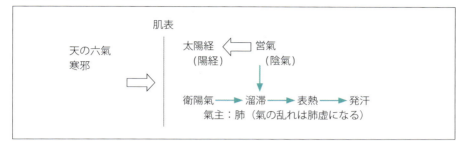

寒氣（陰邪）VS　衛氣（陽氣）：発熱或発汗

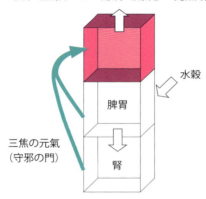

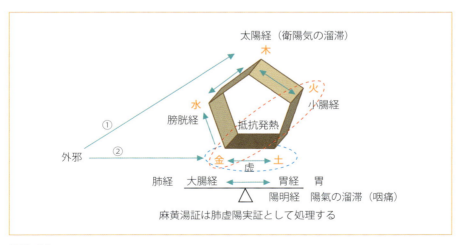

麻黄湯証は肺虚陽実証として処理する

図2-26

《鍼灸基本配穴と鍼灸治療》
　　鍼灸基本配穴：左後谿瀉法・右合谷瀉法・左胃兪瀉法。
　　　　　　　　中脘提鍼後、適宜左肺兪・左大腸兪・左胃兪。
　　　　　　　　左魚際瀉法・左商丘補法・右合谷瀉法・左胃兪瀉法。

　鍼灸治療もこの方意で行っていくが、太陽経脈が管理する体表が主戦場で、寒邪に対して衛陽氣が激しく抵抗して流滞した結果、発熱・無汗を現している場合の太陽病・傷寒証に対しての鍼灸治療も、**麻黄湯**と同様表に鬱した陽実の邪氣を、腠理を開かせて発汗により駆邪する事を基本病機とする。二つの治療法が考えられる。

　太陽病・傷寒証は無汗・発熱、脈浮実・緊数で弦脈系の脈を表しているが、この時患家に口渇があれば中焦陰氣が不足しているので、治療前に水を飲ませて陰氣を補い、それを行らせるように配穴する。そして先ず右咽頭部の**裏大迎**穴に必ず圧通があるので、消失する様に軽くマッサージする。その後、

■ 寒邪が表を侵したことに注目する場合は、**左後谿に瀉法**を行うと自汗が瞬間に出る。この時脈に胃氣があれば**右合谷瀉法・左胃兪瀉法**を配穴し、胃氣がなければ**中脘提鍼後に左肺兪・左大腸兪・左胃兪**を配穴して**補瀉を適宜行い**、太陰氣を補って表実を除く。

■ 寒邪侵襲により乱れた陰陽両氣に注目する場合は『難経』にある「肺虚陽実証は、外界の環境に衛氣が対応できず氣が乱れたことによって肺氣が虚し、表裏する大腸経脈、或はそれ以外の陽経脈において陽氣が溜滞することにより起こる」と述べられている内容に従い治療する。つまり肺氣の働きが正しく行えない事で、陽経脈の氣の動きも乱れ鬱熱化したのであるから、『内経』の病機に従って治療すれば、**左魚際瀉法・左商丘補法・右合谷瀉法・左胃兪瀉法**と表裏配穴が基本になる。

　いずれの場合でも自汗出し右咽頭部の圧痛が消失すれば、**麻黄湯証**に対応したことになる。但し乳幼児の肺虚陽実証はこの論理とは異なり、治療に時間がかかりすぎると肝氣に負担がかかるので、初学者は治療を試みてはいけない。

24 甘草麻黄湯

> 『金匱要略方論』
> 「裏水が有り防已茯苓湯証に類似する症状であれば越婢加朮湯を処方しても
>   よい、その時甘草麻黄湯を処方してもよい」
> 『方極』
> 「治喘急迫．或自汗或不汗者」
> 『類聚方』
> 「水病而腫脹加喘．自汗．或無汗．表実無汗無熱者．欲迅速其汗」

《氣味分量》

甘草麻黄湯方

甘草 2g．麻黄 4g．

二味の内先に麻黄を水五升で煎じ上沫を除く、その後甘草を入れて三升になるまで煎じ一升を温服する。服薬すれば汗出するが、不汗出であれば再び服薬させる。風寒に当たるのを避ける。

《主症状》

体表無熱。無汗。頭髪に触れるだけでも痛む。

《藥方まとめ》

裏水だけがある場合に対処する藥方である。

太陽病・傷寒証に罹患した患家の素体が脾陽虚で水湿が運化できず、肺氣もそれを粛降できなければ、水氣が滞って肌表に達すために有熱にはならない。つまり裏に水氣が多くしかも熱化して上焦に迫るが、腠理が開かず発汗しない場合に対処する藥方である。またこの方には**桂枝**が入っていなことから衛氣の統制は取れているので、氣の上衝による頭痛は見られない。『金匱要略方論』には**越婢加朮湯**方と併せて述べられている。そして『医宗金鑑』は「皮水表虚・有汗は**防已茯苓湯**、表実無汗・有熱は**越婢加朮湯**、表実無汗・無熱を**甘草麻黄湯**」で鑑別し

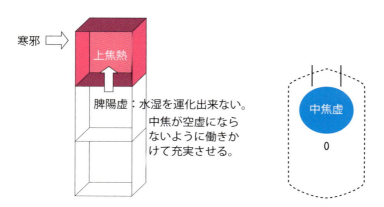

傷寒のために衛陽が強く抵抗し外に出ないので、
心拍数が上昇して呼吸が大きい。

麻黄：上焦の緊張を緩めて発汗させる。
甘草：表位上部の水邪を除く。

図2-27

ているが、実際は表熱の程度に応じて①**甘草麻黄湯**、②**越婢湯**、③**越婢加朮湯**と使い分けるとよい。

《鍼灸基本配穴と鍼灸治療》

　　鍼灸基本配穴：左後谿瀉法・中極・左三焦兪補鍼・左小腸兪補鍼。
　　　　　　　　　左太都瀉法・左豐隆瀉法。
　　　　　　　　　左然谷瀉法・左京門瀉法。

　鍼灸治療も同様の方意で行うが、患家の中焦脾氣が虚して更に上焦肺陽氣も虚している、つまり太陰脾と肺の両虚でしかも裏水がある場合は、先ず腠理を開いて発汗させ、上焦熱を除く目的で**左後谿に瀉法**を行う。この時尿利があって充分に出ていればそれでよいが、仮に浮腫が顕著で尿利が不充分の場合は、太陽膀胱腑に働きかけて利尿させる為に**中極に刺鍼して下方に響かせる**、更に**左三焦兪・左小腸兪に補鍼**すれば癒える。また口渇と喉渇は異なるので鑑別が

必要であるが、
- ■ 口内や口唇が渇いて、右関上位から寸口位にかけて長脈であれば**左太都・左豊隆瀉法**。
- ■ 喉が渇いて、尺中位脈が浮実で濡脈系であれば**左燃谷・左京門瀉法**を配穴して熱を除けば癒える。

> ▶▶ **燃谷**
>
> 『鍼灸資生経』に「燃谷二穴在内踝前起大骨下陥中灸三壮．鍼三分」とある。解剖学的には船状骨の下際にある。臨験では管理する水氣の温度が高く心臓が冷却できない場合、排尿を促して体温を下げて36.5℃の体温を維持する為に瀉法を行なう事が多い。その場合は脈数で特に右尺位脈が浮実で口渇があり、後頭部頭痛が顕著である事等の症状がなければいけない。身体生理として陰経は体温を作る陰臓の働きを助けるように作用し、陽経は体温が上昇し過ぎないように循環するので、陰経栄穴は火の性格、陽経栄穴は水の性格を有している。すなわち榮穴は**熱の調節をする穴**である。

第二章 藥方類

甘草麻黄湯

25 牡蠣湯

『外臺祕要』
「牡瘧を治療する」
『方機』
「瘧疾悪寒甚. 胸腹動劇者」
『方極』
「治麻黄甘草湯証. 而胸中有動者」

《氣味分量》
牡蠣湯方
牡蠣 4g. 麻黄去節 4g. 甘草 2g. 蜀漆 3g.

四味の内先に蜀漆・麻黄を水八升が六升になるまで煎じて上沫を除き、それに他二藥を入れて二チになるまで煎じ一升温服する。仮に服用して吐けば更に服用させてはいけない。

《主症状》
瘧疾悪寒甚。胸腹劇。胸中有動。

《藥方まとめ》
甘草麻黄湯証で腹大動脈が大きく拍動した場合に対処する藥方である。

太陽病・傷寒証に罹患した患家の素体が脾陽虚で水湿が運化できず、肺氣もそれを粛降できなければ、水氣が滞って肌表に達すために表実無汗・無熱となる。そしてこの時無熱無汗. 喘の状態までであれば**甘草麻黄湯**を処方すれば癒えるが、患家の素体脾陽虚の程度が激しければ、腎臓が脾臓に働きかけて水湿を運化させようとしても、脾臓はそれに応じる事が出来ないので、その結果臍上の動悸（腹大動脈）が亢進する。これは**牡蠣湯**で腠理を開いて発汗させると同時に利尿させて癒やす病機である。

傷寒により衛陽が強く抵抗し外出しないので、
心拍数が上昇して呼吸が大きい。

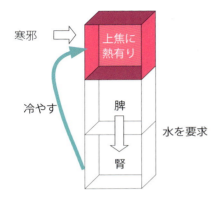
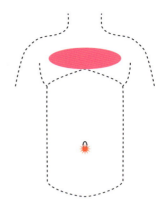

無熱無汗．喘の状態までであれば**甘草麻黄湯**（麻黄・甘草）
　　　　　　　　　　　　↓
①この状態を緩和する目的で腹大動脈が亢進する。
②腎が脾に働きかけて動悸がする。
桂枝が入っていないので表・上焦の水を捌く氣の上衝は見られない（頭痛なし）。

蜀漆：去痰。
牡蠣：臍の動悸（腹大動脈の動悸）を鎮める。

図2-28

《鍼灸基本配穴と鍼灸治療》

　　鍼灸基本配穴：圧痛がない華蓋と膻中に八部灸五壮・圧痛のある左太淵瀉法・
　　　　　　　　　　右築賓・右中注に補鍼・左照海補鍼。

　鍼灸治療も同様の方意で行うが、患家の中焦脾陽氣が虚して、更に上焦肺陽氣も虚している、つまり太陰脾と肺の両虚でしかも裏水があり、腎にまで病伝して瘧疾悪寒甚、胸腹劇、胸中有動する場合で、脈もこれに同調して左右の寸口位が脈浮実而長・時に数であれば、**華蓋と膻中の圧痛を比較して、圧痛がない側に八部灸五壮を行い陽氣を補う。左太淵と左大陵の原穴診で圧痛のある側に瀉法を行い**、上焦熱を瀉す。この時左右の腎経脈を比較して胸腹劇・胸中有動が強く・右腎経脈が虚していれば**右築賓・右中注に補鍼**、瘧疾悪寒甚が強く・

左腎経脈が虚していれば**左照海に補鍼**する。いずれも腰痛が軽減すれば腎経脈の流滞が癒えて、上焦に水を与えた事を現わすので、その後患家の咽喉部が微汗して尿意を催せば癒える。

▶▶ **照海**

『鍼灸資生経』に「照海二穴陰蹻脈所生在内踝下。鍼三分、灸七壮」、『明堂上巻』「陰蹻二穴在内踝陷宛中。鍼三分、灸三壮」、『明堂下巻』「陰蹻二穴在内踝下陷中。灸三壮」、『千金方』「内踝下容爪甲」とある。『愚木』は「内踝下陷中で照海から水泉の間で、鍼柄で撫でた時に脈が沈む処」に取穴する。陰蹻脈主治の穴で夜間の営氣の流れを整える脈である。臨床では『難経29難』の「営氣に関わる陰蹻脈が病んだ場合は、営陰氣が虚して熱化して陰陽の均衡が崩れ、足太陽経脈を中心に外側が引き攣るようになる。更に足少陰経脈を中心に内側が弛緩する」を基準に取穴する。また海穴（**血海・少海・小海・照海・氣海**）でもあり補鍼を行う穴である。更に内踝より上行する腎経脈上にある踝上12穴（**照海・復溜・交信・築賓・陰谷・大鐘**）でもある。これらは常に肝木に対し補水する腎氣を補い、体温が変わらない様に水の管理をする。

26 越婢湯

『金匱要略方論』
「風水の邪で悪風して身体が悉く腫れ、脈浮を表して口渇はない、自汗出が止まらないが、しかし大熱がない場合は越婢湯を処方すればよい」
『方機』
「一身心腫脈浮自汗出悪風者」
「一身悉腫脈浮自汗出悪風者而小便不利者.
　或一身面目黄腫小便自利其脈沈而渇者」
『方極』
「治大青龍湯証.　不咳嗽上衝者」

《氣味分量》

越婢湯方

麻黄 6g.　石膏 6g.　生薑 3g.　大棗 4g.　甘草 2g.

五味の内先に麻黄を水六升で煎じて滓を除く、それに他藥を入れて三升になるまで煎じ、三回に分けて温服する。悪風する場合は附子 0.2g を加えればよい。

27 越婢加朮湯

> 『金匱要略方論』
> 「裏水がある場合は身体の面目が黄色く腫れる。その時脈沈、小便不利であるのは水病による。仮に小便自利であっても津液がなくなろうとしている渇である。その場合は越婢加朮湯を処方すればよい」
>
> 『方機』
> 「越婢湯症而小便不利者．或一身面目黄腫．小便自利．其脈沈而渇者．或小便不利．不渇者」
>
> 『方極』
> 「治越婢湯証．而小便不利者」「小便不利不渇者」「脚氣一身腫満．小便不利．或悪寒．或両脚不仁者」

《氣味分量》

越婢加朮湯方

麻黄 6g．石膏 6g．生薑 3g．甘草 2g．白朮 2g．大棗 4g．

六味の内先に麻黄を水六升で煎じて滓を除く、それに他藥を入れて三升になるまで煎じ、三回に分けて温服する。悪風する場合は附子 0.2g を加えればよい。

《主症状》

無汗。有熱。自汗出。不渇。悪風。全身水腫。

《藥方まとめ》

裏に水氣が多くしかも熱化して上焦に迫るが、腠理が開かず発汗しない場合に対処する藥方である。

『金匱要略方論』に「風水悪風．一身悉腫．脈浮不渇．續自汗出．無大熱．越婢湯主之」とある。これは体質的に水湿の運化ができず、肺氣も虚してそれを粛降できない患家が中風証に罹患した場合、表に水湿がある為に発熱も口渇も見る事はないが、水氣が滞り身体が悉く腫れる。そして衛陽氣がその水湿を駆邪しよ

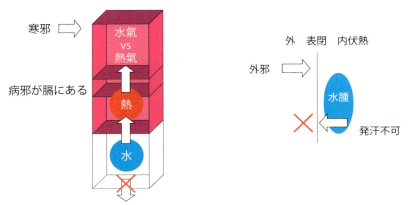

小便不利：**越婢加朮湯**は朮を加えて利尿を図る

麻黄・甘草：上焦の緊張を緩め発汗させて形の維持水を作るように働きかける。
石膏：腎から水を汲み上げて上焦を冷ます。上焦の水を捌いて咳を止める。
生薑・大棗：脾陽氣を高め腎に送り、胃腸を整える。腎から水を汲み上げて肺と胃の熱を除く。
白朮：中焦脾を補い清浄な水を作る。

図 2-29

うとして脈浮を呈して、自汗が続々と出るのである。つまり風熱邪と水邪が、表と裏の間少陽位の膈にある為に発汗出来ず、下法出来ない患家に対する処方である。この時患家の体質や水湿の状況により、表から発汗させて駆邪させる方意で、**桂枝湯** 1/4 と**越婢湯** 1/8 との組み合わせた**桂枝二越婢一湯**。表位よりも膈に近く利尿で駆邪させる方意で、**越婢湯**に**白朮**を加えた**越婢加朮湯**、と鑑別して処方する。臨床的には太陽病の初期で発熱・悪寒して脈実・濡の軟脈系であれば処方すればよいが、同じ症状でも脈微・濡でやや数であれば表に水湿がなく、裏の陽氣が表に浮いて発熱・悪寒を呈しているので、**四逆湯**を選択しなければならない。また「**越婢湯**は病邪が膈にあり、**大青龍湯**とは病邪が上焦にある事で鑑別する」と述べている書もある。

28 越婢加半夏湯

『金匱要略方論』
「咳をして上氣するのは肺脹が原因する。その時患家が喘いで目の焦点が定まらず、脈浮・大であれば、越脾加半夏湯を処方すればよい」
『方機』
「咳而上氣．喘或嘔者」
『方極』
「治越婢湯証而嘔逆者」

《氣味分量》

越婢加半夏湯方

麻黄 6g．石膏 6g．生薑 3g．大棗 4g．甘草 2g．半夏 6g．

六味の内先に麻黄を水六升で煎じて滓を除く、それに他藥を入れて三升になるまで煎じ、三回に分けて温服する。悪風する場合は附子 0.2g を加えればよい。

《藥方まとめ》

越婢湯証で嘔吐する場合に対処する藥方である。

この方は**麻黄・石膏**の処方で、浅田宗伯は、『勿誤藥室・方函・口訣』で「**小青龍湯**は心窩部に水毒があれば用い、**越婢加半夏湯**は喘咳、呼吸困難があれば用いる」と述べている。

- ■ **麻黄・石膏**は、麻杏甘石湯・越婢湯・麻黄杏仁甘草石膏湯等の様に、口渇、自汗抑制作用に用いる。
- ■ **麻黄・桂枝**は、麻黄湯・葛根湯・大青龍湯・小青龍湯等の様に、発汗促進に用いる。
- ■ **麻黄・桂枝・石膏**は、小青龍湯加石膏・小青龍湯合麻杏甘石湯等の様に、浮腫、喘咳に用いる。

《鍼灸基本配穴と鍼灸治療》

鍼灸基本配穴：左申脈補法・左後谿に瀉法・左照海小灸・右陰陵泉補法・右孔最補法。

　鍼灸治療も同様の方意で行うが、臨床的にはリウマチ様の関節炎で腫れて変形を見る場合で、中風に簡単に罹患して傷寒に直ぐ移行して発熱・咳嗽が激しい場合で治療する。多くは副腎脂質ホルモンと鎮痛剤を何年も服用して、最初の症状から遠く離れている事と、患部が腫れて疼痛が激しく氣分が鬱系になっているので、鍼灸治療も表陽を高めて発汗と利尿を同時に行っていく。**左申脈に補法**を行って膀胱経脈を動かし表衛陽を高めて腠理を開く。そして**左後谿に瀉法**を行い疼痛による君主心の熱を除いて発汗させる。また**左照海**に固まっている腎水を動かす目的で**小灸を行い**発汗の助をする、そして**右陰陵泉・右孔最に補法**を行い、脈微であれば胃の氣が実する様に、脈実であれば発汗して脈緩滑になれば疼痛が緩和した事を表して癒える。

29 麻黄杏仁甘草石膏湯

『傷寒論』
「発汗法を行った後、桂枝湯を更に与えるべきではない。汗出して哮喘しても発熱が激しくなければ、麻黄杏仁甘草石膏湯を処方すればよい」
『方機』
「咳而上氣．喘或嘔者」
『方極』
「治越婢湯証而嘔逆者」

《氣味分量》

麻黄杏仁甘草石膏湯方

麻黄 4g．杏仁 2g．甘草 2g．石膏 6g．
四味の内先に麻黄を水七升が二升減るまで煎じ滓を除く、その後他藥を入れて二升になるまで煎じ滓を除いて一升温服する。

《主症状》

熱實有。汗出。喘。煩渇。頭痛なし。氣の上衝は見られない（去桂枝）。喘鳴急迫（痰は少ない）。

《藥方まとめ》

少陰腎氣が虚している患家が、風邪に侵襲された事により水の管理が出来ず、上氣・咳・煩・口渇した場合に対処する藥方である。

『傷寒論』で書かれている条文の意図は、**桂枝湯を与えてはいけない場合**を述べている。本来発汗、或いは下法を行った後、汗出して喘ぐ場合は**桂枝加厚朴杏子湯**を処方すれば癒えるが、しかし汗出して喘があり微熱があっても、口渇・煩躁の内熱があれば**桂枝湯系の藥方を与えてはいけない**。それは桂枝湯で癒える時期を逸して現れる症状だからである。この藥方病機は、発汗させたにもかかわらず癒えずに表に留まり、更に裏にも内向して内外から肺に迫って喘を発したので

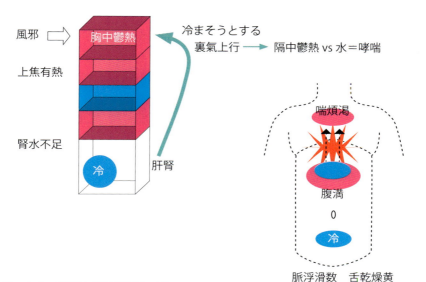

麻黄：上焦の緊張を緩め発汗させる。
甘草：形の維持水を作るように働きかける。
石膏：腎から水を汲み上げて上焦を冷ます。
杏仁：上焦上半身の病を治す。行水剤・行氣・鎮痛・滋潤。

■ 太陽病の場合は汗出⇒哮喘
■ 陽明病の場合は哮喘⇒汗出：**葛根蓮芩湯**を用いる。

図2-30

ある。**麻黄湯証**系の汗出は**桂枝湯証**系の表虚による自汗出ではなく、内向した熱により蒸し出された汗で、体表発熱が激しくないのは、それだけ体内発熱している事を表している。臨床応用では日頃から大食の患家が傷寒に罹患した時に、口渇に対して冷飲過多の場合、発熱多汗して邪氣を外に駆邪するだけの体力はあるが、胃の腑の陽氣が冷飲により閉ざされて発熱出来ない為に、腠理が開かれず内熱となって激しく喘ぐ場合である。そしてこの病機で起こる小児哮喘は、脾に食穀が降り難いために痩せるが、大人の哮喘は脾氣が水を行らせられないので浮腫を見ることが多い。また時期を逃した事で起こる裏氣上行、例えば頭痛等の氣上衝があるかどうかも一つの判断基準になる。

尾台榕堂は『類聚方廣義』で「喘咳止まず面目浮腫・咽乾口渇、或いは胸痛

する場合は、南呂丸を併用すればよい」、また浅田宗伯は『勿誤藥室・方函・口訣』で「**麻黄杏仁甘草石膏湯**は麻黄湯の裏藥で、汗出・喘咳を治療するのが目的である」と述べている。

《鍼灸基本配穴と鍼灸治療》

　鍼灸基本配穴：左外關補鍼・左臨泣補鍼・左委中補鍼・左復溜多壯灸。

　鍼灸治療もこの方意で行っていくが、痰飲を下に引いて止咳嗽を行う場合、排尿されていれば陰氣が行っていることを現すので問題はないが、排尿障害があれば陰氣を元に戻すことから行う。その時冷飲により胃陽氣が虛して痰飲があれば**左外關・臨泣・左委中に補鍼**し、少陽三焦の陽氣を増して排尿を促し、痰飲を除いて止咳嗽を行う。更に腎氣が正常であれば問題はないが、腎陰氣が虛して膀胱と正常にリンク出来なければ、下焦の陽氣を正常に戻す為に、下半身を温めて上逆を鎮める目的で**左復溜に多壯灸**を行えば、腎水が補われて表が緩み止咳嗽となる。鍼灸臨床は『素問・咳論』で述べられている「腎咳は咳嗽時腰背部の痛みが強く引き攣る」がその対象症状になり、治療による止咳を必須目的とする。また『夢分流』では心窩の邪を除くことで、止咳嗽を行うことが詳しく述べられている。

30 麻黄杏仁薏苡甘草湯

> 『金匱要略方論』
> 「患家の身体が尽く疼いて発熱し、15時から17時頃になれば更に激しくなるのは、風湿の病である。これは汗出して風に当たった事が原因する、或いは久しく冷たい所に居た事が原因する。麻黄杏仁薏苡甘草湯を処方すればよい」
>
> 『方機』
> 「一身悉痛発熱劇或浮腫者」「発熱皮膚枯燥喘満者」
>
> 『方極』
> 「治麻黄杏仁甘草石膏湯証．而不煩渇．有水氣者」

《氣味分量》

麻黄杏仁薏苡甘草湯方

麻黄 0.5g．甘草 1g．薏苡仁 6g．杏仁 1g．

四味を細かく刻んで毎回四錢と水半分を土瓶に入れ、八分になるまで煎じ滓を除き温服る。本方を服せば必ず汗出するので、衣服で覆い風に当ててはいけない。

《主症状》

一身悉腫。発熱劇。皮膚枯燥。不煩渇。

《藥方まとめ》

表位に風と寒と湿の邪が留まった場合に対処する藥方である。

太陽病・中湿表実証に対して処方する藥方である。この方は汗出している時に冷風に当たった、或いは夏季に長時間体表が冷氣にさらされた等、患家自らの行為により自汗出できなくなって、皮下に留まって浮腫が生じ、衛氣が行われずに発熱する病機である。しかし**麻黄湯**から**桂枝**を除く**麻黄湯去桂枝加薏苡仁**の方意から、素体に表陽実熱があり、しかもその実熱を冷ます裏水が相当あっても、膝

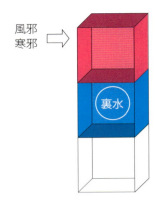
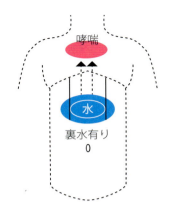

両邪により表面が乾くので表陽氣が失われる。
上焦では喘、中焦・下焦では浮腫腰痛。

麻黄：上焦の緊張を緩めて発汗させて熱を除く疼痛を鎮める。
甘草：形の維持水を作るように働きかける。
麻黄・薏苡仁：湿熱を除く。
薏苡仁：筋急拘攣不可屈伸を治し利尿促進する。
杏仁：上焦上半身の病を治す。行水剤・行氣・鎮痛・滋潤。

加減方：**麻杏薏甘湯加朮附湯**（寒湿だと朮・附を加えるとよい）

図2-31

理から発汗させることが出来ないので、**薏苡仁**で利尿により裏水を除いて治療する事を目的にしている。この藥方には**石膏**がないので、中焦陽明熱実はない事が理解できる。臨床的には表位に湿邪が多い患家が太陽病に罹患した場合に、表位を湿邪が覆っているので発汗出来ず無汗で、表より出られない湿邪が関節に留まり疼痛を現わしている病機である。この場合の脈は湿邪が表にあるので、脈沈細濡の陰脈を表して、患家は表陽が鬱滞しているので温・暖を好むが、よく弁証して治療しないと津液が乾いて病状が悪化する事がある。

《鍼灸基本配穴と鍼灸治療》

　　鍼灸基本配穴：左丘墟補法・左液門補法・右懸鍾鍼響・次髎・
　　　　　　　　中髎左右反応両穴多壮灸。

　鍼灸治療も同様の方意で行うが、臨床的にこの薬方の範囲内の多くは、例えば高齢者や腎氣が虚している病弱な患家で、素体が虚しているので太陽病に罹患しても発熱はしないが、皮下に水滞して腫れて痛み、更に久しい時間経過により変形を見る膝水腫等の疾患で「カイロや温湿布等で温めると心地よい」と言われる方である。この場合は皮水の水滞を除いて、衛氣行を正常に戻す事を目的に配穴する。その時脈沈細濡の陰脈を表して温・暖を好めば、表陽・鬱滞を除く為に**左丘墟・左液門に補法**を行って、三焦を動かして表陽を動かし、表位の湿邪を利尿により除いていく。そして浮腫が顕著であれば、**右懸鍾に鍼で腓骨に鍼先を中てて響かせれば**、少陽相火が高まり利尿させる生理を動かす事が出来る。更に**次髎・中髎のどちらか反応がある左右両穴に多壮灸**を行っても利尿効果となる。愚木は表水を腠理より発汗させて除く、且つ形の修復を目的に**右肺経脈**を中心に配穴している。

▶▶　**絶骨・懸鐘**

『鍼灸資生経』に「懸鐘二穴在足外踝上三寸動脈中。鍼六分留七呼。灸五壮」、『千金方』「一名絶骨、外踝上三寸又云四寸」、**絶骨**は胆経脈上から下に軽擦した時に体表上から腓骨が触れなくなる意味、**懸鐘**は鍼を響かせることにより、木経の足少陽経脈が担う風（波動）を作る事が可能な経穴である。鬱系で反応が鈍い患家を治病するのに、鍼先を腓骨に当てて響かせ、患家が「心地よい」と言えば、それは頭部胆経脈を介して脳内に波動が生じた事になって、心療内科系の不定愁訴が改善する。臨床家の方々で治病に詰まったら是非使っていただきご報告をお願いしたい。また『難経』に「髄会絶骨」とある。愚木は高齢の方で反応が鈍い場合、**右絶骨穴**に八部灸を施し、膏を燃焼させて少陽相火を壮ぶらせるか、**左懸鐘穴**に鍼で響かせて少陽胆経脈の滞を除いて痺病に対処している。

第二章　藥方類

麻黄杏仁薏苡甘草湯

31 麻黄細辛附子湯

『傷寒論』
「少陰病の初期に発熱して脈沈を表している場合は、麻黄細辛附子湯を処方すればよい」
『方機』
「手足冷発熱脈沈者．或脈微細而悪寒甚者」
『方極』
「治麻黄附子甘草湯証．而不急迫．有痰飲之変者」

《氣味分量》

麻黄細辛附子湯方

麻黄 2g．細辛 2g．附子 0.2g．

三味の内先に麻黄を水一斗が二升減るまで煎じて上沫を除く、それに他藥を入れて三升になるまで更に煎じて滓を除く、一升を一日三回に分けて温服する。

《主症状》

無大熱。胸中鬱熱。喘。煩。渇。

《藥方まとめ》

麻黄湯証で太陽だけでは対処出来ず少陰にまで病邪が至り、少陰が管理する体温の調節が出来ずに、上焦に於いて症状が発現した場合に対処する藥方である。

少陰病・表病謙証する場合に対処する方意である。『素問・六微旨大論』に「少陰の上、熱氣之を治す。太陽を内在する」と書かれている様に、少陰は熱氣を本氣とする。一般に寒邪と風邪がともに身体を侵襲した場合、患家の胃・腎に弱りがなければ、邪氣は体内に侵入できないので、通常**太陽病傷寒証・麻黄湯証**を現すが、虚弱な場合は体内に侵入して**少陰病・四逆湯証**から両感の病に至る。しかし患家の胃・腎に日頃から重篤な虚がなければ、邪氣は深く腎氣を傷つける事はないが、さりとて邪氣を追い出す事も出来ない場合の「少陰病．脈微細但欲

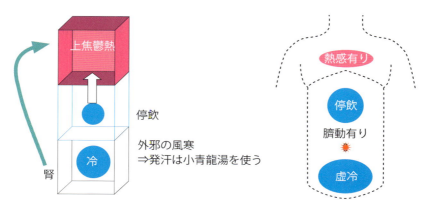

裏⇔表、下焦⇔上焦の間で水と氣（陰と陽）の交流が不可

■ 太陽病＝発汗（衛陽の氣が強い為）。
■ 少陰病＝微汗（衛陽、営陰の両氣が弱く不交流の為）。

麻黄附子甘草湯程強い虚はない。
凝滞している水と氣を附子＋麻黄が温めて除く（発汗させる）。
　　　　胸中の"水"＋身体内の"氣鬱"⇒微発汗

麻黄：上焦の緊張を緩め発汗させる。
細辛：熱（水循環の不良）に対して主動し宿飲停飲を除く。少陰病に対して用いる。
附子：循環する速度を増していく為の陽氣を与える。

図2-32

寝也」を主治する藥方である。この方は本来高齢者等で、体温を自ら作り行らせる事が出来ない患家がその対象になるが、近年若い女性等が行う痩身による偏食や小食で**麻黄附子甘草湯**証程ではないが、夏季に体温が上昇せず無汗で、頭痛が激しい乾燥肌の女性患家等に処方しても効果がある。

《鍼灸基本配穴と鍼灸治療》

鍼灸基本配穴：中脘・左三里八分・多壮灸・左照海小灸五壮・左後谿補法・右陰陵泉補法。

鍼灸治療も同様の方意で行うが、麻黄・附子の二味に**細辛**を加えるか、**甘草**

を加えなければならないかにより病の進行状況が理解できる。臨床では少陰病の水穀下痢がある場合で、仮に若い痩身な女性をイメージして配穴を愚案すれば、**中脘・左三里に八分・多壮灸**をして、脈が陽氣不足を表す脈沈細が実して胃氣が満ちれば、土象の陰氣が働きかけられて営氣が氣化し、身体を養い潤す陰氣が満ちた事を現すので、結果身体内外の陽氣が行って体温が上昇して自己治癒力が増した事を現す。そして**左照海に小灸五壮・左後谿補法**をすれば、咽喉部腎経脈上にわずかに発汗する、これにより少陰熱を少陰経脈で放熱させて負担を軽減させた事が出来たので、それにより熱により機能低下していた太陰肺・脾の両臓が救われて、食事を通常に回復させる事が可能になり癒す事ができる。この様に少陰が邪氣に襲われた場合、体温維持に作用している少陰に直接働きかけず、土経脈に働きかけて中焦にあるモノを化す為の陽氣を与え、上焦熱を冷ますように配穴するとよい結果が得られる。

▶▶ 中脘

『鍼灸資生経』に「中脘一穴在上下一寸、鍼八分留七呼瀉五吸疾出鍼」、『明堂』『銅人』共に「二百壮、四百壮」とあり陽氣を補う経穴である。そして『難経』に「腑会中脘」、『東垣』は「腸胃に病氣があれば足三里．章門．中脘を取穴する。また胃陽氣が虚して食慾不振の場合は**中脘を取穴する**」と述べている。**中脘**は一名を**太倉**と言い、胃之募穴で手太陽．少陽．足陽明．任脈が会す穴である。**中脘**は経脈の起点・終点穴であるから、摂取した陰氣と陽氣の物質代謝により、経脈内外を循行するモノを作る土氣の中心を為し、身体のベクトルを下方に向けることを宣しとする肺金の氣と、ベクトルを上方に向けることを宣しとする肝木の氣の両氣が交流する穴でもあり、多くの鍼家・灸家の師が必須穴にしているのも、この理由による。

32 麻黄附子甘草湯

『傷寒論』
「少陰病に罹患して２、３日であれば、麻黄附子甘草湯を処方して微発汗させればよい」

『方機』
「脈微細但欲寝悪寒者．水腫脈沈微抑滯者」

『方極』
「甘草麻黄湯証．而悪寒．或身微痛者」
「水之病．其脈沈小属少陰．浮者為風．無水虚腫者為氣」
「水発其汗即已．脈沈者麻黄附子湯．浮者麻杏甘石湯」

《氣味分量》

麻黄附子甘草湯方

麻黄 2g．甘草 2g．附子 0.2g．

三味の内先に麻黄を水七升で一二回沸騰させて上沫を除く、それに他薬を入れて二升半になるまで煎じて滓を除く、八合を一日三回に分けて温服する。

《主症状》

無大熱。微汗。喘煩渇。胸中鬱熱。氣の上衝は見られない。頭痛なし（去桂枝）。

《鑑別》

水病の脈沈小は病少陰に属す。
- 脈沈：麻黄杏仁甘草石膏湯
- 脈浮：麻黄附子甘草湯

　　　　麻黄附子甘草湯＝加甘草←(麻黄・附子)→加細辛＝麻黄細辛附子湯
- 麻黄細辛附子湯：少陰病に表証を少し兼ねるが、その病状が初期で表に至らせる力（生氣）がまだ残っている時、つまり中焦がま

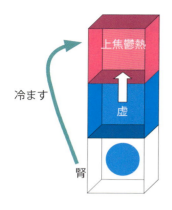 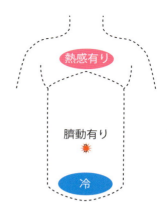

下焦腎と中焦脾から水を汲み上げて上焦を冷ます。
虚して腫れるのは氣によって為される。
水によって病になったのであれば、発汗により水を除く。

麻黄：上焦の緊張を緩め発汗させる。
甘草：表位上部の水邪を除くために脾水を使う。更に中が空虚にならないように甘味で補う。
附子：循環する速度を増していく為の陽氣を与える。

図2-33

だモノは作れるが、それを上焦に上げて冷やさなければいけない下焦が虚している為に、上焦熱が冷ませない時に用いる。
- ■ **麻黄附子甘草湯**：中焦が虚してめぐるモノ自体がないことにより上焦熱が冷ませず、その後病が進行し「欲寝」が強く現れ、尚且つ病勢が緩やかならば与えても良い藥方である。

《藥方まとめ》
　麻黄細辛附子湯証が進行して中焦が虚し、行るモノがないことにより上焦が冷ませない場合に対処する藥方である。
　麻黄細辛附子湯と同様に少陰病・表病謙証する場合に対処する方意である。少陰病で表症の発熱があるのは、表熱の充実によるのではなく、少陰が回復し

た事を表すので、表裏を同時に治療すれば癒える。つまり**四逆湯**や**白通湯証**の様な胃・腎に本来の弱りがなく、さりとて強靭でもない患家が、肉体の筋肉疲労等で胃腎の両経脈の脈氣が虚した時に寒邪に襲われて、突然激しい腰痛になり動けなくなった場合で来院する。この時最初は邪氣に勢いがあるので**麻黄細辛附子湯**の「手足が冷たいが発熱して脈沈を表している場合、或いは脈微・細を表して悪寒が激しい場合（手足冷発熱脈沈者．或脈微細而悪寒甚者）」であっても、2、3日経過してもまだ変わらなければ、内向していない事が分かるので、**麻黄附子甘草湯**を処方すればよい。つまり**麻黄・附子**の二味に**細辛**を加えるか、**甘草**を加えなければならないかにより病の進行状況が理解できる。

《鍼灸基本配穴と鍼灸治療》

鍼灸基本配穴：百会・中脘・左三里の順に施灸・右陰陵泉補法・右京骨鍼響。

鍼灸治療も同様の方意で行うが、臨床では少陰病の水穀下痢があり、先に病院で補液をされた後の「腰痛が激しく立って歩けない」という主訴で来院される場合が多い。このような場合は**百会・中脘・左三里の順に施灸**を行って陽氣を補い、補液された陰液が体内を十分に栄養出来るようにする事から始める。そして胃の氣が益して来れば、**右陰陵泉に補法**を行って腎に水を与えれば癒える。また太陽経脈に水氣を与えて表熱を除く目的で、**右京骨に刺鍼して骨に響かせて発汗**させても癒やす事ができる。

33 大青龍湯

『傷寒論』
「太陽病中風証で、脈浮緊、発熱悪寒、身疼痛、不汗出、煩躁があれば大青龍湯を処方すればよい」
『方機』
「発熱悪寒身疼痛不汗出煩躁者」「脈浮緩発熱身重乍有軽時者」
「頭痛劇四肢惰痛発熱而汗不出者」
『方極』
「治喘及咳嗽．渇欲飲水．上衝．或身疼．悪風寒者」

《氣味分量》
　　大青龍湯方
　麻黄 6g．桂枝 2g．甘草 2g．杏仁 2g．生薑 3g．大棗 4g．石膏如雞子大 10g.
　七味の内先に麻黄を水九升が二升減るまで煎じて滓を除く、それに他藥を入れて三升になるまで煎じ滓を除いて一升温服する。それで微汗すればよい。その時汗出が多い場合は、温かい米粉を身体に塗ってから一服させ、汗出すれば服藥を止める。仮に服藥しても汗出がまだ多いのは、亡陽証でその後虚が激しくなって悪風煩躁して不眠となる。

《主症状》
　煩躁。咳嗽。腠理緊。瘀水有り。上焦熱を自分で冷やす為に外に水が出ない無汗。

《鑑別》
　麻黄湯とは心煩の有無で鑑別する。**大青龍湯**の裏方は**眞武湯**である。

《藥方まとめ》
　寒邪の侵襲を受けた時にそれに抗い、上焦に熱鬱したが無汗で煩躁する場合に

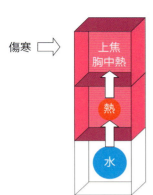

肺と胃の熱を下焦の腎水で冷ます。中焦熱の為に上焦まで水が届かず上焦煩躁する。上焦に於いて肺熱が激しく水が溜まっているが、腠理が緊張している為に発汗できない。

麻黄：上焦の緊張を緩めて発汗させて咳喘を止める。
桂枝・甘草：表衛氣を高め氣の異常を治す。急痛を鎮め、痛みを緩める。
石膏：腎から水を汲み上げて上焦を冷ます。
生薑：脾陽氣を高め腎に送る。
大棗：胃腸を整える。
杏仁：上焦上半身の病を治す。行水剤・行氣・鎮痛・滋潤。

図2-34

対処する藥方である。

　太陽病・表実証裏滞の場合に処方する藥方で、裏滞とは積熱・痰飲・宿食・傷酒・瘀血の五つであるが、本方はこのうちの積熱に対処する。これは**桂枝二麻黄一湯**の変方である。『傷寒論』の「不汗出而煩躁」という事から、邪が実して表陽が塞がり滞った為に、熱の発散ルートが断たれて発症した病機で処方する。この方意は陰氣が強く収斂する**芍藥**を除き、**麻黄**の数を増して体内循環のスピードアップを図り、肺と胃にある熱を**石膏**で冷ますと同時に、**生薑**と**大棗**で中焦の陽氣を充たす事にある。但し循環勢いを増すことで肺熱は除かれるが、同時に心の負担は上昇するので、心臓が悪く血圧が高い患家には慎重にしなければならない。またこの方は**眞武湯**の裏方として処方する。それは少陰病と混同しない様に『傷寒論』補足条文に「太陽病・傷寒証で脈浮・緩を表している時に身体に疼きはないが重い、しかし時々軽くもなるが少陰証ではない」と述べられている。通常傷寒証は脈浮緊だが、原文の脈浮緩は、表に水湿が滞り発

熱したくても出来ない病機を述べているのである。臨床でこのような患家を見た時に、脈と症状だけ見れば少陰病と間違い易いので、水邪が表か裏のある位置で、**大青龍湯**か**眞武湯**かを鑑別して処方してもよい事も示唆している。

《鍼灸基本配穴と鍼灸治療》

　　鍼灸基本配穴：右合谷瀉法・右内庭瀉法・左太淵瀉法・金門補法・下脘・建里
　　　　　　　　　周辺反応穴鍼。

　鍼灸治療も同様の方意で行うが、基本は**麻黄湯**と同様に表位の熱実を、腠理が開くように治療して放熱させる事を目的に配穴する。しかし煩躁、咳嗽が顕著でしかも発熱しているので置鍼、灸治は行えない。臨床では症状が激しいので、解熱剤を服用して一時的に解熱している時に往診して治療する。この場合で脈浮緊であれば、表に水滞がなく駆邪する陽氣がある事を表す、更に口渇が激しければ、水を少し飲ませて**右合谷・右内庭に瀉法**を行い、胃腑の水を動かして発汗させて癒す。また脈浮位で緩・脈沈位で実であれば、表に水滞があって腠理さえ開けば直ぐに発汗する亊を表すので、**左太淵瀉法・左金門補法**を行い、肺熱を瀉す事で肺臓を救い、腠理を開かせて癒せばよい。

　また幼児や高齢者等で胃の氣が弱い患家は、このような場合臍上に動悸があるが、その時は任脈上の**下脘・建里周辺の反応点に微細な鍼**を行えば、この動悸が鎮まる。これは中焦の陽氣が増した事を意味して、土克水の相克関係が修復して下焦の腎水に陰氣が至り、上焦熱が冷まされて癒えるのである。それは患家が「咽喉の痛みが治った」との発言で証明される。

34 小青龍湯

『傷寒論』
「傷寒証で表病が治らずに心窩部に痰飲や水湿の水邪がある、乾嘔、発熱、咳があり、或口渇、或痢病、或噎、或小便不利で下腹が膨満する、或喘を見る場合は小青龍湯を処方すればよい」

『方機』
「乾嘔発熱而咳．或咳且微喘者」「喘息者」「咳唾吐涎沫者」

『方極』
「治咳喘上衝．頭痛．発熱．悪風或乾嘔者」

《氣味分量》

小青龍湯方

麻黄 3g．芍藥 3g．細辛 3g．乾薑 3g．甘草 2g．桂枝 3g．五味子 6g．半夏 6g．

八味の内先に麻黄を水一斗が二升減るまで煎じ上沫を除く、それに他藥を入れて三升になるまで煎じ滓を除いて一升温服する。

《主症状》

咳喘上衝。頭痛。発熱悪風。或乾嘔。

《藥方まとめ》

表寒証に痰飲を兼ねる場合に対処する藥方である。

患家の衛陽氣或いは脾陽氣が本来虚弱なのか、強い寒邪に罹患したかは不明だが、患家が水飲を捌けず鼻水、痰、汗等の方法で、水飲を身体から駆水しようとしていた時に傷寒に罹患して、寒氣により駆邪出来ないばかりか、心窩の水飲と合わさって水邪に変わり、変動極まりなく動いて発症させた場合に処方する。

- ■ 或渇：心窩の水氣が、激しい咳嗽により一時的に除かれる時に出る症状。
- ■ 或利：心窩の水氣が、胃を介して脾氣に影響を与えた時に出る症状。

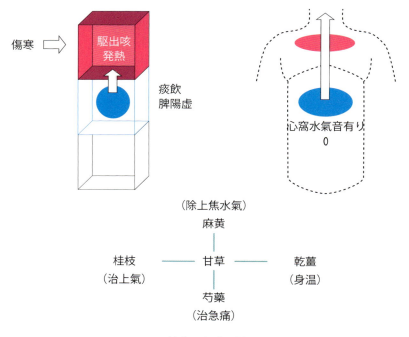

麻黄：腠理を開き発汗を促す。
甘草：表位上部の水邪を除く。
桂枝：表の緊張を緩める。
芍藥：急痛を緩める。
半夏：痰を去り湿を乾かし寒飲嘔吐を治す。
五味子：肺氣の收斂を促す。
乾薑：上焦の陽氣を動かし水氣を除く。
細辛：熱（水循環の不良）に対して主動し宿飲停飲を除く。
加石膏：腎から水を汲み上げて上焦を冷ます。

図2-35

- 或壹：心窩の水氣が、上衝して胸中に迫った時に出る症状。
- 或喘：心窩の水氣が、上逆して胸中を越えて咽喉を経て口より出た時に出る症状。
- 或小便不利、腹満：心窩の水氣が、下方に流れず小便不利になった時に出る症状。

■ **小青龍湯**：心窩の溜飲を発散ではなく除くことを目的に処方する藥方で、陽明熱がなく乾きを見ないために腹部に痰飲が多く、四肢に水氣が少ない場合に用いる。

　　桂枝湯 ——→ 小青龍湯

■ **大青龍湯**：上衝して胸満し心窩に水氣が少ない場合に、肌表に至らせて発散することを目的に処方する藥方で、陽明熱で乾きを見るために腹部に水氣少なく、四肢に水氣が多く浮腫を見る場合に用いる。その氣味は表陽氣を高めて腠理を開く**麻黄・桂枝**と同時に、裏水飲の邪氣をさばく**乾薑**、裏を収斂させる**芍藥**で表を緩ませて、表の痛みを鎮痛させる、脾胃を補う**甘草**、下焦少陰腎陽氣に作用する**細辛**が中心の藥方で、**茯苓甘草湯、五苓散**も類似方である。

　　桂枝甘草湯 ——→ 麻黄湯 ——→ 大青龍湯

《鍼灸基本配穴と鍼灸治療》

　鍼灸基本配穴：左丘墟瀉法・左外關瀉法・下脘小灸・左足三里小灸。

　鍼灸治療も同様の方意で行うが、臨床的には太陰両臓が未発達で腹中雷鳴している小児が傷寒に罹患した場合、小食で冷飲過多な若い女性が傷寒に罹患した場合に処方すればよい結果を得る事が多い。いずれも太陰陽虚と日頃の運動不足による陽虚で、水邪の反乱による症状であるから、三焦陽氣を高めて利尿させる目的で、**左丘墟**と**外關**に瀉法をやや響かせて行う事で、少陽が管理する浸透膜に作用して利尿させる事が出来る。**下脘**と**左足**三里に小灸を行い、僅かに熱く感じさせて表陽氣を高め腠理を開いて発汗させるとよい。

　小青龍湯証は表陽が寒氣により収斂している場合に処方する藥方であるが、これは『素問』の「寒則痛」とある陰陽法則から、表の痛みが強ければ逆に裏は緩んでいるので、モノを収斂させる方向に働く**芍藥**で裏を意図的に収斂させて、表を緩ませて表痛を鎮痛させる方意も含んでいる。そしてこの陰陽法則に従い小灸で発汗させて表を緩ませると同時に、藥方を服用させてともに補完させても効果が上がる。しかし逆に表が緩んでいる腹満等の場合は**芍藥**を処方してはいけない。頭痛や腹痛等の裏が収斂していて緩ませたい場合は、表を収斂させる目的で苦痛を伴う鍼や、直接灸を行って表を緊張させて裏を緩めるのも治療法の一つである。

35 桂苓五味甘草湯

『金匱要略方論』
「医家が小青龍湯証と思いこれを服用させた後、患家に多唾・口燥の症状が現れた。その時寸脈沈．尺脈微で、手足が厥逆して氣が小腹から上方の胸咽に衝き上げて、手足が痺れ、顔面翕然として紅潮し酒に酔ったようになった、更に上衝した感覚が今度は下方の陰股に流れて小便が出なくなり、時に頭に何かが覆いかぶさったように感じる場合は、茯苓桂枝五味甘草湯を処方して氣の上衝を癒せばよい」

『方機』
「咳後衝逆劇．手足厥冷．或心窩悸．或頭眩．或肉瞤筋惕者」

『方極』
「治心窩悸．上衝．咳而急迫者」

《氣味分量》

桂苓五味甘草湯方

茯苓 4g．桂枝 4g．甘草 3g．五味子 6g．
四味を水八升が三升になるまで煎じて滓を除き、一日三回温服する。

《主症状》

咳後衝逆劇。手足厥冷。頭眩。肉瞤筋瘍。

《薬方まとめ》

小青龍湯を服用後膈上の水飲は除かれたが、止尿し眩暈する場合に対処する藥方である。

　小青龍湯を服用して膈上の支飲が消失した事で、咳喘上衝・頭痛・発熱・悪風・乾嘔等の症状はなくなったが、服用した事により腎が蔵する水氣が不足して小便難になった。それにより上焦・心陽氣との均衡が崩れ、上行発陽して頭がクラクラして眩暈が生じるようになったのが、この方の病機である。これは患家の

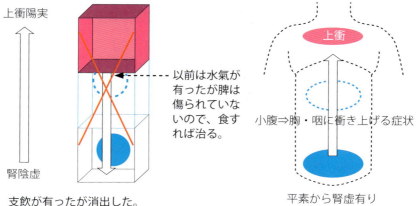

心窩に痰飲水氣が有る場合で、既に小青龍湯を服用して一旦は治ったのに眩暈する場合は支飲による。
■ 支飲：心窩に溜飲が有って支え、不快で何かに寄りかからないと平臥できない症状。
■ 眩暈：モノが覆いかぶさったように時に目が閉じて開かずクラクラとする症状。

桂枝・甘草：表衛氣を高め氣の異常を治す。急痛を鎮め痛みを緩める。
茯苓：心陽に対して動かしリズムを一定にする。（血流を正常にする）
五味子：肺氣の収斂を促す。

図2-36

素体が太陰両虚だけでなく、下焦少陰腎陰虚であった為に、治療後左寸口位の脈心が脈浮になるはずが脈沈、左尺中位脈の脈腎が脈沈実になるはずが脈微を表した。これは上焦と下焦の縦循環が崩れ、陰氣と陽氣の補完が軽度に崩れた事を表している症状であるから、**茯苓桂枝五味甘草湯**の**茯苓**で細胞の働きを活発にしてモノを動かすことで水を除いて、心陽に対して陽氣を与え動かしてリズムを一定にし、**桂枝・甘草**で表衛氣を高めて氣の異常を治すと同時に、腠理を開いて急痛を鎮めて痛みを緩める。そして心陽氣が乱れ肺陽虚にまで至っているので、**五味子**を用いて肺氣の収斂を促して氣上衝を下げればよい。

《鍼灸基本配穴と鍼灸治療》
　　鍼灸基本配穴：圧痛の華蓋・膻中に八部灸・右養老補法・右小海補法・左復溜
　　　　　　　　か左交信に鍼柄で軽く押さえて、脈実になる穴に補法。

　鍼灸治療も同様の方意で行うが、六部定位診で左寸口位脈は浮かして心陽氣をうかがうが、この時右寸口位の肺脈に注目し陽氣を回復させる為に、胸部任脈上で特に**華蓋・膻中の圧痛がある方に八部灸で小灸**を行い、右寸口位脈に胃の氣が戻れば、**右養老・小海に補法**を行い左寸口位・病脈の脈沈を脈浮に変える。また左尺中位脈の脈沈・虚は、**左復溜か交信に鍼柄で軽く押さえて脈が実する方に補法**を行い、上焦との陽氣を回復させる。それにより尿意を催して小便が出れば、この方意に従った治療になり、その後時間が少し経過すれば眩暈が癒える。

▶▶　**復溜**

　『鍼灸資生経』に「復溜二穴在内踝上二寸動脈陥中。鍼三分留三呼。灸五壮」。復溜は一名を**昌陽**と言い「陽が重なって明るい」と解釈する。これは霊枢経流注を基にした『愚木流注』では、燃谷から復溜に直接上がる脈と、**燃谷**から**水泉、照海、太鐘、太谿**から**復溜**に上がる、二系統の腎経脈がこの穴で合わさるとすれば理解出来る。臨床では太陽病中風証で咽喉渇、右寸口脈浮緩の場合、金穴の**左復溜**に丁寧に補鍼をして脈浮が中位に沈めば、患家の陽が盛んになって咽喉渇を癒す事が出来る穴である。この時**右太淵**にも同様に補鍼をすれば有効で後排尿を訴える。

36 苓甘五味薑辛湯

『金匱要略方論』
「桂苓五味甘草湯を服用後上衝したのは癒えたが、次に咳が出て胸満が現れた場合は、桂苓五味甘草湯から桂枝を除き、乾薑・細辛を加えた苓甘五味薑辛湯を処方すれば、欬満が癒える」

『方極』
「治桂苓五味甘草湯証．而不上衝痰飲満者」

《氣味分量》

苓甘五味薑辛湯方

茯苓 4g．甘草 3g．細辛 3g．乾薑 3g．五味子 6g．

五味を水八升が三升になるまで煎じて滓を除き、半升を一日三回に分けて温服する。

《主症状》

不上衝。痰飲満。咳喘。胸満。

《藥方まとめ》

苓桂五味甘草湯を服藥後、咳喘、胸満が出現した場合に対処する藥方である。

小青龍湯後に**苓桂五味甘草湯**を服用して、心腎の交流が正常に回復した結果、上衝はなくなったが中焦に溜飲が残った場合に処方する。そして生体が自らこの痰飲を除く生理現象として咳喘、胸満するが、激しい上氣はないので頭痛はない。

- ■ **苓桂五味甘草湯**：心窩に溜飲があったが除かれた後上氣してクラクラする場合に用いる。
- ■ **苓甘五味薑辛湯**：茯苓桂枝五味子甘草湯から桂枝を除いた処方に乾薑・細辛を加えた藥方で、溜飲（陰邪）がある為に上焦で塞がれ胸満、咳喘する場合に用いる。

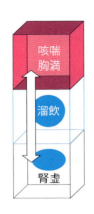
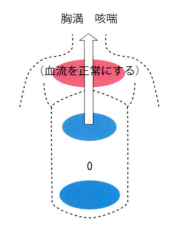

茯苓：心陽に対して動かしリズムを一定にする。
五味子：肺氣の収斂を促す。
細辛：熱（水循環の不良）に対して主動し宿飲停飲を除く。
乾薑：上焦の陽氣を動かし水氣を除く。
甘草：表位上部の水邪を除く。
去桂枝：すでに上氣はしていないので桂枝は不必要。

図2-37

《鍼灸基本配穴と鍼灸治療》

鍼灸基本配穴：左三里小灸・右商丘瀉法・右間使瀉法。

鍼灸治療も同様の方意で行うが、中焦痰飲が原因する虚喘は『医宗金鑑』に「虚喘は三里に求める」とあるように**左三里に小灸**を行う。更に**右商丘に瀉法**を行い、脾経脈に溜滞している水飲邪を絞って動かして駆邪する。また**右間使に瀉法**を行い、上逆による熱を瀉して肺陰氣を保護する。

37 桂苓五味甘草去桂加乾薑細辛半夏湯

> 『金匱要略方論』
> 「苓甘五味薑辛湯を服用して欬満は直ぐに止まったが、口渇が残り上衝の氣がまた発するのは、薬の細辛・乾薑が熱薬の為で、服薬後に口渇があるはずである。しかしあるはずの口渇が起こらなければ支飲がある事を表す。そして支飲があれば必ず眩暈があり、眩暈があれば必ず嘔氣があるので、その嘔氣は半夏を加えて処方し支飲を治療すればよい」

《氣味分量》

桂苓五味甘草去桂加乾薑細辛半夏湯方

茯苓 4g. 甘草 2g. 細辛 2g. 乾薑 2g. 五味子 12g. 半夏 6g.
六味を水八升が三升になるまで煎じて滓を除き、半升を一日三回温服する。

《藥方まとめ》

桂苓五味甘草湯証より病状が進行して、心腎両氣が互いに虚して陽虚寒症が強くなった場合は、**桂苓五味甘草湯**から薬力を裏に向ける為に、表治を主にする**桂枝**を除くと同時に、**細辛・乾薑**を加えて**桂苓五味甘草去桂加乾薑細辛半夏湯**を処方して治療し、下焦の水氣を動かして上焦心陽との交流を回復させる。

《鍼灸基本配穴と鍼灸治療》

鍼灸基本配穴：關元・太谿・太衝・命門の四穴に左尺中位脈微がやや実になるまで施灸・左陽關瀉法。

鍼灸治療も同様の方意で行うが、**桂苓五味甘草湯**よりも下焦の陽虚が強いので、**關元・太谿・太衝・命門の四穴に左尺中位脈・脈微がやや実になるまで施灸**する。また**左陽關**に顕著な圧痛があれば、寒邪がここより腹中に侵入した事を表すので、やや強めに響かせて**瀉法**を行えば、咽喉部に発汗するので寒邪が駆邪出来る。

38 苓甘五味加薑辛半夏杏仁湯

『金匱要略方論』
「桂苓五味甘草去桂加乾薑細辛半夏湯を服用して、支飲の水邪は除かれたので嘔氣は止まったが、浮腫を見る場合は杏仁を加えて処方すればよい。本来この患家の浮腫は麻黄で対処するべき症状であるが、痺証がある為に麻黄は入れられない、仮に麻黄を入れて処方すれば必ず厥証が現れる。それはこの患家が血虚で陽氣が不足しているのに、麻黄で発汗させて陽氣を奪うからである」

《氣味分量》

苓甘五味加薑辛半夏杏仁湯方

茯苓 4g. 甘草 3g. 五味子 5g. 乾薑 3g. 細辛 3g. 半夏 5g. 杏仁 5g.
七味を水一斗が三升になるまで煎じて滓を除き、半升を一日三回に分けて温服する。

《藥方まとめ》

桂苓五味甘草去桂加乾薑細辛半夏湯証で嘔吐が止まらなければ、甘草を三兩に増量し、半夏・杏仁を加え苓甘五味加薑辛半夏杏仁湯として投与する。半夏は痰を去り湿を乾かして寒飲嘔吐を治す。痰飲の排除方向を下方に向ける。杏仁は上焦上半身の病を治して行水剤・行氣・鎮痛・滋潤の作用がある。

《鍼灸基本配穴と鍼灸治療》

鍼灸基本配穴：左懸鍾小灸・右血海響。

鍼灸治療も同様の方意で行うが、『金匱要略方論』に「仮に無理に服用させると手足が必ず厥冷する。それは血虚が原因の痺病に麻黄を用いれば、麻黄の陽発の作用で更に陽虚が進行するからである（若逆而内之者必厥．所以然者．以其人血虚．麻黄發其陽故也）」とあるように、血虚が原因する場合は左懸鍾に小灸を行い、膏を燃やす事で血中の陽氣を補い症状を癒す。脈全体が沈んで胃の氣がな

い虚脈であれば、**右血海**に圧痛が必ずあるので、**細鍼で響かせれば**脈が実して胃の氣が回復する。

> ▶▶ **胃兪**
>
> 『鍼灸資生経』に「胃兪二穴在十二椎下両旁各寸半。鍼三分留七呼。灸随年為壮」とある。『兪』は「木のくりぬき」の意味がある。つまり臓腑熱を冷却する目的で再利用される水が、水経・膀胱経脈から供給された為に、土性の腹部臓腑と対を成して作られたので、背部兪穴は五要穴と同じ兪という記号で表わされている。つまり**胃兪**で例えると、背部兪穴は専ら胃に対して水の供給と排泄をするのであるが、四肢の五要穴程の効力はない。そして「**右は補い左は瀉す**」の左右の基本法則から時々で取穴する。特に**左胃兪**は**右膈兪**に灸を行って血中の膏を燃焼させて、右関上脈滑実、左寸口脈浮、口渇等の瀉下できる環境が整ってから、**左胃兪**やや外方に取穴し、**中脘**に向かって3番鍼で響かせると排便させる事が可能になる。

> ▶▶ **血海**
>
> 『鍼灸資生経』に「血海二穴在膝上内廉白肉際二寸中。灸三壮、鍼五分」とある。経穴名の通り血病に反応を表すが、臨床では過食により血中の膏が多くなって、右胃経脈上疼痛があり膝水腫を見る場合で、脾経から肝経に波及して大腿部肝経脈までも疼痛が及んでいる時に、**右血海疼痛**が激しければ瀉法を行うと膝疼痛が癒える。臨床ではこのような特殊な場合に使う事がある程度で多くは診断で用いる。基本的に陰経上腕部、陰経大腿部の各穴に直接刺鍼や施灸することは稀である。

第二章　藥方類

苓甘五味加薑辛半夏杏仁湯

39 苓甘五味加薑辛半杏大黄湯

『金匱要略方論』
「仮に顔面が酒に酔ったように紅潮すれば、それは胃熱が上衝して顔面投射したのであるから、苓甘五味加薑辛半夏杏仁湯に大黄を加えて下痢させれば癒える」

《氣味分量》

苓甘五味加薑辛半杏大黄湯方

茯苓 4g．甘草 3g．五味子 5g．乾薑 3g．細辛 3g．半夏 5g．杏仁 5g．大黄 3g

八味を水一斗が三升になるまで煎じて滓を除き、半升を一日三回に分けて温服する。

《藥方まとめ》

更に陽明腑実になり顔面が煤けたような艶がなくなれば、**苓甘五味加薑辛半夏杏仁湯**に**大黄**を 3g 加えて**苓甘五味加薑辛半杏大黄湯**として投与する。

《鍼灸基本配穴と鍼灸治療》

鍼灸基本配穴：左胃兪瀉法・右足三里瀉法。

鍼灸治療も同様の方意で行うが、陽明腑実証は右関上位・脈実で、腹部では胃の腑を押圧すれば不快感を伴う、このような条件を満たして**大黄**を口に含ませても患家が嫌がらなければ、**左胃兪に瀉法**を行い、唾液が口の中に出れば陽明熱が取れた事を表す。更に**右足三里に瀉法**を行っても同様の効果が期待できる。更に腹部胃経脈上が収斂しているかどうかも、時間経緯を知るうえで参考になる。つまり隆起が強ければ古い便燥である。

40 葛根湯

『傷寒論』
「太陽病で項と背中が激しく強張って動かしにくい、汗出はなく風に当たるのを嫌う場合は葛根湯を処方すればよい」

『方機』
「項背強而無汗悪寒者」「二陽合病下痢者」

『方極』
「治項背強急．発熱．悪風或喘．或身疼者」

《氣味分量》

葛根湯方

葛根 4g．麻黄 3g．桂枝 2g．生薑 3g．甘草 2g．芍薬 2g．大棗 4g．

七味の内先に麻黄・葛根を水一斗が二升減まで煎じて滓を除いた後、他藥を入れて三升になるまで煎じ滓を除いて一升温服する。微汗させればよく粥を食べる必要はない。桂枝湯と同様禁忌は行わない。他藥の場合も同様である。

《主症状》

無汗。発熱。嘔吐。項背強急。悪風。喘。身疼。下から上に突き上げる。項や肩背中が引き攣る。

- ■ 平素から胃に熱が多いと乾いて引き攣る。
- ■ 胃の熱量が少ないと水が捌けず腹満する。
- ■ 陽明胃・経に熱ある者には**紫蘇**等を用いるとよい。

太陽経：身体の寒を管理する
陽明経：身体の燥を管理する

働きが乱れると発熱して経脈の

太陽経：寒が管理できず熱する。水が溜まる＝腹満
陽明経：燥が管理できず熱する。水が乾く＝四肢筋肉の引き攣り胸鎖乳突筋と項が凝る。

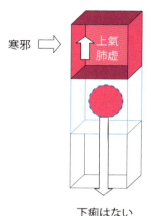
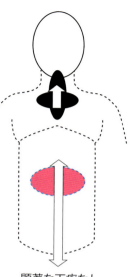

寒邪 ⇨ 上氣肺虛

胃腸が日頃から弱く振水音が常にある。しかも風邪をよく引く。
胃家実 or 援軍を送る為に胃が動いて熱を作っている。

下痢はない

顕著な下痢なし

無汗：表が緊張しているので汗が出ない。
自下痢：上焦の熱を自分で除いているので止めてはいけない。便秘はこの力がないので加大黄にする。

麻黄：上焦の緊張を緩めて発汗させて咳喘を止める。
桂枝：表衛氣を高めて氣の異常を治す。
大棗：胃腸を整える。
生薑：脾陽氣を高め腎に送る。
甘草：表位・上部の水邪を除く上衝急迫を治す。
芍藥：滋陰養血、散瘀、収斂させて出血を止める。胃痛心窩に上がる。
葛根：表に残っている邪に対して汗出させて除く。腎に働きかけて熱を調整する
半夏：痰を去り湿を乾かし寒飲嘔吐を治す。嘔吐する場合は加半夏湯。

図 2-38

〰〰〰〰〰〰〰〰〰〰〰〰〰〰〰〰〰〰〰〰〰〰〰〰〰〰〰

《藥方まとめ》

　太陽病と陽明病の合病で表実の場合に対処する藥方である。

　桂枝加葛根湯から**桂枝・芍藥**を 1g 少なくし、**麻黄** 3g を加えた**桂枝湯**と**麻黄湯**の間に位置する藥方である。これは太陽病で項と背中が激しく強張って動か

太陽・陽明合病証基本病機

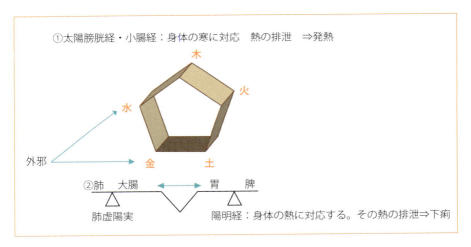

図2-39

しにくい、しかも無汗で風に当たるのを嫌う場合に処方する。つまり**葛根湯**は**桂枝湯加麻黄葛根**でもあり、**麻黄湯去杏仁加大棗・生薑・芍藥・葛根**とも考えられるので、病機も両方に順じている。この三方は邪氣の勢い・精氣の抵抗力に応じて①**桂枝湯**、②**葛根湯**、③**麻黄湯**の順位で処方する。

《鍼灸基本配穴と鍼灸治療》

　鍼灸基本配穴：右合谷瀉法、左復溜補法、左公孫小灸・左委陽瀉法。
　鍼灸治療も同様の方意で行うが、陽明熱実が水系に波及して腎経、膀胱経の経氣を渋らせて発症させているのであるから、先ず陽明実熱に対し瀉法を行うと同

時に表病を治療する。その脈が浮実で緩脈系であれば**右合谷瀉法**、濡脈系であれば**左復溜補法**等、脈に従い配穴すれば必ずその場で症状は緩解する。

　葛根湯証特有の「項背の強張り」を「肩こり」と判断して処方する医家がいるが、長期にこの藥方を服藥させれば、高齢者や大病後の患家の様に、陽明熱が虚して胃虚に至って土克水の関係が維持出来ず、膀胱経脈の陽氣が虚して、更に項背の強張りを強くさせる事もあるので、必ず脈に準じた処方をして漫然とした投藥は厳に慎まなければならない。一般的に**葛根湯証**は肺虚陽実証が多い。この定義は「外界の環境に衛氣が対応できず氣が乱れたことにより肺氣が虚して、表裏する大腸経或いはそれ以外の陽経において陽氣が溜滞する場合」である。また**葛根湯**の「自下痢」は、陰寒の邪が侵入して表実になり、陽明がそれに対応して陽明大腸に波及した場合であるから、利尿を図る事で止痢となる。その助として**左公孫小灸・左委陽瀉法**を選択すれば癒える。

> ▶▶ **合谷**
>
> 　『鍼灸資生経』に「合谷二穴在手大指次指岐骨間陥中。鍼三分留三呼。灸三壮」とある。合谷は一名を虎口・こぐちとも言うが、これは「狭い道・狭い口」という意味であるので、『愚木』は「拇指と示指の間で狭くなっていく最も陥没した箇所」に取る。この経穴作用は表陽が時間経過により熱化し、陽明経に伝播して熱化したのを瀉す穴で、臨床では成人（乳幼児に使ってはいけない）の咽頭熱を除く場合に、**右合谷瀉法**で陽明経熱を瀉して癒す事が多い。つまり**右合谷瀉法**は氣味の「**葛根**」と同じ作用を為す。更に**腑兪七十二穴**の一穴であり、且つ『根結篇』の「手陽明．根于**商陽**．溜于**合谷**．注于**陽谿**．入于**扶突偏歴**」に書かれている経穴でもある。

41 桂枝加葛根湯

『傷寒論』
「太陽病で項と背中が激しく強張って動かしにくい、汗出、悪風の症状を見る場合は、桂枝加葛根湯が主治する」

『方機』
「項背強．汗出悪風者」

『方極』
「治桂枝湯証而項背強急者」

《氣味分量》

桂枝加葛根湯方

葛根 4g．麻黄去節 3g．桂枝去皮 3g．芍藥 3g．生薑 3g．甘草 2g．大棗 4g．

七味の内先に麻黄・葛根を水一斗が二升減るまで煎じ滓を除く、それに他藥を入れて三升減るまで煎じ滓を除いて一升温服する。微汗すればよく粥を啜らせる事はない。桂枝湯と同様に服用すればよい。

《藥方まとめ》

太陽病と陽明病の合病で表虚の場合に対処する藥方である。

太陽病と陽明病の合病を治療する藥方で、桂枝湯に葛根 4g を加えた方である。桂枝湯で太陽病表虚を治療して、葛根で陽明が管理する肌肉に伝入した邪氣を駆邪する。

《鍼灸基本配穴と鍼灸治療》

鍼灸基本配穴：左申脈・左後谿・左三里・左三陰交補法。天柱瀉法、風池瀉法。

鍼灸治療も同様の方意で行うが、太陽病・表陽虚で時間経過が短いので擦加鍼程度でも十分に効く、配穴は**左申脈・左後谿・左三里・左三陰交補法**の桂枝湯 4 配穴に、患家の体質で水滞系の場合は**天柱瀉法**、血滞系の場合は**風池瀉法**を選択

すれば、**左風門・肺兪・小腸兪・膀胱兪**周辺に微汗して癒える。

▶▶ 風池・天柱

『鍼灸資生経』に「風池二穴在脳空後髪際陷中。鍼七分留七呼、灸三壮」、『明堂経』に「在項後髪際陷中」、『甲乙経』に「脳空後髪際陷中鍼寸二分」。『鍼灸資生経』に「天柱二穴夾項後髪際大筋外廉陷中。鍼五分得氣即瀉」、『明堂経』に「二分留三呼瀉五吸。灸不及鍼」とある。

　両穴は後頭部にある穴で、この部は陽氣の海である督脈を中心に両傍を膀胱経脈、胆経脈が走行する。臨床で訴えが多い**天柱**は膀胱経脈に属し、冷たい水氣が流体しなければならない脈中に、熱い水氣が流れることにより生じる場合の**熱氣を除く穴**である。また**風池**は頭部胆経脈が集約する穴で、脳内を循環してCO_2や不要なモノを含んで血氣が異常に熱氣を有し、滑らかに流れない場合で生じる**血脈中の熱氣を除く穴**である。つまり天柱は水氣、風池は血氣が熱氣を帯びたときに使う。しかしこの部への**置鍼は逆に熱氣を集める**ので注意が必要であるから、天柱・風池と一括りで取穴する時は血と水が共に熱を持った場合になる。

42 葛根加半夏湯

『傷寒論』
「太陽病と陽明病の合病で、痢病はないが吐氣があれば葛根加半夏湯が主治する」
『方機』
「不下痢但嘔者」
『方極』
「治葛根湯証而嘔者」

《氣味分量》

葛根加半夏湯方

葛根 4g. 半夏 6g. 大棗 4g. 桂枝. 2g. 芍藥 2g. 甘草 2g. 麻黄 3g. 生薑 3g.

八味の内先に葛根・麻黄を水一斗が二升減るまで煎じて滓を除く、それに他藥を入れて三升になるまで煎じ滓を除き一升温服する。微汗すればよい。

《藥方まとめ》

太陽病と陽明病の合病で表実の場合に対処する藥方で、嘔がある場合に処方する藥方である。

葛根湯と同様の病機で発症するが、**葛根湯証**が下方に下痢として排邪するのに対して、**葛根加半夏湯証**は上方に嘔として排邪する。

《鍼灸基本配穴と鍼灸治療》

鍼灸基本配穴：右内關瀉法・巨闕瀉法・鳩尾瀉法

鍼灸治療も同様の方意で行うが、嘔と嘔吐は実際にモノが口から出るか否かの違いで、いずれも上方の口から取り込んで下方の二便で排泄する、上から下へのベクトルに反した症状であるから、このベクトルを戻すように治療する。配穴は**右内關瀉法**で胃熱を除いて、**巨闕・鳩尾に瀉法**して上逆の症状を癒せば対応する。

43 葛根加朮附湯

『方機』
「惡寒劇．起脹甚而一身腫脹．或疼痛者」「寒戰咬牙下痢者」「若臟脹甚者」

《氣味分量》

葛根加朮附湯方

葛根 4g．麻黄 3g．桂枝 2g．生薑 3g．甘草 2g．芍藥 2g．大棗 4g．
附子 0.6g．白朮 4g．

《藥方まとめ》

　太陽病と陽明病の合病で表実の場合に対処する藥方で、更に下痢が激しくなった場合に処方する藥方である。

　臨床的には夏の海水浴で昼間に体表が焼けて大量の水を飲んだ日の夜に、激しく腹痛下痢をして惡寒する場合に処方する。つまり日焼けにより体表の水が焼けて氣化し表熱乾燥するが、胃の腑には大量の水がある場合、生体は胃の腑の水を体外に早く排除する為に激しい腹痛下痢を見ると同時に、陽氣も出るので惡寒がする。この場合は体表燥症（疑似陽明病）には**葛根湯**で、陽虚寒症には**附子**で、裏水には**白朮**で対応させて治療する。

《鍼灸基本配穴と鍼灸治療》

　　鍼灸基本配穴：右厥陰兪・右胃兪瀉法、左照海小灸・石門・氣海・陰交・
　　　　　　　　　水分温灸。

　鍼灸治療も同様の方意で行うが、臨床的に**右厥陰兪・右胃兪**が激しく緊張するので、この部に瀉法して口の乾きが癒えればよい。更に**左照海小灸、臍周辺の石門・氣海・陰交・水分**等の腹部穴に温灸して陽氣を補い、腹痛下痢を癒してもよい。

44 葛根黄芩黄連湯

> 『傷寒論』
> 「太陽病桂枝湯証の患家に誤下を行い、痢病が止まらなくなった、この時脈促を表していれば、まだ表病が治っていない。喘いで汗出する場合は葛根黄芩黄連湯が主治する」
>
> 『方機』
> 「下痢喘而汗出者」「項背強汗出下痢者」
>
> 『方極』
> 「治項背強急．心悸．而下痢者」

《氣味分量》

葛根黄芩黄連湯方

葛根 6g．黄連 3g．黄芩 3g．甘草 2g．

　四味の内先に葛根を水八升が二升減るまで煎じて、それに他藥を入れて更に二升になるまで煎じ滓を除き温服する。

《藥方まとめ》

太陽病で項背が強張り汗出し、更に熱性下痢をする場合に対処する藥方である。

　太陽病に誤下内熱した場合に対処する藥方である。太陽病で内伝したが、まだ太陽病位にも残っている邪氣を、生体が駆邪しようとしているので「脈促」を見る。そして内伝・内熱して肌表に向かい肺に迫ったので「喘」、皮毛が開いて「汗出」が現れている。臨床では中風から傷寒に罹患して、時間が少し経過して腹痛下痢をする場合である。梅肉エキス等の強烈な酸味で腸を収斂させる程度の民間療法でも治るが、これは少陰下痢に対して太陰脾が充分にバックアップ出来る余力がある場合に限る。つまり**葛根湯**系の藥方は陽明實熱を瀉して、少陰・太陽の水系を救うように働きかけるので、原文にはないが腎経脈に波及して腎陰虚・咽喉炎を発症させ、それが陽背部に投射し項背を強張らせる病機とするので

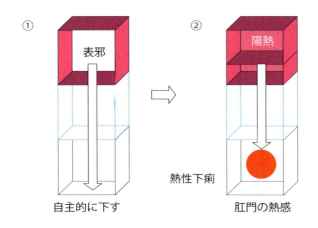

①:正常は表邪を裏に取り込んで下痢で排除する。
②:素体腎虚者は水の含有量が少ないのに下痢をして水が虚すので、更に腎虚が進む。

温度を一定にするために少陰系で水を排泄するが、水の含有量が少ない場合は腎の負担が大きくなる。

黄芩:血熱を解す。
黄連:上焦胸中熱鬱を治す。
甘草:胃腸の緊張を緩める。
葛根:表に残っている邪に対して汗出させて除く。腎に働きかけて熱を調整する。

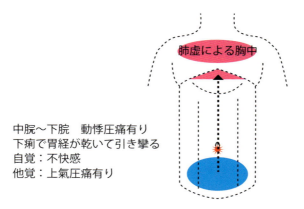

図2-40

ある。しかし**葛根**の長期間服用は陽明熱を瀉すことから、胃陽氣を低下させ胃経脈の経氣を渋らせ、胃経脈流注が引き攣ったり便燥させたりすることがある。投与期間に注意しなければならない。

少陰病 ─┬─ 表：寒邪　　　・上焦に熱があるので発汗させる。発汗により胸中熱鬱が
　　　　│　　　　　　　　　強まる。
　　　　│　　　　　　　　衛氣＝陽氣：表寒邪が衛氣により温められる。
　　　　└─ 裏：熱症(水不足)・葛根で先ず下痢を止めて腎が回復すれば多尿になる。
　　　　　　　　　　　　　　　発汗・排尿で膀胱経の流れを整えることで、項背の強張
　　　　　　　　　　　　　　　りもなくなる。

寒邪：表邪内陷　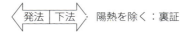 陽熱を除く：裏証

《鍼灸基本配穴と鍼灸治療》

鍼灸基本配穴：反応のある右合谷・右三里瀉法・右太淵補法・右太白補法・
　　　　　　　　右肺兪補法・右胃兪補法。

鍼灸治療も同様の方意で行うが、『難経』では肺陽虚・表実証であるから、肺経脈と大腸経脈の金経脈の病症として、**右合谷か右三里の反応のある側に瀉法、右太淵・右太白に補法**を行う。更に**右肺兪・右胃兪に補法**を行えば、**葛根・黄連・黄芩**の氣味に準じた配穴になる。

▶▶ **太淵**

『鍼灸資生経』は「太淵二穴在掌後陷中。灸三壯、鍼一分」、『愚木』は「手掌腕関節横文端陷中、橈骨動脈拍動部」に取る。太淵は**八会穴の脈会**で、凡そ八総穴、八髎穴等の「八は肺の八葉に働きかける経穴群」であり、しかも肺経脈にあれば肺陰・肺陽を共に調える効用がある。また太淵は別名を**鬼心**と言い十三鬼穴で、過換氣症候群様の不定愁訴を癒す大変デリケートな経穴である。陰経兪土原穴は形を作るための水が注がれる穴であり、正常に捕食をして不必要なモノを排泄していれば、原穴にモノが虚した反応は現れず、仮に現れた場合は捕食しなければ反応はなくならない。多くは過食によりモノが溢れた場合の反応であるから、鍼法で瀉法を行い胃の氣がスムーズに流れるようにすれば癒える。

45 大陷胸湯

『傷寒論』
「太陽病で脈浮・動・数を表している。脈浮は風邪、脈数は熱、脈動は疼痛を表す。また脈数は表陽虚も表すので頭痛、発熱、微寝汗出で悪寒すれば、表邪がまだ治癒していない事が分かる。この時医家が発汗法ではなく下法を行ったので、脈数動から脈遅に変わり、膈を押さえれば痛んで拒み、胃中が空虚になって更に外からの邪氣が内陥して膈を傷つければ、呼吸が速く短くなって氣分が落ち着かず、心中が何とも言えず苦しみ悶える様になる。これは陽邪が内陥した事により生じた結胸証である。大陷胸湯を処方すればよい」

『方機』
「結胸心窩痛按之石鞭者」
「舌上燥而渇．発潮熱．不大便．自心窩至小腹鞭満而痛不可近者」
「譫語煩燥心窩痛手不可近者」「短氣煩燥心窩鞭者」

『方極』
「治結胸若従心窩至小腹鞭満者」

《氣味分量》

大陷胸湯方

大黄 6g．芒消 12g．甘遂 1g．

三味の内先に大黄を水六升が二升になるまで煎じて滓を除き、それに芒消を1g程入れて沸騰させて甘遂沫を加え、一升温服させれば快利して後服藥を止める。

《主症状》

心窩痞硬（硬満、緊張）。胸満。氣短激しい。心窩より小腹に至り硬満して痛み手を近付けられない。

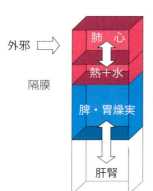
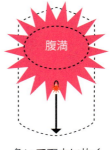

芒消・大黄：大腸熱実。
甘遂：強い苦味で除かなければいけない程度に腹部に毒がある。

①心窩押圧を拒む程度は強い。
②緊張が強く呼吸が出来ない。
③便秘で全く出ない。

図２-41

《藥方まとめ》

心窩痞硬が、心筋梗塞か狭心症発作様に緊張して硬くなり触れられない場合に対処する藥方である。

太陽病で脈が浮・動・数を表している。この時頭痛・発熱・微盗汗・悪寒があれば、表陽虚があると判断しなければいけない。この時医家は下法を選択した事で、必要な陽氣が体外に排泄されて内陥した為に、表邪が内陥して発した症状群で、心窩から小腹まで石の様に緊張して軽く押さえても疼痛が激しく、脈全体が沈んで強い実脈を表して、邪熱が胸下に結して痰飲が集まった病態である。これを「結胸」と言い、特に寸口位が脈浮・関上位が脈沈の場合を「熱実結胸」、この場合で熱症がなければ「寒実結胸」と言う。通常上焦空間にある心臓・肺臓は水氣が少なく決して濁ってはいけない臓器で、逆にこれより膈下の中焦・下焦空間にある脾臓・肝臓・腎臓の各臓器は水氣が多い臓器である。これは上焦の心肺に水が入れば、正常に動けず息が出来なくなる事からも理解できる。つまり空間を隔てる役割をなしている横隔膜を挟んで、中焦には水があり、上焦は火が盛んな状態にある。**大陥胸湯**方は、この構造にある身体に外

邪が侵入して鬱し上焦で熱化した時に、元々素体にある痰水と胸膈で結合して、中焦や下焦に波及した場合に対処する薬方である。**大陷胸湯**方の**大黄**は急いで結している熱を下す、**芒消**は硬く結しているモノを柔らかくする、**甘遂**は痰飲を除く意図のある方意である。

- ■ 結胸証：水が少ないはずの上焦に、水が入ろうとしている水 VS 熱の病氣である。
- ■ 臓結証：上焦に直接水が入る病氣なので治らない。

《鑑別》

- ■ **大柴胡湯**との鑑別：**大陷胸湯**は水と熱が胸肋で結して発病するのに対し、**大柴胡湯**は熱が裏で結して寒熱が往来する点が異なる。
- ■ **梔子豉湯**との鑑別：**大陷胸湯**は原因に水氣と熱氣が結して心窩痞硬するのに対し、**梔子豉湯**は水氣なく胃中空虚、客氣同膈して心窩濡でモノはない点が異なる。
- ■ **半夏瀉心湯**との鑑別：**大陷胸湯**は心窩満、痞硬而痛するのに対し、**半夏瀉心湯**は心窩満、痞硬而不痛である点が異なる。

《鍼灸基本配穴と鍼灸治療》

鍼灸基本配穴：右大都・右大陵の順に瀉法・右陰陵泉・右陰谷補鍼。

鍼灸治療も同様の方意で行うが、臨床的にこの脈状は九道脈の衝脈で、血圧降下剤を長期に服用していても未だ血圧が高い方に多く、特に心窩の**巨闕・鳩尾**は疼痛が激しい場合で、舌が紅舌・口渇が激しく尿不利等の症状を見る。この様な場合少陰心主の熱を冷ます目的で、結果血圧を下げる**右大都・大陵の順で瀉法**を行い、唾液が口の中に広がれば病的脾熱が冷まされた事を意味する。**巨闕・鳩尾**に丁寧な瀉法を行い利尿して、加えて**右陰陵泉・陰谷に補鍼**を行い実脈が濡脈に変われば、経脈を介して臓腑に水が入った事を表して症状が好転するが、難治症なので患家に運動の仕方と、食養生の仕方を同時に伝えないといけない。

46 大陷胸丸

『傷寒論』
「結胸症の患家は項が強張り、痙病の一種柔痙を見る。それは瀉下法を行えばよい。大陷胸丸を処方すればよい」
『方極』
「治結胸. 若項背強者」

《氣味分量》
　大陷胸丸方
　大黄 6g．葶藶子 6g．芒消 6g．杏仁 6g．甘遂沫 1g
　四味の内大黄と葶藶子の粉沫二味に、杏仁・芒消の脂状になった物とを混ぜ合わして、幾つかの彈丸程の大きさにし、別に粉沫にした甘遂、白蜜二合を加えて、水二升が一升になるまで煎じて温服させる。

《主症状》
　発汗。項肩背部の強張り。心窩痞硬。（激しくない）胸満。氣短。便秘。

《藥方まとめ》
　この方は大陷胸湯証で、邪の勢いが上方の項肩背部の強張りに現れた場合に対処する藥方である。
　大陷胸丸証は結胸証で経氣が行らない場合に対処する、胸部と背部は陰陽関係にあるから、胸部疾患は背部に投射すると『難経』にも述べられている。つまり背部膀胱経脈の氣機が阻害されて、背中が強張って反り返らないとつらく、それが頸部に伝わり激しい苦痛症状を呈するのである。本来膈膜は清水を好み濁水を嫌う上焦二臓と、濁水が上焦よりも多い中下焦にある三臓を隔てる生理を有すが、結胸証はこの膈膜が正常に作用せず、水が少なく熱が多い上焦に水が浸入しようとする病機である。仮に水氣が浸入すれば肺臓は呼吸が行えず、心臓は心拍動を行うことが出来なくなって死に至る。つまりこの証は『傷寒論』では太陽病

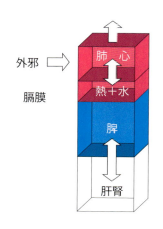
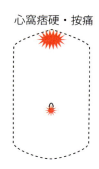

芒消・大黄：大腸熱実。
甘遂：強い苦味で除かなければいけない程度に腹部に毒がある。
杏仁：上焦上半身の病を治す。行水剤・行氣・鎮痛・滋潤。
白蜜：水毒と熱邪を緩やかに下す。（除胸水）
葶藶子：で水氣を下す。

図 2-42

で述べられているが、戦場が膈膜で起こっている少陽病であるから、これより邪が中焦に影響を及ぼせば陽明病になるので、**芒消**を減らして**大黄**を増量し、**葶藶子**で水氣を下して**杏仁**で膈の働きを助ける意図である。また正氣が復活して邪氣よりも勝れば、太陽病上焦熱症として治療すればよい。

《鑑別》

　大陷胸湯と**大陷胸丸**の鑑別は決して激しいか否かではなく、下方に抜ける時間的余裕、或いは藥方の分散が出来るゆとりがあるかどうかによる。つまり**大陷胸湯**にはそれほど余裕がない切迫した状態であるのに対し、**大陷胸丸**は表の経脈に邪氣を裏から至らせる余裕が身体にあるということであるが、通常の鍼灸診療で診ることはなく、多くは救急外来に直接行かれるレベルにある。

　原文にもあるがこの条文で学習すべきは結胸と痞症の鑑別である。つまり陽病に下法を行い作られた結胸と、陰病に下法を行い作られた痞症の病機である。

　■ 大陷胸湯：病邪が胸肋にある。

- ■ 大承氣湯：病邪が腸中にある。
- ■ 寒実結胸症：四肢厥冷、脈虚微
- ■ 熱実結胸症：　　　　　　脈沈緊而遅。
- ■ 人参湯、理中丸：　　　脈虚浮。

《鍼灸基本配穴と鍼灸治療》

鍼灸基本配穴：右内庭瀉法・右膈兪灸・左懸鍾瀉法・肩井瀉法。

鍼灸治療も同様の方意で行うが、『傷寒論』に「如柔痙状」と書かれているように、この柔痙・剛痙は項背の強張り、角弓反張を主症とする疾病で、有汗は柔痙、無汗は剛痙で鑑別する。鍼灸外来にはこれほど激しい状態で来院される患家はいないが、急激な高血圧症の場合で患家に自覚がない場合は「頸から背中が凝って氣分が悪く、暫く便秘が続いている」という事で来院する。この時脈実で口渇が激しければ**右内庭瀉法**を行い、土克水による陽明熱を冷まして膀胱経氣を通していく。**右膈兪に灸**をして発汗させて脈中の膏を燃やし、血中の水を増やして通利を図る。**左懸鍾・肩井に瀉法**を行い鬱滞している陽氣を瀉していく。これにより実脈が濡脈に変わり排便すれば、排熱された事を表して症状はやや好転するが、原因の検査確認は必ずしなければいけない。

▶▶ **内庭**

『鍼灸資生経』に「内庭二穴在足大指次指外間陥中。灸三壮、鍼三分」とある。現代疾患は相克的に"肝相火を鎮める為の過食した事による胃火"が大半であるから、『難経75難』で述べられているように「相火が旺氣した場合は補腎して相火を鎮める」法則に従い取穴する。つまり胃火を鎮める目的で胃経脈の水穴**内庭**に補鍼を行い、両関上位の緩脈系から実脈に変わった脈が濡脈系に変われば、胃相火が癒され、口中に唾液が噴霧されて口渇が癒える現象を見る。この穴は第2・3足指間にあって粗暴な手技では疼痛を与え易いが、水穴であるから鍼先に氣を配り丁寧に刺鍼すれば苦痛は与えない。

47 小陷胸湯

『傷寒論』
「小結胸証の病因は心窩にあり押圧すれば痛む、脈浮滑を表している場合は
　小陷胸湯を処方すればよい」
『方機』
「結胸有痰飲之変者」「亀背腹中無積聚者」「病聚于胸中而嘔或吃者」
「胸膈膨脹而発痛者」
『方極』
「治小結胸者」

《氣味分量》
　小陷胸湯方
　黄連 1g. 半夏 6g. 栝樓実大者 5g.
　三味の内先に栝樓を水六升が三升になるまで煎じて滓を除き、それに他藥を入れて二升になるまで煎じて滓を除く、三回に分けて温服する。

《主症状》
　結胸有痰飲。亀背腹中無積聚。胸中嘔或吃。胸膈膨脹。発痛。心窩痞硬。

《藥方まとめ》
　大陷胸湯証が上焦に水が入ろうとしている水 VS 熱の病氣であるのに対し、**小陷胸湯は、本来痰飲が腹中にある患家に対し外邪の処理を誤り、心窩で痰飲 VS 熱となった場合に対処する藥方である。**
　結胸証と同様の病機で、心窩で邪熱が結した場合に発症するが重篤な状態ではない。成無已は『傷寒明理論』で「心窩が硬痛して、手が触れられない場合は結胸症である、そして心窩に邪は結しているが、触れなければ痛まない場合は熱結が浅いので**小結胸症**と言う。結胸証の脈は沈・緊或いは寸口位脈浮・関上位脈沈だが、小結胸証の脈は浮・滑である」と述べている。この脈浮・滑は痰飲と熱が

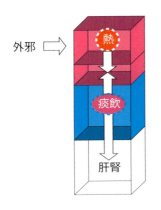
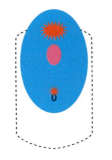

下脘辺りの痛みが激しくても、手を近付けても可。

心窩痞硬：心窩に於いて熱実結胸する者を治す。
上焦に熱が実し中・下焦と交流せず膈に於いて結する。
痰飲が腹中に在り嘈雑して心窩痞硬するモノを治す。

黄連：肺虚による上焦胸中鬱を治す。
半夏：痰を去り、湿を乾かし寒飲嘔吐を治す。
栝樓実：こびりついた寒邪をはがす。

図2-43

結合した邪氣の様子を表し、それが心窩で結しているのであるから、**黄連**で熱を冷まし**半夏**で痰飲を除く、**栝樓実**で乾燥を潤して癒すのである。

- ■ **大陥胸湯**：心窩より小腹に至り硬満して、手を近付けることすら出来ない強烈な痛み。
- ■ **小陥胸湯**：心窩より下脘辺りの痛みが激しいが、手を近付けられないことはない。
- ■ **大陥胸丸**：心窩を押圧しても硬いが痛まず、手を近付けられないことはない。
- ■ **熱実結胸**：痰飲・熱
  大陥胸湯：甘遂・大黄・芒硝
  小陥胸湯：半夏・黄連・栝樓実

■ 寒実結胸：痰飲・寒

三物白散：桔梗・貝母・巴豆

《鍼灸基本配穴と鍼灸治療》

鍼灸基本配穴：左臨泣補法・左外關補法。右豐隆瀉法・左支溝に補鍼。

鍼灸治療も同様の方意で行うが、心窩に痰飲があるので、これを駆邪する方法として利尿させる目的で**左臨泣補法・左外關補法**を行い、帯脈の陽氣を高めて縦経脈を絞って利尿を図る。**右豐隆に膨隆があれば瀉法**を行い心窩の痰飲を駆邪する。**左支溝に補鍼**をして三焦陽氣を高めて、患家が尿意を催せば癒える。

▶▶ 臨泣

『鍼灸資生経』に「臨泣二穴在足小指次指本節後陷中去俠谿寸半。灸三壯。鍼二分」、『鍼灸大成』に「臨泣は乳腺炎、無月経、腋下腫」等に効果ありと記載がある。少陽経・木穴で八総穴・帯脈主治の穴であるから『難経29難』で述べているように"水穀を膏に変える助が担えず、結果的に代謝せず腹満して水滞するか、または水穀が膏に変わる時に発する代謝熱が低い"場合に**左臨泣補鍼**で癒す事が出来る。愚木も初学の頃脈が取れず病理が不明な時に、左臨泣刺鍼で救われた事が多くあった。今思えば「刺鍼により陽氣が増して水を動かしたからである」。初学の方が臨床で困れば使われるとよい。

▶▶ 外關

『鍼灸資生経』に「外関二穴在腕後二寸陷中。鍼三分留七呼。灸二壯」。臨床では**左臨泣・左外關**のペアで使うことが多く、氣味類・黄耆項でも述べたが「黄耆の補虚表実を行う効果」と同様、表陽を補い表に水滞する水氣を利尿させる目的で取穴する。つまり八総穴・陽維脈主治の**左外關・左臨泣**は『難経28難』で述べているように"身体の形を正しく維持する為に外表から絞る作用"を高めて少陽経脈・木穴に補法を行い利尿させる。臨床では『刺腰痛論』の「陽維之脈．令人腰痛．痛上怫然腫」「飛陽之脈．令人腰痛．痛上拂拂然．甚則悲以恐」の場合に用いて癒した臨験がある。

48 梔子豉湯

> 『傷寒論』
> 「発汗・吐・下の三法を行った後、患家の身体が衰弱して氣分が落ち着かずに眠れなくなり、甚だしくは寝返りばかりして心中が悶々とする場合は梔子豉湯を処方すればよい」
>
> 『方機』
> 「心中懊憹者」「身熱不去．心中結痛者」「下後煩者」
>
> 『方極』
> 「治心中懊憹者」

《氣味分量》

梔子豉湯方

梔子 1.5g．香豉 6g．

二味の内先に梔子を水四升が二升半になるまで煎じて、それに香豉を入れて一升半になるまで煎じ滓を除き、二回に分けて温服する。服藥後吐いた場合は服藥を止めるが、吐かなかった場合は与えても良い。

《主症状》

胸中煩熱。不眠。情緒不安定。身熱手足温。食欲減退。不食。心中結痛按痛。心煩懊憹。心窩空虚不快。

《藥方まとめ》

陽明病に下法を行って熱を除こうとしたが、充分に取りきれなかったばかりか、胸膈より上方に熱が稽留した場合に対処する藥方である。

陽明経脈に熱邪はあるがまだ腑実証になっていない時に誤下を行い、裏の陽虚・上逆して胸中に邪氣がこもった場合に対処する藥方である。臨床では患家の素体が高血圧で動悸が激しく、胸中に熱が鬱滞して上焦に熱蒸し「但頭汗出」を訴える患家である。これは水邪と熱邪が互いに凝結して生じる結胸証と同じ病機

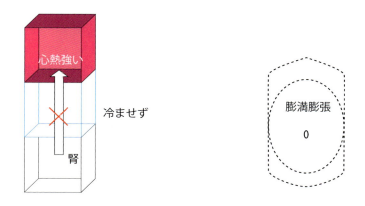

上焦空間に熱が強い為中・下焦が上焦熱に対して処置出来ない。
汗法でも熱氣が発散出来ない。
下焦腎が上焦心と交会しても冷却出来ず上焦に熱が独り残る。

梔子：肺心胃の三臓に入り血分の熱を除く。その寒冷の性は柴胡よりも強い。
梔子・香豉：以前から傷寒を患い上焦の表に熱が有ったが、下法により表熱が内陥（煩
　　　　　　熱）し裏熱になったモノを除く。
加枳實：胸部の熱感が強く心窩痞満が強い場合は枳實を加えて上焦のモノを除く。
加大黄：日頃から飲酒や甘味が多く、湿が中焦に有り少し発黄を見る場合で、明らかに
　　　　陽明腑実証が有れば大黄を加えて胃中の邪実を除く。

図2-44

であるが、**梔子豉湯証**はこれとは異なり、中焦脾胃を動かす陽氣が虚した為に、空腹感があっても食事が出来ない事で鑑別する。「煩」は胸中が熱いように悶えて不安な様子をいい、「虛煩」は発汗法、吐法、下法により中焦の陽氣が虚して生じた煩をいう。「心中懊憹」の「懊」は音「憹」は響きで、心中（心窩或心音）が上昇して頭内で音が響く症状をいう。そして不快が強く甚だしい場合は、その音が頭内から離れず、精神異常をきたすこともある。成無已は『傷寒明理論』で「吐かす症に虚実があり、発汗法、吐法、下法を行わずに、邪氣が胸中に結した実邪には**瓜蒂散**を使い、虛煩の場合は**梔子豉湯**で吐き出させるとよい」と述べている。

《鍼灸基本配穴と鍼灸治療》

鍼灸基本配穴：左郄門瀉法・左然谷瀉法・靈台瀉法・大椎瀉法。
右陰陵泉補法・左懸鍾補法、圧通側の京骨補法。

　鍼灸治療も同様の方意で行うが、臨床的には夏季に顔や頭部に多汗して赤ら顔で来院する。多くの場合原文にあるように、日頃から便秘で合わない下剤を常習している患家が、夏季に食欲がないので小麦製品の麺類を多食し、過剰鹽分摂食から更に発汗過多になって、結果胸中熱が冷まされる事もなく肺陽氣が更に虚し、心陽氣が逆に高まって頭痛、吐氣、食欲不振、四肢煩熱等の症状を訴える、負の循環に陥っているような場合が想定出来る。この場合は胸中熱を除いて肺陽氣を戻す為に**左郄門に瀉法**を行い、少陰心主の熱を除いて火克金の負担を軽減する。そして**左然谷に瀉法**を行い腎経脈の熱を瀉す事で、腎臓の陽氣を高め心臓とリンクさせて胸中熱を除く。対症的には**靈台・大椎の督脈に瀉法**を行って上逆熱を瀉して対処する。この時婦人患家で生理時痛が激しく、左寸口位から関上位に至り脈渋而してやや数、しかも尺中位脈が脈短を表して腰痛があれば、腎臓が含有する水氣が虚した脱水症状であるから、直ぐに水を含ませて**右陰陵泉補法、左懸鍾に補法、圧通のある京骨に補法**を行い、左寸口位脈渋が消失すれば、血中に水が入って対処出来るので症状が癒える。

▶▶ 陰陵泉

『鍼灸資生経』に「陰陵泉二穴在膝下内側輔骨下陥中伸足取之当屈膝取之。鍼五分」とある。『愚木』は「脈を診ながら脛骨後縁を擦上して指が止まる位置周辺に取穴し、下方から上方に横刺する」そして三陰経脈・水穴に補法を行えば、経脈から体内にモノを入れる事が出来るが、特に太陰経水穴・**右陰陵泉**は、鍼を当てるだけで胃氣脈が満ちてくる事が確認出来、更に補鍼術により患家の口中に唾液が噴霧されて、口渇が改善される事でも証明される。臨床では高齢の方で渋脈系の数脈を帯びて尺中、寸口のいずれかに短脈を見る場合を標準例に選択する。

49 梔子乾薑湯

『傷寒論』
「傷寒証の患家に医家が丸藥を用いて激しく下させても身熱が取れず、少し
　イライラする場合は、梔子乾薑湯を処方すればよい」
『方機』
「身熱不去微煩者」
『方極』
「治心中微煩者」

《氣味分量》

梔子乾薑湯方

梔子 1.5g．乾薑 2g．

二味を水三升半が一升半になるまで煎じ滓を除き、二回に分けて温服する。服藥後吐いた場合は服藥を止めるが、吐かなかった場合は与えてもよい。

《藥方まとめ》

梔子豉湯証で身熱が去らずに微煩する場合に対処する藥方である。

下法により中焦脾胃を動かす陽氣が虚した場合に対処する藥方で、それに加えて発熱が激しく陽虚悪寒の場合は、**乾薑**を加えて中焦胃の腑の陽氣を増して水毒を除き、上迫を防いで癒すのである。

《鍼灸基本配穴と鍼灸治療》

鍼灸基本配穴：中脘・左陽池・左三里の順に小灸・二十四椎下小灸・
　　　　　　　懸樞小灸。

鍼灸治療も同様の方意で行うが、中焦の虚寒症状が激しく脈微細而押し切れ、中焦腹部の体表も虚して腠理も開いている場合は、**中脘・左陽池・左三里の順に小灸**を行って陽氣を高める。また二十四椎下・懸樞にも同様に小灸を行って腹部に自汗出し、脈が季節脈に変われば癒える。

50 梔子生薑豉湯

> 『傷寒論』
> 「更にこれに加えて嘔吐する場合は、梔子生薑豉湯を處方すればよい」
> 『方機』
> 「若嘔者」
> 『方極』
> 「治梔子豉湯證而嘔者」

《氣味分量》

梔子生薑豉湯方

梔子 1.5g. 生薑 5g. 香豉 6g.

三味の内先に梔子・生薑を水四升が二升半になるまで煎じて、それに香豉を入れて一升半になるまで煎じ滓を除き、二回に分けて温服する。服藥後吐いた場合は服藥を止めるが、吐かなかった場合は与えてもよい。

《藥方まとめ》

梔子豉湯證で嘔氣する場合に對處する藥方である。

下法により中焦脾胃を動かす陽氣が虛した場合に對處する藥方で、それに加えて嘔逆が強くモノが入らない場合は、**生薑を加えて旺逆を止めると同時に、胃陽氣を増してモノが胃の腑に入るようにする。**

《鍼灸基本配穴と鍼灸治療》

鍼灸基本配穴：右三陰交小灸・右地機補法・右脾兪補法。

鍼灸治療も同様の方意で行うが、食欲があっても口に入れると嘔逆が強い場合は、**右三陰交小灸・右地機補法・右脾兪補法**で唾液が口中に広がれば、脾氣が回復し更に胃陽氣が復元した事を意味するので癒える。

51 梔子甘草豉湯

> 『傷寒論』
> 「更にこれに加えて中氣不足で氣息が微少の場合は、梔子甘草豉湯を処方すればよい」
> 『方機』
> 「若急迫者」
> 『方極』
> 「治梔子豉湯証而急迫者」

《氣味分量》

梔子甘草豉湯方

梔子 1.5g. 甘草 2g. 香豉 6g.

三味の内先に梔子・甘草を水四升が二升半になるまで煎じて、それに香豉を入れて一升半になるまで煎じ滓を除いて、二回に分けて温服する。服藥後吐いた場合は服藥を止めるが、吐かなかった場合は与えてもよい。

《藥方まとめ》

梔子豉湯証で心窩に急迫する場合に対処する藥方である。

下法により中焦脾胃を動かす陽氣が虚した場合に対処する藥方で、それに加えて食欲が少なく、呼吸が短く息苦しい場合は、**甘草を加えて津液を増すようにすれば癒える。**

《鍼灸基本配穴と鍼灸治療》

鍼灸治療も同様の方意で行うが、中焦土氣の陽氣が虚して上焦空間の陽氣が維持できず、呼吸が切迫する場合は、**梔子乾薑湯証・梔子生薑豉湯証**と同様の配穴で、脈微細が脈実になるように行う、そして口渇が癒えれば胃の氣が回復した事を表して癒える。

52 梔子厚朴湯

>『傷寒論』
>「傷寒証の患家に下法を行った結果、イライラして落ち付がず、腹部が張って寝ても起きても座っていても何か不安で、全く落ち着かない場合は梔子厚朴湯を処方すればよい」
>『方機』
>「心煩．腹満．臥不安者」
>『方極』
>「治胸腹煩満者」

《氣味分量》

梔子厚朴湯方

梔子 1.5g．厚朴 4g．枳實 4g．

三味を水三升半が一升半になるまで煎じて滓を除き、二回に分けて温服する。服藥後吐いた場合は服藥を止めるが、吐かなかった場合は与えてもよい。

《藥方まとめ》

梔子豉湯証で胸腹煩満する場合に対処する藥方である。

下法により中焦脾胃を動かす陽氣が虚した場合に対処する藥方で、特に脾氣の虚が強く腹満が顕著で、寝ても起きて座っていても何か不安で落ち着かない場合は、**厚朴・枳實**を加えて癒す。

《鍼灸基本配穴と鍼灸治療》

鍼灸基本配穴：左郄門瀉法・右章門周辺最も痛みが強い所に瀉法。

鍼灸治療も同様の方意で行うが、中焦土氣の陽氣が虚して上焦空間の陽氣が維持できず、それに加えて胸部・腹部共に熱がこもり氣滞した為に臥不安を見るのであるから、**左郄門に瀉法**を行って胸中熱を瀉す。**右章門周辺で最も痛みが強い**脾氣が流滞している所に瀉法を行って、腹満を癒せば臥不安も癒える。

53 十棗湯

> 『傷寒論』
> 「太陽病中風証で下痢嘔吐をしている。この時表病が癒えていれば下法を行ってもよい。しかし患家の身体にわずかに汗出が見られ、しかも規則的に起こり、頭痛、心窩が膨満して硬い、両脇下に引き攣られるような痛みがある、乾嘔、呼吸切迫、汗出しても悪寒しない場合、表病は既に癒えているので、これらの症状は十棗湯を処方すればよい」
>
> 『方機』
> 「頭痛．心窩痞鞕．引脇下痛．乾嘔汗出者」「咳煩．胸中痛者」
> 「胸背掣痛不得息者」
>
> 『方極』
> 「治病在胸腹掣痛者」

《氣味分量》

十棗湯方

大棗 4g．芫花熬沫 1g．甘遂沫 1g．大戟沫 1g．

芫花・甘遂・大戟の三味を別々に引いて粉沫にし、水一升五合で先ず肥大棗十枚を八合になるまで煎じ滓を除く、それに粉沫にした三味を入れて強壮な患家は一錢服させる。そうでない虚した患家は半錢服させ、温かくして朝に残りの半錢を服させる。仮に下る事が少なくて病が癒えない場合は、翌日に更に半錢加えて服藥させる。その後心地よく下れば糜粥で自然に癒える。

《主症状》

頭痛。心窩痞鞕。乾嘔。胸背掣痛不得息。咳煩。胸中痛。

《藥方まとめ》

裏にある水氣を降ろして表と和を図る場合に対処する藥方である。

通常太陽病中風証で下痢・嘔吐を見る場合は**葛根加半夏湯**で治療するが、単純

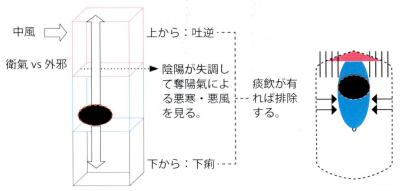

引脇下痛：痛みが激しいので太包穴に出る。
腹直筋が両方から押圧して盛り上がる。
押圧しても緩まず時に痙攣する。

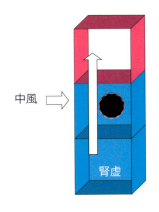

不悪寒：上焦は水氣を多く含み熱が内に篭って、表から水氣を出したがっているので現れる。
自汗出・不悪寒：表熱を有して腠理が開いているので現れる。
心窩痞：硬毒熱により膈が熱を持ち、脾虚で水を降ろせないので現れる。
痰飲：久病で中焦に毒が有り、冷まそうとして水が集まるので現れる。
頭痛乾嘔：脾から水の供給が少なく腎虚なので常に肝旺し易く、この状態で更に酒毒等を入れると現れる。裏に水氣が有る人は常に上昇の氣が働いている。
毒：身体に不用なモノですぐに除かなければいけない。

大黄だと必要な熱も除いてしまうので、利尿して除いた後に大棗十枚で中焦を補うとよい。

図2-45

な中風証で発する下痢・嘔吐ではなく、患家に水飲があり、外邪が誘引して胸肋に集まって懸飲水毒の各症状を見るのであるから、その場合は表証を治療し

た後峻下剤の**十棗湯**を与えて、胸肋に集まっている懸飲水毒を体外に駆邪すれば癒える。この方は一升半の水で先に煮た**大棗液に芫花熬沫・甘遂沫・大戟沫 1g**を合わせて温服するが、これにより中焦脾土氣がよく補われて水の運化が制御されると同時に、峻下剤の効力が和らげられるからである。

　十棗湯という処方名から**大棗十枚**が君藥で、水毒に対する利尿剤として処方する藥方であるが、これは結胸証に至らなかった懸飲水毒（心窩脇下の辺りが僅かに触れても驚いて痛む、或いは咳すれば胸腹引き攣り、或いは身を動かし手を挙げればその拍子に痛み、或いは息にかかり痛むモノ。胸間心窩に水飲が残って降りない為に生じる症状群）が胸・胃・腎・膀胱に至った為に、**茯苓・朮**等の利尿剤では排出できないので、**芫花熬沫・甘遂沫・大戟沫**で、胃から小腸に入り吸収された水毒を排毒させる方意である。そして峻下させるので、服用後粥を食させて胃氣を養生しなければいけない。浅田宗伯は『勿誤藥室・方函・口訣』で「この方は懸飲内痛に処方する。懸飲は外邪内陥して胃中の水が胸中に上がったモノであるから、患家に汗出、発熱、頭痛等の表症があっても裏水毒が主である。胸下痛、乾嘔、短氣、咳煩、水氣、浮腫、蒸氣、喘息、大小便不痛を目的に与えても良い」と述べている。

　甘遂・大戟はトウダイグサ科の植物、**芫花**はジンチョウゲ科の落葉低木、フジモドキの花蕾で『神農本草経下品』に収載され瀉下、逐水利尿作用がある。毒性が強く弱い火で加熱するか、酢に漬けた後水に漬けた後熱をかけて炒って用いる。

《鍼灸基本配穴と鍼灸治療》

　鍼灸基本配穴：中脘灸・左丘墟・左外關瀉法・右内關補法、欠盆瀉法。

　鍼灸治療も同様の方意で行うが、胸肋に集まっている懸飲水毒は、原文・各師がいうように多様な症状を見るが、大棗的に**中脘に灸**をして水氣が下方に降りるようにベクトルを付ける、**左丘墟・左外關瀉法・右内關補法**を行い、腹膜透析の論理に準じて利尿して各症状を癒す。また脈沈弦或緊で水飲に因る咳嗽は、労嗽に変わる事もあるので、水飲の兆候があれば**欠盆に瀉法**を行えば未然に癒せる。

54 甘遂半夏湯

『金匱要略方論』
「脈伏から患家が小便の出が悪かった事が分かったので、医家が排尿を能く
　するように治療して実際によく出るようになったのに、心窩鞕満がまだ変
　わらないのは、溜飲を除こうとしている途中である。その場合は甘遂半夏
　湯を処方して助ければよい」
『方機』
「下痢．心窩続堅満者」「下痢．拘攣而痛不可近者」
『方極』
「治芍藥甘草湯証而心窩鞕満者」

《氣味分量》

甘遂半夏湯方

甘遂 3g．半夏 6g．芍藥 5g．甘草 1g．

四味を水二升で半升になるまで煎じて滓を除く、それに蜜を半升加えて藥汁と合わし八合になるまで煎じ適宜服藥する。

《主症状》

下痢。心窩続堅満。拘攣而痛。

《藥方まとめ》

腹部の毒熱を冷却する目的で痰飲が集まった場合に対処する十棗湯と同様、腹部に毒はあるが痰飲が集まる事はなく、只中焦にあって動かない場合に対処する藥方である。

『金匱要略方論』の「病者脈伏」は伏脈（愚木は陰陽が裏に潜伏し、上中下の三焦間で流通が行なわれなくなった場合に現わす脈と定義した）を指し「三焦のいずれかでモノが流通されないことにより毒が生じている病者」と解釈する。そして『方機』には「治下痢．心窩続堅満者」としているが、この方は止下痢剤で

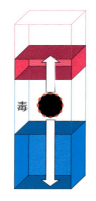
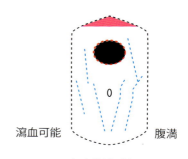

芍藥甘草湯加甘遂半夏　　　　　　　心窩鞕満が主証

水の統制に疲れて腎が虚して肝が制御出来ない。
身体内の毒（水）を自らで排して調和を取ろうとしている。
故に下痢をすれば心地よい。

半夏：脾陽氣を高め腎に送る。
甘草：表位・上部の水邪を除く上衝急迫を治す。
芍藥：滋陰養血、散瘀、收斂させて出血を止める。
甘遂：強い苦味で除かなければいけない程度に腹部に毒がある。

図2-46

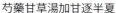

はなく、自己治療の下痢に際して生じる"引き攣り痛む"ことを標的にする。また心窩堅満は、下方に利尿することが出来ない事で上方に突き上げる堅満を指す。これは**大黄甘遂湯**にはない症状である。

懸飲：心窩脇下の辺りが僅かに触れれば驚いて痛む、或いは咳すれば胸腹引き攣り、或いは身を動かし手を挙ればその拍子に痛む。胸間心窩に水飲が残って降りない為に生じる病状。

■ **十棗湯**は太陽中風が原因して生じる懸飲水毒を主治する藥方：**大棗・芫花・甘遂・大戟**

■ **大黄甘遂湯**にも腹皮静脈は現れるが、この方に心窩硬満はないので鑑別ポイントになる。産後小腹満、小便難を主治する藥方：**大黄・甘遂・阿膠**

■ **甘遂半夏湯**は太陽中風が関与せず心窩硬満して自痢する溜飲を主治する藥

方：甘遂・半夏・芍藥・甘草・蜜
■ **陷胸湯**は結胸を主治する藥方：大黄・甘遂・芒硝
■ **大陷胸丸**は結胸如柔痙を主治する藥方：大黄・甘遂・芒硝・葶藶・杏仁・白蜜

参考までに『著者論文・脈法愚解』より伏脈を抜粋する。
・寸口部の伏脈で見る症状は胸満、胸悶
・関上部の伏脈で見る症状は溏泄
・尺中部の伏脈で見る症状は疝、と各書に述べられている。

生体は『難経1難』で述べられている如く「中焦に入った水穀が上・下焦に循環されて外界との交換を行ない、体外に排泄していく過程の中で生長化収蔵が行なわれる」のであるが、陽氣が骨近くまで押圧して探らなければわからない程潜伏し、しかも脈管を維持できない程三焦間でモノの収受が行なわれずに閉塞している極めて悪い状況である。つまり陰陽両氣は互いに相互関係にあることから、陰氣だけが毀損して陽氣は正常にあるとか、その逆に陽氣が極端に衰亡しているが陰氣の流通には何も支障がないとかの生理状況には決してならない。必ず陰氣の虛渇は陽氣の衰亡を見るのである。この事から『脈経』では陰陽別々にスポットを当てて伏脈を現わす原因を虛実で鑑別している。

伏脈は陰陽が裏に潜伏し、上中下の三焦間で流通が行なわれなくなった場合を表す脈である。

■ 実証の伏脈
・『脈経』では「寒熱により氣機壅塞、氣血鬱結して流体が維持出来ず、筋骨を按じても得られず」。
・『瀬湖脈学』では「火邪が内鬱しても正氣にそれを追い出すだけの力がなく、陽証が極まって陰証に似る場合は大汗すれば治る」と述べている。

■ 虛証の伏脈
・『脈経』では「久病により氣血が毀損して元陽が大変傷付き、血脈を運行させる力が陽氣になく、昇発しないことにより筋骨を按じても得られず」。
・『瀬湖脈学』では「既に陰邪により侵されている時に傷寒にかかった場合は、先の陰邪により裏の陰氣が毀損され、後の陽邪により表の陽氣が乾かされてしまったのであるから陰陽表裏共に虛している。この時四肢厥逆して六脈すべて伏し、乾薑や附子を投与しても關元に灸を行なっても伏脈から戻らず、しかも太谿や衝陽穴の動脈部でも拍動しなければ死である」と述べている。

伏脈は虚実の鑑別を要するが、多くの医家が陰脈で分類させていることから、陽病として邪氣を除く方向で考えて対処するのではなく、**先ず流行するモノを作る為に陰氣の氣味を与え、それに対し陽氣がどのように動くかを見てその後の治療を判断すればよい。充分に補ってから余剰を除く**のはどの病氣に対しても基本である。特にこのような疾病では順序は決して間違ってはいけない。

55 五苓散

『傷寒論』
「太陽病に発汗法を行い多汗させた結果、胃中が乾き、煩躁して眠れなくなった。この時患家が水を飲みたがれば、少量を与えれば胃氣が和して癒える。しかし脈浮で小便不利、微熱があり、水をいくら飲んでも口渇が止まらない場合は、五苓散を処方すればよい」

『方機』
「大汗出而煩躁．小便不利．身熱消渇者．正証也．発汗而脈浮数煩渇者．亦可用哉」
「発熱而煩渇欲飲水．水入口則吐者．発熱小便数者．或渇欲飲水者」
「心窩悸吐涎沫頭眩者」
「頭痛．発熱．汗出．悪寒．身疼痛而欲飲水者」
「発熱嘔吐下痢渇而欲飲水者」
「心窩痞．煩渇．口燥．小便不利者」

『方極』
「治消渇小便不利．若渇欲飲水．水入則吐者」

《氣味分量》

『傷寒論』五苓散方
猪苓 0.75g．澤瀉 1.25g．白朮 0.75g．茯苓 0.75g．桂枝 0.5g．

『金匱要略方論』五苓散方
澤瀉 5.0g．猪苓 3g．茯苓 3g．白朮 3g．桂枝 2g．
五味を粉沫にして粥湯で一日三回服用させる。この時煖水を多く飲ませれば汗出して愈える。

《主症状》

胃中乾。口渇。水を飲んでも吐く。身微熱。腹満微腫。

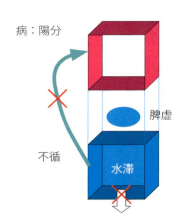
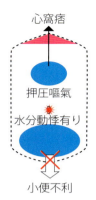

表証に発汗法を用いて多汗させたが治らなかった。
↓
邪が足膀胱経脈に侵入して水循環が出来ず発症した。
日頃から脾虚で心窩水停しているのを、膀胱熱と胃熱の陽氣で動かしている。
↓
膀胱に熱が有るので冷却しようと水が集まり蓄水症になる。

茯苓：心陽に対して動かしリズムを一定にする。　　　　　（治水逆）
白朮：胃腸の働きを助ける。　　　　　　　　　　　　　　（胃中に潤を与える）
猪苓：水氣を下降させて水を循らせ口渇を治して小便を利す。（利尿）
澤瀉：口渇を止めて小便を利して乾きを潤していく。　　　（潤乾）
桂枝：水毒を汗腺より排除して解熱し上衝を治していく。　（表解、衛氣虚を補陽）

図2-47

―――

《藥方まとめ》

太陽病・蓄水証で心窩痞が形成された場合に対処する藥方である。

　太陽病は発汗法を行い治療すべきであるが、しかし汗をかき過ぎると津傷・胃燥になる。このような場合患家は煩躁して安らかに寝ていられない、それは中焦・土が燥となり、上焦と下焦の水氣と火氣の交流に影響を及ぼしたからである。口渇は失水を示しているが、これは汗をかき過ぎて胃氣が虚になってしまった事による。太陽病・蓄水証は発汗法を行った後、表邪が解けずに経脈に沿って太陽腑に入り、太陽本氣が邪氣を受けた事により発する。そして下焦では小便不利、上焦では微熱・消渇の症状を見る。そして太陽病に対して下法を

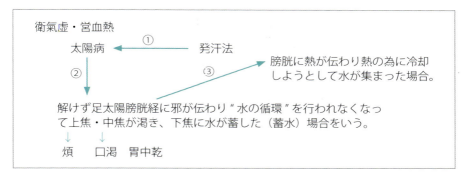

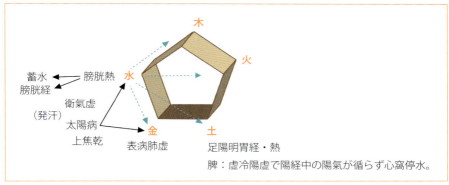

図2-48

行ったことで作られた心窩痞である故に、**瀉心湯**の心窩痞とは明らかに異なる。その鑑別は、心窩を押圧して硬く緊張していれば**瀉心湯証**、比較的柔らかければ**五苓散証**である。またこれ以外には主症状が口渇・飲水すれば吐いて小便不利が**五苓散証**、主症状が心窩痞で**五苓散証**の主症状が従であれば**瀉心湯証**である。また**五苓散証**と**苓桂朮甘湯証**の眩暈は、水停が脾にあって原因が太陽膀胱腑にあれば**五苓散証**、水停が腎にあって原因が少陰腎臓にあれば**苓桂朮甘湯証**、更に口渇、膀胱熱が有るか無いかで**五苓散**もしくは、**茯苓甘草湯**で鑑別して使い分ければよい。臨床応用で**五苓散**は表病で脾虚に使うため、脾が未発達な小児の吐氣止めに応用することもある。程応旄は『傷寒論後条弁』で「**白虎湯**の口渇は燥熱の為に生じたモノで、胃火が肺金を焼く事によるが、**五苓散**の口渇は湿氣の為に生じたモノで、湿熱が心火を克した事による。つまり水停して全身を行れず上

下焦で陰陽の交流が為されない事で生じる」。浅田宗伯は『勿誤藥室・方函・口訣』で「**五苓散**は傷寒，渇して小便不利を治療するが、水逆嘔吐、蓄水の顚眩にも応用できる」と述べている。

《鍼灸基本配穴と鍼灸治療》

鍼灸基本配穴：左丘墟補法・左外關補法・八会穴補法・水分・石門温灸・左三焦兪・小腸兪・委陽・委中瀉法、左交信瀉法・左外胃兪瀉法。

鍼灸治療も同様の方意で行うが、程應旄が言うように水の溜滞が原因するので、三焦陽氣を補い利尿する目的で**左丘墟補法・左外關補法**を行う、更に肺氣に通じている**八会穴を適宜取穴して補い**、肺の粛降作用を増して、通利水道を行う事で口渇を癒していく。臨床で**五苓散証**は大変多く、問診で「味の無い水が飲めるか」と尋ねて、患家が「コップ一杯の水が飲めない」と答えれば**五苓散証**で中焦水停がある。その場合は**水分・石門に温灸**をして脾陽氣を補い利尿する。**左三焦兪・小腸兪・委陽・委中の穴に瀉法**を行っても通利水道となる。そして上焦煩が強ければ**左交信瀉法**、中焦渇が強ければ**左外胃兪瀉法**も試みればよい。また脈浮数で邪氣に勢いがあり不大便であれば陽明病だが、下痢或いは少し軟便だとまだ陽明病には至っていない。更に寒熱が往来すれば少陽病として配穴すればよい。

▶▶ 交信

『鍼灸資生経』に「交信二穴在内踝上二寸少陰前太陰後廉前筋骨間。灸三壮、鍼四分留五呼」、『明堂経』は「内踝上二寸後廉筋骨陥中」、『氣穴論』は「踝上横二寸。内踝上者交信穴也」、『氣府論』は「在内踝上二寸。少陰前・太陰後筋骨間」とそれぞれ述べている。経穴名から考証すれば「交信は上焦心と交わる」であるが、臨床では**復溜**と殆ど区別がつかない。『骨度篇』の一寸を 3.3 cm で計算しても、内経でモデルにしている人の身長は凡そ 2 m、胸囲 1 m になり、両手を上げれば天井に着く身体である。つまり大相撲の大型力士が凡そ標準体型であるから、**交信**と復溜の位置も離れていた為に鑑別が可能であったが、現代人は内経人よりも遥かに小さくなっているので、経穴間の距離が近くなり過ぎて選別が出来ない。脈を診ながら患家の上焦症状が改善すれば**交信**、口渇や咽痛等が癒えれば**復溜**とするしか仕様がない。

56 猪苓湯

> 『傷寒論』
> 「少陰病で下痢をして6, 7日目、咳をして嘔吐、口渇があり心煩して眠れない場合は猪苓湯を処方すればよい」
> 『方機』
> 「脈浮発熱渇欲飲水者」「下痢咳嘔渇而心煩不得眠者」「小便淋瀝或便膿血者」
> 『方極』
> 「治小便不利．若淋瀝．若渇欲飲水者」

《氣味分量》

猪苓湯方

猪苓 1g．茯苓 1g．阿膠 1g．滑石 1g．澤瀉 1g．

五味の内先に阿膠を除く四味を水四升が二升になるまで煎じて滓を除く、それに阿膠を火で炙り溶かして加え、七合を一日三回に分けて温服する。

《主症状》

血行不利。便膿血。浮腫。淋瀝。心煩。脈軟実。

《藥方まとめ》

　上下の交流が正しく行われず中焦鬱熱になり下痢し、更に小便淋瀝、或血便、咳嘔心煩、渇、不得眠等の諸症状を見る場合に対処する藥方である。

　陽明病で汗出が激しく、口渇があれば**猪苓湯**を与えてはいけない。それは多汗により津液が不足して胃燥になっているからである。臨床で口渇は頻繁に現れる症状で、藥方・鍼灸どちらでも治療により口渇が現れれば誤治である。この**猪苓湯**は五苓散から**桂枝・白朮**を除いて、**阿膠・滑石**を加えたモノである。**五苓散証**は、太陽経脈の邪氣が表と膀胱腑にまたがり、しかも水湿を挟む場合に対処するが、**猪苓湯証**に表病はなく、邪熱がすべて裏に至り膀胱に急迫して津液を乾かした為に、通利水道が塞がった場合に対処して治療する藥方である。浅田宗伯

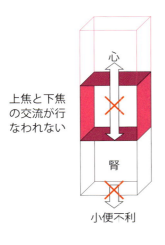
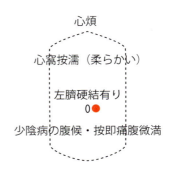

```
利尿膀胱の熱を取る      腎が尿を作れない状態
滑石  →  膀胱熱  ←  尿不利      下痢
```

尿を作れなくて身体に水が溜まる。△ それを出す為に下痢している。
下痢が止まると身体が浮腫。膀胱の熱は結果の状態。

茯苓：心陽に対して動かしリズムを一定にする。
猪苓：水氣を下降させて水を循らせる。
澤瀉：乾燥を潤して利水させる。
滑石：裏の熱取り剤で下降させて尿に導く。
阿膠：血行不良で血燥時に使う。

図2-49

は『勿誤藥室・方函・口訣』で「**猪苓湯**は下焦の蓄熱・利尿の藥方である。仮に上焦に邪があり表熱あれば**五苓散証**である。一般に利尿藥は、生体が不要津液を排泄出来ない場合に処方する。故に**猪苓湯・五苓散**の二方はどちらも小便不利を治すのである。そして**猪苓湯**は下焦病の淋疾・尿血・水腫実・下部水氣で呼吸が通常に出来ない場合に用て能功を奏す」、尾台榕堂は『類聚方廣義』で「淋疾・陰頭腫痛・小腹膨張痛を治す。仮に一身悉く腫れる場合は**越婢加朮湯**、実証は**大黄牡丹湯**、虚証なら**八味丸**、中間証なら**小青龍湯**を処方すればよい」と述べている。

■ 正常な腎の働き

生体の水を分解する

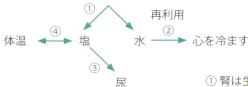

① 腎は生体の水を、塩と水に分解する。
② 水は心を冷ますのに再利用される。
③ 塩は尿として体外に排泄される。
④ 体温はこの時の塩分濃度により調節される。

■ 病的な腎の動き

生体の水を分解する能力が低下するので、心を冷ますことが出来ず心煩する。

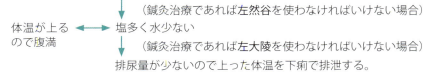

図2-50

《鍼灸基本配穴と鍼灸治療》

鍼灸基本配穴：右陰陵泉・右三陽絡・左足三里・水分補鍼・右交信・右築賓提鍼し脈実に補鍼。

　鍼灸治療も同様の方意で行うが、『方機』に「脈浮・発熱・渇欲飲水者．下痢・咳・嘔・渇而心煩・不得眠者．小便淋瀝・或便膿血者」、『方極』に「治小便不利．若淋瀝．若渇欲飲水者」と書かれている。臨床では体外が焼けて表熱が冷やされず多汗で、飲水しても口が乾いて小便が出ず、臥位になっても興奮して寝る事さえも出来ない水の循環不良が対症になる。具体的には真夏の熱中症や、高温になる製鉄所で働かれる患家に多く見る血燥の病機が**猪苓湯**の対象であるが、しかし鍼灸院に来院されるのは、まだ血燥熱には至らず、血燥を表す**右三陰交**に顕著な反応はない、腹症は心窩を按えても柔らかく、腹微満を呈している患家が多い、その場合は腎氣が虚して水が管理出来ていないので、**右陰陵泉・右三陽**

絡・左足三里・水分補鍼・右交信・右築賓に提鍼して脈が実になる所に補鍼して口渇が癒えれば、心窩がやや張って実してくるので、興奮が治り眠る事が出来て治る。この時葉物野菜を生で食べさせるとカリウムが高くなり、腎機能が更に機能低下する事もあるので注意が必要である。また水分過多は血中の陰水量が多くなり、血圧がやや上昇傾向になる事もあるので、西洋医家の診察も不可欠である。

▶▶ **築賓**

『鍼灸資生経』に「築賓二穴在内踝上腨分中。灸五壮、鍼三分」とある。愚木は「内踝より陰谷に向かい五寸に取穴する」。陰維脈は**築賓**から始まり**腹哀．大横．府舎．期門．天突．廉泉**と流注する。そして築賓は陰維脈の初穴であり且つ郄穴であるから、病で作られるモノの総量や質が常に一定でない場合に心主に負担が掛かった『難経29難』の「陰維為病．苦心痛」を主治して、胃氣の調節を為して癒す。「拡張期血圧が下がらず、不整脈で上氣し呼吸が逼迫して顔面が紅潮する場合」に、**右築賓・右中注に補鍼**をして呼吸が安定し、火照りが消失した臨験が多くある。

57 茯苓飲

> 『金匱要略方論』
> 「茯苓飲は上焦空間の心胸中に水邪の痰水があって除かれず、患家が自ら吐水して出そうとした後、胸部が虚して不能食となった場合に処方すれば、この水邪の痰水を治して能く消化させる」
>
> 『方機』
> 「胸中有痰飲満而不能食者」「吐出水心窩痞鞕小便不痢者」
> 「脚氣小便不利心窩悸逆満嘔者」
>
> 『方極』
> 「治心窩痞鞕．而悸．小便不利．胸満而自吐．宿水者」

《氣味分量》

茯苓飲方

茯苓 3g．人参 3g．白朮 3g．枳實 2g．橘皮 2.5g．生薑 4g．
六味を水六升が一升八合になるまで煎じて、一日三回温服する。

《主症状》

胸満。自吐上逆。食後苦しまずに吐く。

《藥方まとめ》

中焦に痰飲がある場合に対処する藥方である。

脾虛水飲がある時に胃陽氣が強く痰飲を自ら嘔吐した結果、上焦の心陽氣が虛して、水氣を下焦に行らせる事が出来ず尿不利になった、それにより上焦に水氣が溢れて苦しくなり胸満しているのである。そして原因が脾虛痰飲にあり、胸満して尿不利になっているのであるから、先ず健脾から治療を行う。**茯苓飲証**は**半夏瀉心湯証**の胃部不快症状に類似するが、**半夏瀉心湯証**は中焦が虛して土象が機能しないが実邪がなく、心窩に押圧を加えても痛まない場合に対して処方するのに対し、**茯苓飲証**は同様の病機だが、心窩を押さえると痛んで実邪があり、水停

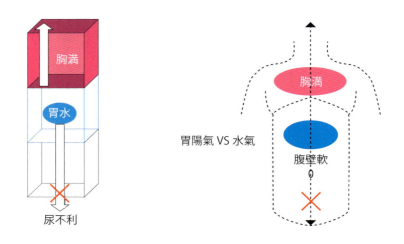

茯苓：心陽に対して動かしリズムを一定にする（血流を正常にする）。
人參：脾陽氣が充分に動けず心窩痞硬する場合を除く。
生薑：脾陽氣を高め腎に送る。
白朮：中焦脾を補い清浄な水を作る。
枳實：硬くなっているモノを緩め結實を治す。
橘皮：胃中のモノを下に降ろす。

図2-51

が激しい場合に対処する薬方である。また配合氣味から**橘皮枳實生薑湯**と**人參湯**の合方で、**人參湯**の**甘草・乾薑**の代わりに**茯苓**を入れて、より強く胃陽氣を補って胃内停水を治療する意図がある。そして**茯苓飲**よりも悪心嘔吐が強ければ、**半夏**を加えて**茯苓飲加半夏**にして処方すればよく、**茯苓飲**の病機で梅核氣が生じて咽喉部閉塞感が強く、心氣亢進・不安感があれば、**茯苓飲合半夏厚朴湯**を処方すれば良い。しかし**茯苓飲**の病機症状があっても口渇・浮腫があれば**五苓散証**である。尾台榕堂は『類聚方廣義』で「胃反・呑酸・嘈囃等、心下痞硬・小便不利、或は心胸痛を治す。また毎朝悪心し苦酸水、或は痰、或は痰沫を吐くものを治す。老人の常に痰飲を苦しみ心下痞満・飲食化せず下痢し易い者を治す。また小児で乳食化せず吐下止まざるもの、百日咳、心下痞満し咳逆甚しき者を治す。倶に半夏を加えて殊効あり」と述べている。

《鍼灸基本配穴と鍼灸治療》

鍼灸基本配穴：左陰陵腺穴・外關補法・左通谷糸状灸、左豊隆瀉法、左三焦兪瀉法。

鍼灸治療も同様の方意で行うが、臨床的には脾陽氣が虚して手足が冷たく低体温、低血圧、貧血系の患家に処方する藥方で、胃部不快が強くて食欲がないが、水停音が何時もあり、臍上の動悸が強く、胸焼けや胃酸が逆流して軽く吐氣がある場合に処方する。王燾は『外臺秘要』で「心胸中に痰が停まり水飲が有る場合を目安に処方するのは、水飲の邪を嘔吐により排泄した後、上焦の心胸中が虚して食欲がなくなり氣が満ちないので、痰飲・宿食の邪氣が溜らないような食事内容にしなければいけない」と述べている。この場合**左陰陵腺・外關補法**で上焦・体表に停滞している水氣を除く、更に剛柔法則から**左通谷に糸状灸**を行い利尿させて胸満の緩解を図る。痰飲を除く目的で**左豊隆瀉法**、表水氣が激しければ**左三焦兪瀉法**で利水を図れば癒える。

▶▶ **通谷**

『鍼灸資生経』に「通谷二穴在足小指外側本節前陷中。灸三壮、鍼二分」とある。経穴名で"谷"と名付くのは**合谷・陷谷・漏谷・前谷・陽谷・通谷・然谷・陰谷・通谷**の９穴ある。つまり谷は穀であるから、谷穴は水穀を通す作用があり、膀胱経と腎経の通谷は水穀の運化が不良の場合に反応を表す事が多い。加えて膀胱経脈の通谷は水穴であるから、臨床では夏季に足膀胱経脈の腓腹筋が過汗により、一時的に脈中の水不足に至り発症した"こむら返り"の場合に限り**患部側通谷補法**で癒える。また病症で腎氣が虚して摂取した鹹が、脈中に溢れ処理できない場合も**通谷周辺**に水泡を表す事が多い。

58 澤瀉湯

> 『金匱要略方論』
> 「心窩に支飲がある為に年中眩暈に苦しむ場合は、澤瀉湯を処方すればよい」
> 『方機』
> 「心窩有水氣．苦冒眩．小便不利者」
> 『方極』
> 「治苦冒眩．小便不利者」

《氣味分量》

澤瀉湯方
澤瀉 5g．白朮 2g．
二味を水二升が一升になるまで煎じて、二回に分けて温服する。

《主症状》

心窩有水氣。苦眩暈。小便不利。

《藥方まとめ》

中焦が虚して水の溜滞が激しい支飲が発生した場合に対処する藥方である。

　五苓散証から**猪苓・茯苓・桂枝**を除き、**澤瀉・白朮**を増量した藥方であるが、病機は全く異なり、**澤瀉湯証**は脾胃の虚弱により水湿が運化できず心窩水停し、上下焦の交流が出来ず眩暈やふらつく場合である。臨床では夏季に水分を取り過ぎ、更に冷房で身体が冷やされ頭がクラクラする眩暈を想定すればよい。**澤瀉湯**は**朮**で脾陽氣不足を補い、**澤瀉**で利尿させて形を有するモノを排泄する二味藥である。この眩暈は**苓桂朮甘湯**と類似するが、中焦が虚して痰飲支飲が生じ、上焦の心陽氣が虚して生じたのか、上焦の心陽氣が虚して、中焦に痰飲支飲が生じたのかで鑑別すれば容易に対処できる。

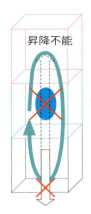
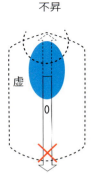

澤瀉：口渇を止めて小便を利して乾きを潤していく。
白朮：中焦脾を補い清浄な水を作る。

元々生体が虚しているが　｜昇らなければ・・・清陽不昇｜→　浮腫　眩暈　ふらつき
中で動かず　　　　　　　｜降りなければ・・・不濁陰降｜

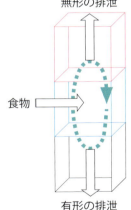

治病は常に循環で考えるがその循環が、
　①どこで滞っているのか。表か裏か、上か中か下か
　②モノが有るのか無いのか
で邪氣の所在を確認して対処する。

澤瀉湯：生体が虚している為に真中で動かない
　　　　・・・働きが虚している。
枳實湯：真中で止まっている・・・モノが有る。

図2-52

《鍼灸基本配穴と鍼灸治療》

　　鍼灸基本配穴：水分・中脘・下脘・建里温灸、右豐隆・右条口瀉法、
　　　　　　左足三里灸。

鍼灸治療も同様の方意で行うが、中焦が虚して清陽が上がらず、結果上焦の陽氣が虚して中焦と交流せずに眩暈が生じているのであるから、中焦の陽氣を補う目的で任脈上の**水分・中脘・下脘・建里**等の各穴を軽く押圧して、**最も動悸がある穴を中心に温灸**を行って表陽氣を補い腠理を開く。腹診で、積は溜まっているのが水でなく有形の邪氣、飲は溜まっているのが無形の水氣で、不定で散乱する事で鑑別するが、積の場合は**右豐隆・条口周辺に硬結がある**ので、**瀉法**で邪氣を除けば癒える。また飲の場合は**左足三里に灸**を行い土氣の陽氣を高めて中焦を補えば癒える。

▶▶ **温灸**

　古来温泉療法や琵琶の葉温灸、臍温灸等様々な民間温灸が医療補助として伝承されて現代に至っているが、これら温灸療法は古典に書かれている灸法とは異なり、**体表に陽氣を与えて表の氣滞を除く**目的で行うのであるから、患家の病状で、陰水が虚して発汗させてはいけない場合に行ってはいけないし、乳幼児や体育系の患家の様に、表陽が溢れて発汗過多になっている場合等も行う事が出来ない。つまり裏の陰氣と表陽氣の絶対値に大きな差がない場合に、表に陽氣を与えて少し発汗させて、水を動かす表陽虚に限り有効である。一部に「腫瘍に温灸が効果ある」と妄信して温灸を行う人がいるが、古典には何処にもそのような事は一切書かれていない。今一度学んでいただきたい。

59 防已黄耆湯

> 『金匱要略方論』
> 「風濕の病に罹患して脈浮、身重、汗出悪風する場合は、防已黄耆湯を処方すればよい」
> 『方機』
> 「水病．脈浮．身重汗出悪風者」「水病．小便難腰以下腫或及陰難屈伸者」
> 『方極』
> 「治水病．身重．汗出．悪風．小便不利者」

《氣味分量》

防已黄耆湯方

　　防已 4g．甘草 2g．白朮 3g．黄耆 5g．生薑 3g．大棗 4g．

　六味を細かく刻み先に生姜・大棗を水五錢が八分になるまで煎じ滓を除いて温服する。良くならなければ再服する。喘者は麻黄を 0.5g 加える。胃中不和者は芍藥を 3g 加える。氣上衝者は桂枝を 3g 加える。下肢に寒氣を感じる者は細辛 3g を加える。服藥後皮膚に虫が這うように感じる。腰より下が冷えて氷の様に感じる場合は、布団或いは服や毛布で腰より下を温め少汗させれば癒える。

《主症状》

　小便難。身体無汗痞。身重。多汗出。悪風。脈浮鼓腹。腠理密。湿潤淡白舌白苔。

《藥方まとめ》

　日頃から表陽氣が虚している人が風邪に侵襲されて、体幹浮腫が顕著な場合に対処する藥方である。

　太陽病・中湿表虚証に対して処方する藥方である。『傷寒論』は太陽病で関節疼痛・煩・緩脈系を表している場合を「中湿証」と定義している。そして
　■ 太陽病・中湿表虚証は**桂枝加朮湯**、**防已黄耆湯**、

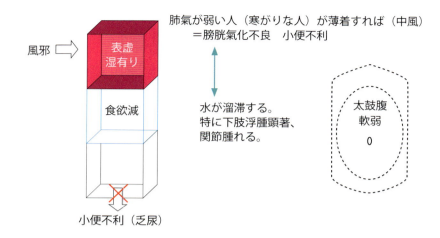

防已：水の溜滞に使う。表裏どちらの浮腫も除くが表症のほうが得意。
黄耆：肌腠に正氣少なく皮水が代謝せず潤いがない場合に加える。
防已・黄耆：表の陽氣を増して利水する。
白朮・甘草：食欲減退傾向で味がない場合に中焦を補い清浄な水を作る。
これらで表陽を補い利水し水が流れる方向をつける。

- 喘者　　　　加麻黄 0.5g.
- 胃中不和者　加芍藥 0.3g.
- 氣上衝者　　加桂枝 0.3g.
- 下有陳寒者　加細辛 0.3g.
- 防已黄耆湯：黄耆　　　防已　甘草　白朮　体幹だけ腫れる者。
- 防已茯苓湯：黄耆　桂枝　防已　甘草　茯苓　四肢まで腫れる者。

図2-53

- 太陽病・中湿表実証は**麻黄加朮湯、麻黄杏仁薏苡甘草湯**

と使い分けている。本方は素体が肥満傾向にある女性で上氣が強く、頬部紅色、生理期間が短い、心氣鬱塞して煩悶し易い人に多く処方する。そしてこのような風邪と湿邪が併病して発する症状は、表から湿邪を除く治療をすれば風湿の併病に至らせる事はない。この方は**桂枝湯**から**桂枝**と**芍藥**を除いて**白朮**を加えているが、これは専ら皮水を捌いて利水させる目的にあるので、内風によ

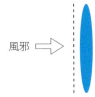
①衛陽氣が旺氣する。　②営陰水でこの陽熱を冷ます。
通常は　→　発汗、利尿する。
表の水層が捌かれなければ　→　浮腫（湿邪）が生じ…関節痛筋肉引き
攣り身重となる。
この水層にさえぎられて身体から汗が出ない。

る氣血の不和を整えることはない。

《鍼灸基本配穴と鍼灸治療》

　鍼灸基本配穴：左申脈補法・左後谿瀉法・左陰陵泉瀉法・下脘補法。

　鍼灸治療も同様の方意で行うが、多くは夏に身体から全く汗が出ないが、顔から滝の如く汗が出る「更年期」と診断された女性患家が対象になる。**防已黄耆湯**腹症を小倉重成は『傷寒論解釈』で「腹臥位した時の腹状が水太りで、蝦蟇蛙の腹を上にして横たえた時の格好に似ている」と述べているように、腹症に特徴がある。更に皮膚の肌理が細かいので、すぐ何かにかぶれたり、ケロイド様になるのも特徴である。本来太陽病であるから利尿か、或は表陽氣を増して表から邪氣を駆邪すればよい。**左申脈補法・左後谿瀉法**に加え、**左陰陵泉瀉法・下脘補法**で発汗と利尿の両方をさせて駆邪を行えばよい。そして本方の患家は"小麦の過剰摂食"の傾向が強いので、食事内容を改めさせないとよい結果にはならない。

60 防已茯苓湯

> 『金匱要略方論』
> 「皮水の病で四肢が腫れて水氣が皮膚の中にあり、それが木の葉が動くようにざわざわと動くように感じる場合は防已茯苓湯を処方すればよい」
> 『方機』
> 「四肢腫水氣在皮膚中肉潤筋惕者」
> 『方極』
> 「治四肢聶聶動．水氣在皮膚．而上衝者」

《氣味分量》

防已茯苓湯方

防已 3g．黄耆 3g．桂枝 3g．茯苓 6g．甘草 2g．
五味を水六升が二升になるまで煎じ二回に分けて温服する。

《主症状》

血圧高い。胸苦しい。情緒不安定。皮膚は腫満堅硬で潤沢がない。痰飲。浮腫。下痢。四肢峻痛。

《藥方まとめ》

太陽病・中湿表虚証に処方するが、防已黄耆湯証よりも病状が進行した場合に対処する藥方である。

『金匱要略方論』で述べられているように、この方は**防已黄耆湯**が体幹浮腫が顕著な者に処方するのに対し、**防已茯苓湯**は四肢までも腫れる者に処方する。それは**茯苓**を君藥にして、他の氣味の分量を倍にしている事からも容易に想像が出来る。

- ■ 黄耆：肺氣の粛降力が増して裏へ水が降りて尿量が増える。黄耆量で捌ける水滞量が決まる（吉益東洞）。
- ■ 防已：水の溜滞に使う。表裏どちらの浮腫も除くが表症の方が得意。

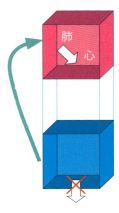
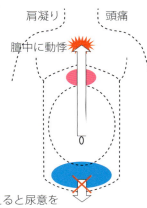

表が緊張して衛氣が閉じて、下焦の病が上焦に影響を与える。
水は重いので下焦に溜まり、その循環不良が上焦に影響を与える。
肺は既に疲れているので心に迫り、情緒不安定や胸苦しくなる。

桂枝・甘草：表衛氣を高め氣の異常を治す。急痛を鎮め、痛みを緩める。
茯苓：心陽に対して動かしリズムを一定にする（血流を正常にする）。
黃耆・防已：利水を図る。

図2-54

■ 白朮：中焦脾を補い清浄な水を作る。この氣味を使う人は食欲が減退して味がないので、これに該当しない人には使わない。
■ 加減方：腎の蔵する力が弱ければ加附子もよろしい。

《鍼灸基本配穴と鍼灸治療》
　鍼灸基本配穴：京骨響・右三焦兪。

　鍼灸治療も同様の方意で行うが、原文にもあるように**防已黄耆湯証**に加えて、浮腫が顕著で手足がピクピクと痙攣する場合が対象になる。臨床では患家が「こむら返りをよくする」と訴える患家が対象になる。筋痙攣はその部の経脈と関わるので、具体的にはその患家の事情によるが、よくある膀胱経脈痙攣を例に考察すると、発汗過多により経脈中の水氣が虚した事が多い、その場合本治療

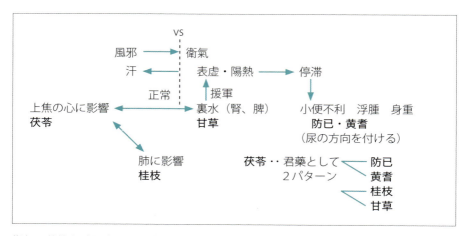

衛氣の状態を確認するには皮膚に熱を加え汗が出れば正常であるが、出なければ熱がすでにある。
防已黄耆湯と同病機だが、表虚が強く不安症なので甘物を日頃から多く摂取している。

図 2-55

は発汗を止める為の表治となるが、標治療はこの痙攣を止める治療となる。その時多くは**膀胱経脈原穴・京骨に圧通が顕著にあるので、骨穴であるから第 5 中足骨に直接鍼を中てて響かせれば**、脈中に水が入り痙攣が癒える。この時六部上位診・膀胱部の胃の氣が増す事で確認すればよい。また腎の陰・陽両氣のどちらかに虚実があっても、水の流滞に影響が表れる。また三焦陽氣が虚しても水が溜滞して痙攣が発生するので、左右の**三焦兪の虚実を考察して補瀉両法**を行えばよい。

61 木防已湯

62 木防已湯去石膏加茯苓芒消湯

■ 木防已湯

『金匱要略方論』

「支飲が膈の間に在り、患家は喘満、心窩痞堅して、顔色黧黒している、そして脈沈・緊ですでに数十日経過している。その間医家が吐・下法を行って治療してもまだ愈えなければ、木防已湯を処方すればよい」

『方機』

「喘満心窩痞堅者」「腫満心窩鞭満者」「短氣或逆満而痛或渇者」

『方極』

「治心窩痞鞭．煩渇者」

■ 木防已湯去石膏加茯苓芒消湯

『金匱要略方論』

「そして一度癒えても三日後に再発したので、また木防已湯を処方したが癒えなければ、今度は木防已湯去石膏加茯苓芒消湯を処方すればよい」

『方機』

「若喘満止或不渇．心窩悸而痞堅難解者」

『方極』

「治心窩痞堅．而悸者」

《氣味分量》

木防已湯方

木防已 3g．石膏 10g．桂枝 2g．人参 4g．

四味を水六升が二升になるまで煎じて、二回に分けて温服する。

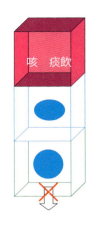
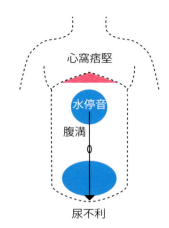

桂枝：表衛氣を高めて氣の異常を治す。
茯苓：心陽に対して動かしリズムを一定にする（血流を正常にする）。
人参：脾陽氣が充分に動けず心窩痞硬する場合を除く。
石膏：腎から水を汲み上げて上焦を冷ます。
芒消：腸胃の実熱積滞を瀉下して乾燥を潤す。
木防已：陰寒の邪が裏で凝集したモノを排除する。

図2-56

邪氣の身体侵入経路

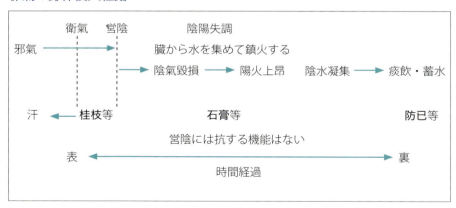

木防已湯去石膏加茯苓芒消湯方

木防已 2g．桂枝 2g．人参 4g．芒消 4g．茯苓 4g．

　五味の内芒消を除く四味を水六升が二升になるまで煎じて滓を除き、芒消を加えて再び微火で煎じ、二回に分けて温服する。少し下痢すれば癒える。

《主症状》

　心窩痞堅。腫満。短氣。逆満而痛。渇喘満止。不渇。顔色黒。尿不利。

《藥方まとめ》

　食べても味がせず常に水停音がして、尿が出にくく苦しい場合に対処する藥方である。

　浅田宗伯は『勿誤藥室・方函・口訣』で「膈間支飲あって短氣・臥することを得ず。その形腫れるが如きものを治す。膈間の水氣**石膏**に非れば墜下すること能はず。方中の**桂枝・人参**を以て、胃中の陽氣を助けて心窩の痞堅を緩め、**木防已**にて水道を利する」と述べている。**木防已湯**は水の溜滞を除く**防已**と解熱の**石膏**を中心にして、心窩痞堅に対処する**人参**、表衛氣を高めて氣病を治す**桂枝**で構成される藥方で、心窩部の張りを取り除いて息苦しさを対象に処方する。

《鍼灸基本配穴と鍼灸治療》

　鍼灸治療も同様の方意で行うが、『方極』にあるように心窩痞鞭して煩渇する場合、脈力が実であれば直ぐに瀉法を選択して、心窩痞鞭を利尿で治癒させるが、脈力が虚であれば無暗に瀉法は出来ないので、腎陽氣を補って心腎とリンクが充分に出来るようになってから、瀉法を選択しなければいけない。本法は心臓疾患特有の心窩に菱形の痞鞭があり、腹部は押圧に対してやや強く抵抗する、そして顔面は黧黒で呼吸切迫しているので、臨床家の方は覚えがあると思われる。脈が取れない初学の方は、先生の治療を傍観されて学ばれるとよい。鍼灸治療により顕著に呼吸が変わる症例である。

63 茵蔯蒿湯

> 『傷寒論』
> 「陽明病で発熱・汗出する場合は、熱が汗とともに出るので黄疸になる事はない。しかし頭から汗出しても身体は無汗で、しかも頸から下は汗を全くかかず、小便の出が悪い、この時口渇があり水を飲みたがれば湿熱が裏にあるので、身体に必ず黄疸が現れる。その場合は茵蔯蒿湯を処方すればよい」
>
> 『方機』
> 「発黄色．小便不利渇而欲飲水大便不通者」「発黄色．小便不利腹微満者」
> 「寒熱不食頭眩心胸不安者」
>
> 『方極』
> 「治一身発黄．大便難者」

《氣味分量》

茵蔯蒿湯方

茵蔯蒿 6g．梔子 2g．大黄 2g．

三味の内先に茵蔯を水一斗が六升になるまで煎じて、それに梔子・大黄の二味を入れて三升になるまで煎じ滓を除く、三回に分けて温服する。

《主症状》

発黄。小便不利。渇而欲飲水。大便不通。腹微満。頭眩。心胸不安。不食。

《藥方まとめ》

陽明病・湿熱証で発黄する場合に対処する藥方である。

傷寒証で1週間以上経過しても良くならなければ、表邪が裏に内伝して陽明病・裏実を見る。陽明病と太陰病の合病では、中焦脾胃の陽氣が虚した事で水穀が運化出来ず臟腑間に熱がこもり、結果消化不良・不食となるが、この時無理に食すれば、中焦臟腑に発症した湿熱が上行して表に達し、この状態から時間が経

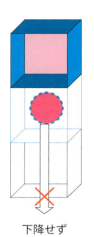

表で内からの熱と水が交叉して発黄する。
表では陽氣が不足して水を循らせず水滞し、胃家実で水が作れず脾の陰氣が虚して津液が虚している。

潜在的胃火（日頃の過食）・胃内停水（欲飲水）
胃火が生じ古い邪となり胃火⇒瘀熱となる。

下降せず

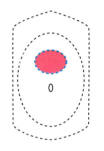

お腹はダボッとしている

イメージ：ポチャツとしてよくしゃべりよく食べ、頭からよく汗をかいて暑がっている人で、尚且つ膝に水がよく溜まる人

時間が更に経過すれば、

⇩

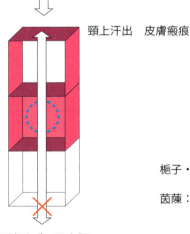

頸上汗出　皮膚瘢痕

栀子・大黄：勢いが上方に向いているので、下へ降ろすように働きかける。
茵蔯：黄汗を主治して陽明熱を利尿する。

下降せず⇒不大便

図2-57

過すれば汗に色が付くようになる。つまりこの中焦・湿熱を冷ます為に多飲しても処理出来ず表に水滞する。そしてこの表水により湿熱が高熱になれないの

で「頸から上に汗をかく」のである。つまり表水と裏湿熱が皮膚で交錯して瘢痕し、且つ時間経過により表に水氣があるので高熱にはならず、皮膚に鮮明なみかん色で瘢痕する。また中焦陽明熱が火旺して便燥し不大便となる。この場合は**茵蔯蒿**で湿熱の鬱滞を除く、**梔子**で胃熱を冷ます、**大黄**で熱を除けば治癒する。方中行は『温病条辯』で「陽明病・湿熱で発黄しない場合、身体は無汗だが頸から上だけが発熱して汗が止まらず、小便量が少なければ**桂枝加葛根湯**を処方すればよい」、吉益南涯は『方庸』で「**茵蔯蒿湯**は裏病の瘀熱に対して水邪が腹にある小便不利・腹微満者を治療する。更に頭眩・発黄・頭汗出・渇して水漿を引く瘀熱の症状にも処方する。そして瘀熱に発熱・潮熱はないので身熱はない」と述べている。

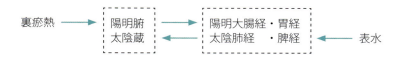

《鍼灸基本配穴と鍼灸治療》

鍼灸基本配穴：右照海補法・右築賓補法・右中注補法・列缺補法・右陰陵泉補法・下脘補法。

鍼灸治療も同様の方意で行うが、陽明病・発黄は、臨床では頸や手首周囲の"黄ばみが濃い"症状として見る。具体的には、炎天下で肉体を主にして労働した場合の便秘で、飲水量を多くしても口渇が止まらず、頸から上にかけて上氣して汗が止まらない場合である。このような場合表熱を冷ます事も行うが、利尿させる事で上から下へのベクトルを回復させて上氣を治療する。その為に九道脈・陰蹻脈を確認して両尺中位脈が脈沈になるように、**右照海・右築賓・右中注・列缺に補法**を行う。更に口渇を冷ます目的で、既に脾に入れられている陰水を行らせる為に**右陰陵泉・下脘に補法**を行えば、口渇が癒えて上氣が冷まされ、患家が排尿すれば癒える。

64 茵蔯五苓散

『金匱要略方論』
「黄疸の病は茵蔯五苓散を処方すればよい」
『方機』
「心窩痞．煩渇．口燥．小便不利者」
『方極』
「治発黄兼五苓散証者」

《氣味分量》

茵蔯五苓散方

茵蔯蒿沫 4g．五苓散五分．
二味を食事前に一日三回服要する。

《主症状》

心窩痞。煩渇。口燥。小便不利。

《藥方まとめ》

陽明病・湿熱証で尿不利になった場合に対処する藥方である。

　五苓散は**柴胡剤**と合方して**柴苓湯**にして、腹水を利尿させる目的で処方される事もあるが、**五苓散**に**茵蔯蒿沫**を入れて**茵蔯五苓散**にして、陽明病・湿熱で利尿出来ずに腹部膨満する場合にも処方される。**茵蔯蒿**を使う臨床は、中焦脾胃の臟腑間に熱がこもって消化不良・不食となっている時に、無理に食事をして湿熱が上行して表に達す場合で、多くは全身に"ブチ模様の黒い斑点"が痒みもなく現れる。この瘢痕の色の濃さから、湿熱の時間経過を判断すればよい。吉益南涯は『方庸』で「**茵蔯五苓散**は裏病で、且つ**五苓散**で汗出なく水滞し瘀熱がある者に処方する。この時に見る黄疸が瘀熱の症候である」と述べている。

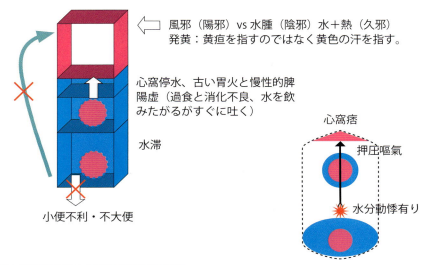

茵蔯：黄汗を主治して陽明熱を利尿する。
五苓散：小便不利。

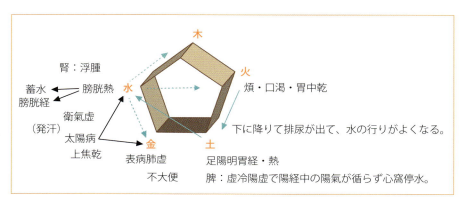

図2-58

- **茵蔯蒿湯**：陽明病なので脾を元に戻し陽明経の熱を瀉すことで腎が助かり、下方に水を行らせる。
- **茵蔯五苓散**：風邪に傷られているので、太陽経で表を固めることで下方に水を行らせる。

《鍼灸基本配穴と鍼灸治療》

　鍼灸治療は基本的には**五苓散証**と変わらないが、このような患家は日頃から胃腑熱が胃経脈に伝わり、膝関節や陽明支配の各筋肉が乾いて引き攣る症状を見るので、標治として対処することも大切である。

▶▶ 委中

『鍼灸資生經』に「委中二穴在膕中央」、『甲乙経』に「鍼五分留七呼。灸三壯」、『骨空論』に「在膝解後曲脚中背面取之」とある。足太陽膀胱脈は多血少氣の経脈で、委中はこの経脈の土穴である。凡そ足太陽膀胱脈は腎臓の働きである鹹分濃度の調節を助ける。つまり鹹という代謝速度を上げるモノの出し入れを助けるように働くことで、腎臓が担う固堅と濡化が速やかに行なえるように作用する。そして体内鹹分が多く体温が高い時や、排泄するべき水氣が多ければ補法を行ない、足膀胱経脈が管理する表の陽氣を旺氣させて、発汗・排尿させて体外に排泄させる。反対に体内循環が悪く体温が低ければ、やや痛く感じさせる瀉法を行なう事で、表を緊張させて裏を緩め、表裏する腎臓の固堅の働きが増して陽氣の循環を促し、体温が上昇し易いようにする。臨験から高血圧症の拡張期血圧が高い場合は、**左委中**が隆起して瘤が出来、膝の屈曲困難を訴える事が多い。そのような場合は明らかに足太陽経脈・陽虚水滞の症であるから、**左委中に３番鍼で速刺速抜の瀉法**を行い、刺鍼が正しければ患家は尿意を催して利尿すれば、血圧が下がると同時に屈曲が可能になる。また**右委中**は土克水の相克異常で、陽明腑熱を冷却した結果隆起して瘤が作られた場合が多いので、**左委中と同様３番鍼で速刺速抜の瀉法**を行い、刺鍼が正しければ腹部膨満が消失軽減する。

第二章　藥方類

茵蔯五苓散

65 白虎湯

『傷寒論』
「三陽の合病で腹部が膨満して身体が重く寝返りもうてない、食物の味も分からず、顔が垢で汚れ、意識がはっきりせず譫言を言い、小便の出が悪い。そして発汗させれば譫言は更にひどくなる。攻下させれば額に発汗して手足が冷たくなる。この時自然に発汗させるなら白虎湯を処方すればよい」

『方機』
「手足厥冷或悪寒而自汗出譫語者」「手足厥冷胸腹熱劇者」
「大煩渇舌上乾燥欲飲水数升者」
「無大熱．心煩．背微悪寒者」「暑病．汗出悪寒身熱而渇者」
「胸腹熱劇或渇如狂者」

『方極』
「治大渇引飲．煩燥者」

《氣味分量》

白虎湯方

知母 6g．石膏 12g．甘草 2g．粳米 9g．

四味を水一斗で米を熟し湯液が出来れば滓を除いて、一升を一日三回に分けて温服する。

《主症状》

脾虚陽明実熱。腹満。譫語。多汗。口渇（熱が上がることによる）。

《藥方まとめ》

陽明病で表裏に熱がある場合に対処する藥方である。

傷寒証で右寸口位脈浮・滑を表している場合は、表邪が裏に内伝して熱に転化した初期の陽明病である。陽明病は便燥を基準にするが**白虎湯証**でそれを見るこ

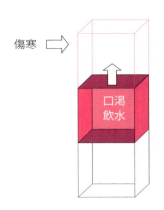
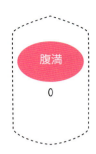

石膏：腎から水を汲み上げて上焦を冷ます。
甘草：中焦に働きかけて水を作らせて充実させる。
硬米：石膏を懸濁液とし沈殿を防ぐ。
知母：石膏を懸濁液とし沈殿を防ぐ。

図2-59

とはない。この方は傷寒に侵襲された場合、土氣から腎水にバックアップされる水が表に至り汗出して寒邪に対処するが、土氣が虚して供給出来る水がなければ、身体全体が渇き口渇して飲水することで、一時的に陰氣を確保しようと生体は動くのである。故にこの方は**硬米・甘草**と四味中二味が陰氣を作るように働き、**石膏**は表熱、**知母**は裏熱を冷ます役割を有す氣味で構成されている。内藤希哲は『傷寒雑病論類論』で「**白虎湯**と**黄連解毒湯**の違いについて、**白虎湯**は燥熱が氣分にあり津液の熱を冷ます時に使う。病機は邪氣により表氣が侵された結果、血が凝滞して煩悶する。**黄連解毒湯**は湿熱が血分にあり血液の熱を冷ます時に使う。病機は邪氣により血流が阻害された事により、体表が痒くなって時々出血する」と鑑別している。また『傷寒論・厥陰病編』に「傷寒に罹患して脈滑而厥者、裏熱有」に**白虎湯**を処方している。これは厥陰病で裏熱が厥して下法を行わなければいけない場合は、**白虎湯**を処方せよとの意味である。

《鍼灸基本配穴と鍼灸治療》

鍼灸基本配穴：中脘補鍼・左足三里補鍼・右胃兪補鍼・右陰陵泉補鍼。

鍼灸治療も同様の方意で行うが、具体的には飲水しても変わらない激しい口渇を標的に治療すれば、土氣の陰氣を作る働きが補えた事になる。つまり左関上位の虚が強いか、腹部中焦の虚軟の程度が激しければ、**中脘・左足三里・右胃兪・右陰陵泉に補鍼**して、脈位と腹部の虚が回復すれば、患家に口渇が癒されたかを尋ねればよい。この時まだ変わらなければ、取穴が出来ていないか補い方に問題がある。

また脈症が仮性の実を示して腹満が強い場合は、血に熱が伝わり**黄連解毒湯証**に変化している、その場合は**右内庭・右後谿・右大椎・筋縮**に瀉法を行って、血分の熱を瀉せば同様に口渇が癒える。

▶▶ **大椎**

『鍼灸資生経』に「大椎一穴在第一椎上陥者中。鍼五分留三呼瀉五吸。灸以年為壮」、『甲乙経』は「大椎下至尾骨二十一椎長三尺折量取兪穴」とある。自著『愚解経脈論』で『気穴論・三百六十五穴』の持論を展開したように三百六十五穴に一穴足りない。そして大椎の効用を考え一穴ではなく左右に分けて**右大椎、左大椎**として臨戻で使っている。大椎は手足三陽経脈と督脈が会う穴で、持論の流注から様々な経脈が通る事から、左右で圧痛がある方に瀉法を行い癒している。**右大椎**は**血熱**、**左大椎**は**水熱**の場合が多い。

66 白虎加人參湯

> 『傷寒論』
> 「桂枝湯を服用後、大汗をかいた後で煩・渇が激しく治らない。その時脈洪大を表していれば白虎加人參湯が主治する」
> 『方機』
> 「白虎湯証而心窩痞鞕者」
> 『方極』
> 「治白虎湯証而心窩痞鞕者」

《氣味分量》

白虎加人參湯方

知母 6g．石膏 12g．甘草．2g．粳米 9g．人參 3g．

五味を水一斗で煎じて米を熟し、湯液が出来れば滓を除いて、一升を一日三回に分けて温服する。

《主症状》

大汗。大渇。煩燥。心窩痞鞕。心下痞硬（按じて痛まず）。胸脇苦満（按じるとえずく）。

《藥方まとめ》

脾陰虚陽明実熱証・白虎湯証で、中焦の熱が心に影響し不整脈が出ている場合に対処する目的で、白虎湯に人參を加えた藥方である。

日頃から下剤を服用している患家が傷寒に罹患して、時間が経過しても少しも回復しない場合は、熱が裏に結して表裏どちらにも熱が発生している。その場合は常に風に当たるのを嫌い、口渇が激しく舌が乾燥する、氣分が落ち着かずイライラして、水を常に飲みたがるようになる。これは陽明経脈に邪が内伝して、胃の津液が傷付いた事により発症したのである。**白虎湯**は陽明病で表裏に熱がある場合に対処する藥方であるが、この方は更に脾陰水が渇かされて中焦の熱が心

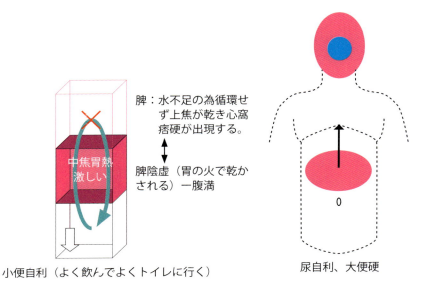

水が作られない場合に**御種人参**を与えて水を作ることが出来るように働きかける。
上図の**白虎湯**に**人参**を加え脾で水が作られるようにしていく。

知母（辛苦寒）：瀉火、補水、潤燥。
石膏（甘寒）：津液を生じ口渇を止める。
人参（甘平）：生津、止渇。
甘草・硬米（甘平）：硬米は石膏を懸濁液とし沈殿を防ぐ。苦味では更に渇く。

図2-60

に影響し、上焦心が動く為の水さえも安定供給できず、不整脈が発症している場合であるから、**白虎加人参湯**は、五味のうち苦味では更に渇くので、知母を除く四味が甘味で、これに甘・微苦・温の**人参**を加え中焦脾・胃を補い津液を生じさせる、中焦水を意識した構成になっている。傷寒は必ず発熱して悪寒の程度が甚だしいが、この方は微熱・背部微悪寒程度の患家に処方する。つまり傷寒に罹患してもこの程度の抵抗しか出来ない、日頃から体力が少ない事が分かる。内藤希哲は『傷寒雑病論類論』で「傷寒証で脈浮・滑を表せず**白虎湯**証程の激しく発汗が出来ない場合は、表症がなく裏熱症を表しているだけで、身体的に虚証であるから、**白虎加人参湯・大青龍湯・桂枝二越婢一湯**の中で選

択すべきである」。浅田宗伯は『勿誤藥室・方函・口訣』で「**白虎加人参湯**は胃中の津液が乏く大煩渇を発する者に処方する。大汗出後、誤下後に処方すればよい、**白虎湯**に比べれば少し裏面の藥なので、表証があれば処方してはいけない」と述べている。

《鍼灸基本配穴と鍼灸治療》

鍼灸基本配穴：右太白補法・下脘補法・右三陰交補法、右地機補法・右脾兪補法、左解谿瀉法・右太谿補法・右築濱補法。

鍼灸治療も同様の方意で行うが、鍼灸配穴も心窩痞硬を対症に脾氣を補い、上下に水が提供出来るようにする。特に他に邪氣に侵されていなければ、一般的には右関上位脈浮・数実で寸口に脈長、左尺中位脈が脈浮であれば、先ず陰氣を作る目的で飲水させてから**右太白・下脘・右三陰交．右地機・右脾兪補法**を行って、土氣を益して脈の変化が認められたら、陽明実に対して**左解谿瀉法・右太谿・右築濱補法**で水臓に貯えさせ、心火に対処させれば心窩痞硬が癒える。この方は臨床では大変多く、日頃から小食で生理も時にあるかないかの女性患家が、傷寒に罹患した場合に発症する事が多い。そして腠理の肌理が密しているので、鍼は接触鍼程度で充分に効力を発揮する。このような患家の場合は刺鍼後直ぐに発汗する程に氣の行りが早いので、手技には注意が必要である。

▶▶ **解谿**

『鍼灸資生経』に「解谿二穴在衝陽後寸半腕上陥中．鍼五分、灸三壮」とあるが、『素問注』は「在衝陽後二寸半」、『新校正』は「三寸半」とあって不定である。『愚木』は「衝陽から三里に向かう流注上で、足関節の前脛骨筋腱中の陥没位」に取穴する。そして**内庭**と同様の理由で胃火を鎮める目的で使用するが、この時水穴の**内庭**に補法を行い補水して鎮めるのに対し、火穴の**解谿**に瀉法を行い瀉火で鎮めて癒す目的である。基本的に陽経滎水穴は、表裏する臓に対し水氣を供給することで温度を下げることを目的に取穴する。そして足陽経は属する腑で作られる熱の質と勢いを管理するので、働きが強い場合は瀉法を行なう。

67 大黄甘草湯

『金匱要略方論』
「食事をすれば直ぐに嘔吐する場合は、大黄甘草湯を処方すればよい」
『方機』
「大便不通急迫者」「食已即吐大便不通者」
『方極』
「治秘閉急迫者」

《氣味分量》

大黄甘草湯方

大黄 4g. 甘草 1g.
二味を水三升が一升になるまで煎じて、二回に分けて温服する。

《主症状》

他の病症を見ずただ便秘のみで食すれば嘔吐する。

《藥方まとめ》

胃腸に実熱があって大便が秘結して出ず、胃氣が下降しないことで上逆し、嘔吐を見る場合に対処する藥方である。

これ以外に特に症状はなく、単に旧食や宿便が胃にあり飽和状態であるから新しいモノが入らない。これは**大黄**と**甘草**の二味で構成されているが、実際は**大黄 4g、甘草 1g**であるから、**大黄一味**であると考えてよく、**甘草 1g**を入れているのは、**大黄**だけであれば冷やす働きが強くなり過ぎるので、緩和する目的で入れている。同類処方に**麻子仁丸証**（大黄、枳實、厚朴、麻子仁、芍藥、杏仁）があるので鑑別されたい。

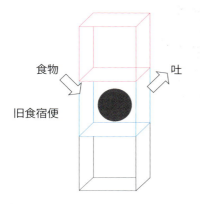
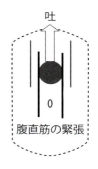

大黄：モノの結毒を通利する。
甘草：胃腸の緊張を緩める。

二味の組み合わせは：便の秘を緩め嘔（吐）腹満腹痛を治す。
胃家実だけなので方法は問わず実を除けばよい。

図2-61

《鍼灸基本配穴と鍼灸治療》

　　鍼灸基本配穴：中脘瀉法・左胃兪瀉法。

　鍼灸治療も同様の方意で行うが、大便が秘結して出ず、胃氣が下降しないことで上逆し嘔吐を見る場合で、脈症・腹証ともに他症候がなく陽明腑実のみが確認できれば、これを除く目的で**中脘・左胃兪瀉法**が出来るように準備の配穴を行う。臨床で**大黄甘草湯証**を見ることはほとんどなく、多くは兼証が多い為に何処かに虚証が必ずある。もし仮になければ治療しなくても自然に治るレベルである。この方は一時的に過食して陽明腑実になり嘔吐する場合であるから、病機は単純であるが、粗雑な手術では更に嘔吐を激しくさせて、苦痛により心熱が生じ便燥を激しくさせる恐れがある事は知っておくべきである。

68 厚朴三物湯

『金匱要略方論』
「疼痛があり何も出ない場合は、厚朴三物湯を処方すればよい」
『方機』
「腹満心窩痛．而大便不通者．必下満痛吐出水者」「以利為度痛閉者」
「心窩満痛吐出水者」

《氣味分量》

厚朴三物湯方

厚朴 8g．大黄 4g．枳實 5g．

三味の内先に厚朴・枳實の二味を水一斗二升が五升になるまで煎じて、それに大黄を加えて三升になるまで煎じる。一升を温服して通利がなければ更に服用する。

▶▶ 膈兪・至陽

『鍼灸資生経』に「膈兪二穴在七椎下両旁各寸半。鍼三分留七呼。灸三壮」、『難経』に「血会膈兪」とある。少陽に属する膈膜の背部にある事から、**膈兪**は膏を管理する少陽に属す背部兪穴である。すなわち身体を構成する膏一切に働きかけて調整する経穴である事から、『難経』で言う「血会の意味」は、産熱量が低く血中の膏が固形化している場合は、**右膈兪へ施灸**して膏を融解させて血病を治療すればよいと理解する。これは臨験から脂物を多食する方の**右膈兪が膨隆**している事からも納得出来、**少陽病・大柴胡湯**様で膈熱があり秘結する場合は、**至陽・膈兪に刺鍼**して**瀉熱**すれば癒える事からも証明される。現代の様に"質の良くない脂の多食"による背部の強張りや、引き攣り痛む程度であれば比較的軽症であるが、放置すれば血中の膏が固形化して梗塞する場合も大変多い。

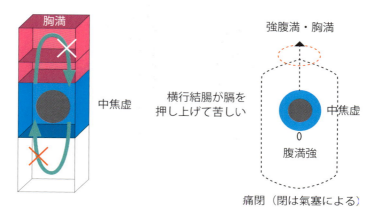

大黄：モノの結毒を通利する。
枳實・厚朴：堅くなっているモノを壊す。

身体の真中にモノが有るので　氣機が行らず氣滞が生じる宿便を除く。
陽明腑に実熱が積滞して塞がり通らず痛んで秘結する。
臓器の位置的に物理的に圧迫して心窩に突き上げることも有る。

中焦が虚して陽氣が行らずに腹満する。激しく時に痛むことも有る。
過食等で陽明腑の熱力が強く中焦が乾かされ、結果的に虚して便燥となった場合は腹満痛でも排泄されない。

図2-62

《主症状》

　心窩満痛。大便不通。吐出水。上氣症状はない。

69 厚朴七物湯

『金匱要略方論』
「病に罹患して腹満し十日も発熱している、この時脈浮而数で飲食は以前と同様に出来る場合は、厚朴七物湯を処方すればよい」
『方極』
「治腹満発熱．上逆嘔者」
『方機』
「腹満発熱脈浮数飲食如故者」「腹満発熱脈浮数而嘔大便不通者」
「痢疾手足惰痛或発熱脈浮数或嘔者」

《氣味分量》

厚朴七物湯方

厚朴 6g．甘草 3g．大黄 3g．大棗 3g．枳實 5g．桂枝 2g．生薑 5g．
七味を水一斗が四升になるまで煎じて、八合を一日三回に分けて温服する。
嘔く場合は半夏を 5g 加える。服用して下痢する場合は大黄を除く、寒症状が多く現れれば生薑を 7.5g 加える。

《主症状》

腹満。発熱。大便不通。嘔。不安症状。強い肩凝り。上焦実・脈促・胸苦（桂枝去芍藥湯）。

《藥方まとめ》

厚朴三物湯は中焦が虚して腹満疼痛して便燥する場合に対処する藥方、厚朴七物湯は表熱証がある時に便燥腹満する場合に対処する藥方である。

陽明病・腑実証は、中焦に何かの理由で実物があって氣機が行らず、その結果氣滞が生じ宿便となった場合のモノを除く事を病機とする。そして他の影響も中焦虚もなく、胃腸に実熱があり大便が秘結する場合は**大黄甘草湯**、陽明腑の熱力が強く中焦が乾かされ、結果的に虚して便燥となった場合は**厚朴三物湯**、太陽病

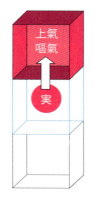
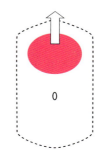

桂枝去芍藥湯加小承氣湯

枳實・厚朴：宿便を除く、堅くなっているモノを壊す。
大黄：モノの結毒を通利する。
半夏：痰を去り湿を乾かし寒飲嘔吐を治す。

上焦に水を送るために陽明熱実して中焦の水が不足し、腹満して秘結するが痛まず（小承氣湯）。

図2-63

　表証が治らず上焦を冷やそうと水を与え、結果的に虚して便燥となった場合は**厚朴七物湯**。身体内の水氣が不足した事により、結果的に陽明燥証を見る場合は**小承氣湯**をそれぞれに処方する。

　また**厚朴七物湯**に**芍藥**が用いられていないのは、胃熱の胸部への波及により現れる胸部症候に対応する為である。**小承氣湯**と**厚朴三物湯**は同じ氣味だが分量が違うだけで、便燥が強い場合は**小承氣湯**。腹満が強ければ**厚朴三物湯**を処方する。陽明病で腹満・腹痛が顕著な場合は、いずれも**厚朴・枳實**に**大黄**を加味した加減で対処する。これらの氣味は、病邪の程度と主訴で使い分けるが、いずれも腸胃実熱して積滞し排泄困難に対処する。

- ■ **大黄甘草湯**：胃腸に実熱があり大便が秘結する場合で中焦虚はない。
- ■ **厚朴三物湯**：陽明腑の熱力が強く中焦が乾かされて、結果的に虚して便燥となった場合。
- ■ **厚朴七物湯**：太陽病表証が治らず上焦を冷やそうと水を与え、結果的に虚

して便燥となった場合。
- ■ **小承氣湯**：身體内の水氣が不足したことにより、結果的に陽明燥症を見る場合。

小承氣湯と**厚朴三物湯**の病理で腹満と便燥を比較した場合。
- ■ 便燥が強い場合は**小承氣湯**。主：大黄、臣：枳實・排泄を主、佐：厚朴・腹満を従。
- ■ 腹満が強ければ**厚朴三物湯**。主：厚朴、臣：枳實・腹満を主、佐：大黄・排泄を従。

《臨床応用使い分け》

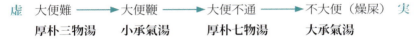

虚　大便難　──→　大便鞕　──→　大便不通　──→　不大便（燥屎）　実
　　厚朴三物湯　　　小承氣湯　　　　厚朴七物湯　　　大承氣湯

《鍼灸基本配穴と鍼灸治療》

鍼灸基本配穴：右地機補法・右陰陵泉補法・右胃兪補法、左太淵瀉法・右陽谿瀉法、右足三里瀉法・左胃兪瀉法。

　鍼灸治療も同様の方意で行うが、鍼灸は藥方の様に便燥・腹満の主訴で配穴を変える事はせず、すべて陽明腑実の病機で治療する。陽明腑実の多くは太陰金と陽明土との母子異常が多く、対象を脾か肺に絞って、中焦が虚していれば陽氣を与えて水穀が化せるように**右地機・右陰陵泉・右胃兪に補法**を行う。肺が虚して上焦熱が除かれず陽明が乾けば、肺氣を補って氣血を行らせて水穀を循環させる目的で、**左太淵瀉法・右陽谿瀉法、右足三里瀉法**を行い右関状位に脈実が表れれば、**左胃兪に瀉法**する準備が調うので、患家に便意が起こり排便されれば腹満が癒える。

70 小承氣湯

『傷寒論』
「陽明病で意識がはっきりせず譫言を言い、潮熱を現して脈滑疾を見る場合は小承氣湯を処方すればよい」
『方機』
「腹満大便不通者．汗多大便鞕譫語者．発潮熱大便初頭鞕後必溏者」
「微煩小便数．大便鞕者」「下痢譫語者．大便不通噦而譫語者」
『方極』
「治腹満而大便鞕者」

《氣味分量》

小承氣湯方

大黄 4g. 厚朴 2g. 枳實 3g.

三味を水四升が一升二合になるまで煎じ滓を除き、一日二回に分けて温服する。服用してすぐ便意を感じて下れば、それ以後は服用させてはいけない。

《主症状》

腹満。大便不通。汗多。大便鞕。譫語。発潮熱（発汗しても悪寒しない。表病は必ず悪寒がある）。微煩。小便数。大便初頭鞕後必溏（出始めは硬く形があるが、後は形がない）。

《藥方まとめ》

陽明病・正陽陽明証に対処する藥方で、陽明腑実で水氣が不足して燥・結する場合に対処する藥方である。

陽明病・裏実証を示すのは、脈沈・大実・身熱・汗自出・不悪寒・悪熱・潮熱・譫言・腹中硬満・大便硬・小便黄赤等の症状がある場合で、表症を表す脈浮・頭項強痛・悪寒等の症状が一切ない場合に、この方を処方する事が出来る。そして身体の水氣が陽明腑実熱や多汗・多尿等により不足して、結果的に乾く

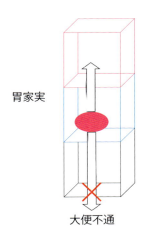
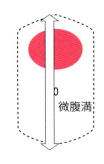

大黄：モノの結毒を通利する。
厚朴：腹満に対して水を動かす力を与える。
枳實：硬くなっているモノを緩め結実を治す。

図2-64

ことで陽明病証が出現する。その具体的な病機はすべて『霊枢経・経脈編』に順じれば理解できる病症の範囲である。『傷寒論』には「陽明病で潮熱を見る時に、硬ければ**大承氣湯**、硬くなければ**小承氣湯**を与えるとよいと述べ、患家に問いても不明であれば**小承氣湯**を与えて、転失氣（放屁）をすれば続いて与えてもよいが、なければ与えてはいけない」と述べている。大塚敬節は『臨床応用傷寒論解説』で「すでに譫言を言い潮熱となっているから**大承氣湯**の適応証のように思われるが、脈滑疾であるという点を考慮して**小承氣湯**を用いる」と述べている。**小承氣湯**は身体内の水氣が不足したことにより陽明燥症を見るのに対し、**大承氣湯**は太陽病から陽明病へ病伝して熱盛となり、身体内の水氣が乾かされて燥症を見る場合に処方する。両方の燥症に対する病機は、構成氣味を比較すれば充分理解できる。つまり**大承氣湯**に**芒消**があり、**枳實**の量が増えていることからも、それだけ燥結が強い場合を現しているが、しかし**厚朴**が少ないことから腹満の程度は比較的軽い場合に処方すればよいのである。

■ **大承氣湯**：大黄 4g. 厚朴 6g. 枳實 5g. 芒消 4g.

■ **小承氣湯**：大黄 4g．厚朴 2g．枳實 3g．

《鍼灸基本配穴と鍼灸治療》

　鍼灸基本配穴：右懸鍾灸・右内庭瀉法・左胃兪瀉法。

　鍼灸治療も同様の方意で行うが、基本は患家の食事情を改めなければ治癒する事はない。陽明腑実証で慢性的に右関上位の脈が実して強ければ、日頃から油物を多く食べて**右懸鍾**辺りに何時も浮腫があれば、血中の膏が多く腹満・不大便になっているので、この穴に灸を行って膏を融解すればよい。加えて**右内庭に瀉法**を行っても胃部膨満が消失する。また左関上位の脈が慢性的に滑・実を表して不大便であれば、多汗による多飲で痰飲の有無を確認しなければいけないので、腹部胃経脈が燥実であれば、**左胃兪に瀉法**が出来る様に配穴準備をすればよいが、燥実でなければ他証でもあるので、**左豊隆に瀉法**を行い患家が「心地よい」と言えば停水であるから、**左胃兪に瀉法**を行ってはいけない。

▶▶ **豊隆**

『鍼灸資生経』に「豊隆二穴在外踝上八寸下廉外廉陥中。鍼三分、灸三壮」とある。肌肉が豊かに盛り上がっている由来の経穴名だが、別に**豊隆**とは雷神の名で、雷が地上に起こり巡って雲になり雨を降らせ、後に天が晴れる由来とも言われる。多書に「痰病を除き、咽喉痛や嗄声等の症状を癒す」とあり、胃中の痰飲湿濁を瀉法で除いて治療する。

71 大承氣湯

『傷寒論』
「陽明病で意識がはっきりせず譫言を言い、潮熱を現している時に食事が出来ないのは、腸に乾いて硬くなった燥尿が五六塊あるからである。この時よく食べる事が出来れば、単に便が硬くなっているだけなので、大承氣湯を処方すればよい」

『方機』
「発潮熱大便鞕者．腹満難解者」「腹満張而喘両便不通．一身面目水腫者」
「腹満痛大便不通者」
「潮熱譫語大便鞕或有燥尿者」「目中不了了．睛不和．大便鞕者」
「自利清水心窩痛口乾燥者」
「痢疾譫語或腹満痛而不能食者」「腹中有堅塊大便不通者」
「食滞腹急痛大便不通或嘔利者」
「胸満口噤臥不著席．脚攣急咬牙者」
「痘瘡腹大満両便不通．或譫語口乾咽燥者」

『方極』
「治腹堅満．若下痢臭穢．若燥尿者」

《氣味分量》

大承氣湯方

大黄 4g．厚朴 6g．枳實 5g．芒消 4g．

四味の内先に厚朴・枳實を水一斗が五升になるまで煎じて滓を除く、それに大黄を入れて一升になるまで煎じて滓を除く、そして最後に芒消を入れて微火で更に一兩程沸騰させて、数回に分けて温服するが、便意があり排泄すれば服用を止める。

《主症状》

譫語。臭汗。便燥。多尿。潮熱（上がったかと思うとすぐ下る）。脈緊弦実。

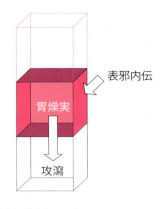
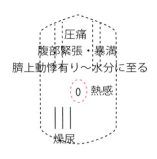

陽明熱実（脈緊弦実）⇒重度
調胃承氣湯は軽度

芒消：腸胃の実熱積滞を瀉下する。
枳實・芒消：堅くなっているモノを軟らかくする。
大黄：体外に排泄する。
厚朴：氣血を循らせる。

図2-65

紅舌乾黄苔。心窩硬満。

《藥方まとめ》

陽明病・正陽陽明証に対処する藥方で、陽明腑実証で盛熱して水氣が乾いて燥・結する場合に対処する藥方である。

陽明病で脈遅・汗出しても悪寒がない場合、身体は重く感じて、呼吸が切迫し腹部に激しい膨満が生じる。この時潮熱・四肢に止めどもなく汗が出れば治癒する前兆で、既に大便は硬く秘結しているので、裏熱を瀉下する目的で**大承氣湯**を処方すればよい。陽明病は経脈病と腑実病の二つがあり、経脈病は発汗させて治療し、腑実病は下法で治療するのを法則とする。そして陽明病腑実で下法を行うべき症状は、身熱・汗出・鼻乾・悪熱・潮熱・大便硬・小便少である。『傷寒論・少陰病編』には、「少陰病で津液が枯渇して内熱・火燥し口渇・腹満・不大便を見る場合は**大承氣湯**を用いる」と書かれている。これは臨床でよく見る症状であるが、陰病に対しての瀉下法は腹症・脈症の裏付けが確実で

なければ、誤治になるので充分な注意が必要である。余談だが古今東西名医の条件は"下剤の名手"と言われている。つまり**大黄**を使わなければいけない時を知っている医家である。手先が器用な医家ではない。

《鍼灸基本配穴と鍼灸治療》

鍼灸基本配穴：左胃兪瀉法・右胃経脈瀉法、右期門・左天枢圧痛瀉法

鍼灸治療も同様の方意で行うが、『傷寒論』にある脈遅は、燥熱が内に結して脈動が阻害された事によるので、左右の関上位の実脈と身熱から潮熱に変わった事を確認できれば、**やや太めの鍼で左胃兪**に躊躇せずに**瀉法**行わなければいけない。また右下肢胃経脈で**足三里・巨虚上廉・巨虚下廉の最も実している穴に瀉法**を行えば腹満が治癒する。また婦人で生理時痛が激しく経血に塊があれば、**右期門・左天枢**に圧痛があるので、両穴に**鍼**で**瀉法**を行えば便意が起こり、排便されれば生理時痛は癒える。『傷寒論』にも繰り返し述べられているように、下法は症状が揃うのを確認して行わなければいけないが、確認できれば躊躇せずに行わなければいけない、多くの場合下法が適切であれば患家は苦痛せず、心地よく感じるものである。また『難経』に準じて思考すれば、多くは傷寒で過汗して体内の水が虚したか、或いは過食で陽明腑実になり脾水が乾いて腎水が虚して見ることが多いので、治療は陽明病症が激しくなければ太陽病より解けばよい。その場合は腎水を補って陰水を太陽に与え、全体を潤わせばこの症に対処する。

72 調胃承氣湯

> 『傷寒論』
> 「太陽病が完治せず脈が陰・陽どちらを取っても触れない。その場合最初は身体がガタガタと震えるので軽度に発汗させれば癒える。また陰脈が脈微を表していれば下法で癒える。その時に用いる瀉下藥は調胃承氣湯を処方すればよい」
>
> 『方機』
> 「因汗吐下讝語者」「發汗後熱而大便不通者」「服下痢不止心煩或讝語者」
> 「吐後腹脹満者」
> 「吐下之後．心窩温温欲吐．大便溏．腹微満．鬱鬱微煩者」
>
> 『方極』
> 「治大黄甘草湯証而實者」

《氣味分量》

調胃承氣湯方

大黄 4g．甘草 2g．芒消 2g．

三味を水三升が一升になるまで煎じ滓を除き、それに芒消を入れて更らに微火で煎じて沸騰させる。少しずつ温服する。

《主症状》

燥尿。腹満。胃氣不和。多汗。多尿。脈緩軟実。舌乾黄賦苔。皮膚乾燥。肩凝り。心窩不快で抵抗する。

《藥方まとめ》

陽明病・正陽陽明証に対処する藥方で、陽明腑実証で燥実が主症の場合に対処する藥方である。

大承氣湯の様に硬くなっているものをすぐに除くのとは違い徐々に瀉していく。一般に腹中転失氣があれば燥尿で不大便であることがわかる。内藤希哲は

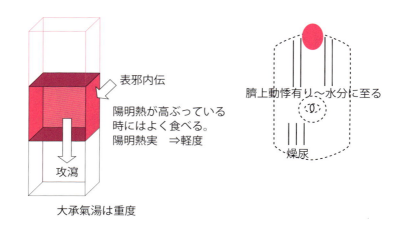

図2-66

大黄・甘草：水が失われることによる便燥。
芒消：乾燥を潤す（大腸経熱等の熱症状が強い）。
便燥が大承氣湯を伴わなければならないほど硬くないので枳實を使う必要がない。

『意釈傷寒論類編』で「**調胃承氣湯**は燥・実・堅を主治して、痞・満が甚だしくない場合に用いるので、**厚朴・枳實**を除いている。そして**甘草**を加える意義に二つあり、一つ目の理由は**大黄・芒消**の急激な下法に対してのブレーキ的役割をさせる事、二つ目の理由は**大黄・芒消**により胃氣が傷なわないようにする事である。この二つ目の理由から**大・小承氣湯には甘草**が含まれていない」と述べている。『傷寒論・陽明病編』には「吐法も下法もまだ何もしていないのに心煩する場合は、**調胃承氣湯を与えるとよい**」と述べられているように、裏熱が胃腑を侵した初期で、潮熱・譫言を発するような大満・大実になる前のタイミングで処方すればよい事を示唆している。そして臨床では胃部に不快感がある時である。そして、**大・小・調胃の承氣湯**三方の鑑別が曖昧にしか『傷寒論』には書かれていないのは、各自が臨床で判断するしかない事を述べているが、基本的に陽明病状の程度は燥・実・堅の三要素で承氣湯を選択すればよい。

《鍼灸基本配穴と鍼灸治療》

　鍼灸治療も同様の方意で行うが、基本的な鍼灸配穴は**大承氣湯証**と同様、肺か脾かどちらの太陰の陰氣が虚しているかで異なってくる。臨床で脾陰虚の場合は水を飲ませて**水分の動悸**が強くなるのか、或いはならないのかにより接触鍼程度に微汗させるのか、灸治療を使ってもよいのかを判断して、**左胃兪に瀉鍼**をする準備を行う。肺陰虚の場合は外傷がまだ治っていないので表陽氣を充分に補い、発汗量を意識しながら陽氣を行らせることで脾を動かし、**右胃兪**を選択して陽明実に対して**瀉法**を行えば癒える。

▶▶　**水分の動悸**

　水分は水穀を陰陽に分別して寒熱を調節する為に表裏を開闔する経穴で、その効果は利尿で表現される。そして病で水分に動悸がある場合、藥方で治めるのに通常二つの方法がある。一つは腎の相火を鎮める**地黄**と、一つは肝の相火を鎮める**牡丹皮**の類を用いる場合である。仮にそのいずれも効かなければ臍帯が絶して胃の氣が絶している。また水分穴の動悸が高ぶる場合でも**地黄**を与えてはいけない時もあるが、詳細は書籍に詳しく書かれているので、よく学んで眼色、脈、舌等を参考にして治療しなければいけない。昔臍中の動悸をよく診る医者が「有病の動悸を知りたければ、先ず無病の人を診ればこれをよく知ることができる。無病でも腎氣の強い人は強く押えても尚動悸が無い」と述べている。

著者論文『腹法愚解』より一部抜粋

73 桃核承氣湯

『傷寒論』
「太陽病が治癒せず邪氣が内伝して、下焦の膀胱に熱が凝結し精神障害を見る場合は、血が自然に下れば治癒する。その時表病があれば、この邪を治療する前に表邪を治療しなければいけない。しかし表症は既に治癒しているのに、まだ小腹に硬結があり痛む場合は桃核承氣湯を処方すればよい」

『方機』
「小腹急結如狂者」「胞衣不下氣急息迫者」
「産後小腹堅痛．悪露不盡．或不大便．而煩燥或讝語者」
「痢病小腹急痛者」

『方極』
「治血証小腹急結．上衝者」

《氣味分量》

桃核承氣湯方

桃仁 2g．大黄 4g．甘草 2g．芒消 2g．桂枝 3g．

五味を水七升が二升半になるまで煎じ滓を除く、それに芒消を入れて更に微火で煎じて沸騰させる。先ず五合を一日三回に分けて温服し少しでも下ればよい。

《主症状》

胸満。煩。不眠。頭痛。肩凝り。脈沈実渋。舌乾黄苔。

《藥方まとめ》

太陽病が治らず陰寒が多い下焦にある腑に、陽熱と正循環から逸脱した血が鬱結した場合に対処する藥方である。

太陽病・蓄血証でやや軽度の場合に対処する藥方である。太陽病で治療されずに邪氣が内伝して、下焦の膀胱腑にまで至り熱がこもって凝結した場合は、自然に血尿が出て治る事もあるが、その病機が理解されず止血された場合は、太陽病

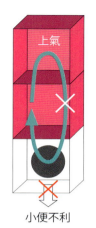

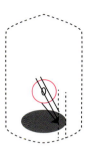

押圧すれば痛み強く
左太巨に響く、腹満
は有るがどこか内容
物のない腹満。

小便不利

産後の婦人に多い腹症。

桃核承氣湯：陽明燥実＞実証瘀血

- 左太巨は生理血としての形がないのに、痛み等血の異常に現れる。
- 右太巨はもっと古い瘀血や手術痕、打撲等の血の異常に現れる。

桂枝・甘草：氣血を循らせる。
桃仁・芒消：陽明熱実、秘結。
大黄・桃仁：実証瘀血。

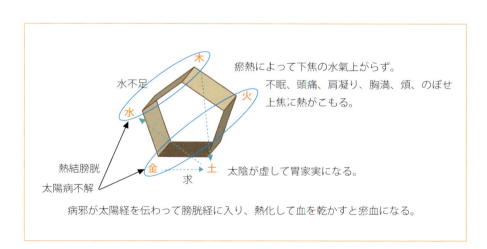

瘀熱によって下焦の水氣上がらず。
不眠、頭痛、肩凝り、胸満、煩、のぼせ
上焦に熱がこもる。

熱結膀胱
太陽病不解

太陰が虚して胃家実になる。

病邪が太陽経を伝わって膀胱経に入り、熱化して血を乾かすと瘀血になる。

図2-67

本来の症状以外に多くの不定愁訴が現れるようになる。膀胱腑は本来津液を臓する腑であるが、血海の胞の外にある腑であるから、膀胱腑に熱が凝結すれば、血海の胞に熱伝して溢れ小腹が硬結疼痛する。そしてこの溢れた血が旧病で時間が経過して自利出来ない場合は、程度と状況に従い**桃核承氣湯、抵當湯、抵當丸**を使い分ける。**桃核承氣湯**の桂枝は、邪熱が表から太陽経脈を伝わり裏に内伝して発症したのであるから、**桂枝**で表陽を補って邪氣を動かすのである。また五苓散証も膀胱腑に内伝して発症した場合に処方するが、**桃核承氣湯証**は血を対象に行い、**五苓散証**は氣を対象にして邪氣を駆邪するのである。尾台榕堂は『類聚方廣義』で「経水不調で上衝甚しい或は齲歯疼痛、小腹急結の者を治す。また打撲損傷を治す」と述べている。

- ■ **桃核承氣湯**：「熱結膀胱に結び狂の如し」腹症 " 急結 "。
- ■ **抵当湯**：「狂を発す」肝経に熱が伝わって脳に伝わる " 硬満 "。

《鍼灸基本配穴と鍼灸治療》

鍼灸基本配穴：左期門灸・左肝兪灸・左足三里瀉法・左合谷鍼響

鍼灸治療も同様の方意で行うが、『診病奇侅』には「小腹の右傍に凝結するのは蓄血である」、「小腹の左傍に凝結するのは、血室を養う衝任帯の三脈が出る氣衝が痛む。即ち経過が長く瘀血が熱化している陽明病である」、「臍下に力がなく指で押圧すれば陥没する場合でも、小腹に力が有り腹直筋が隆起（水腫）して盛り上がっているのは腎陽虚である」、「小腹の動悸が激しく痛む場合は毒であるから、大黄を用いてこれを下せばよい」と夫々に述べられている。臨床で**桃核承氣湯証**は大変多く診るが、述べられているように**右天樞・右大巨、左期門**に圧痛を見る。そしてこの右下腹部痛は**左期門・左肝兪灸**で消失する。また**左天樞・左大巨**から**左氣衝**に至る胃経脈の緊張は、同側の**左足三里瀉法**で軽減する。更に**左合谷に鍼で響**かせば各症状が軽減する。

74 大黄消石湯

『金匱要略方論』
「黄疸で腹満して小便の出が悪く尿が赤く自汗出するのは、表病ではなく裏実による、その場合はこれを下して治療する。大黄消石湯を処方すればよい」

『方機』
「発黄色腹満．小便不利者」「身熱．心煩大便不通者」

『方極』
「治発黄．腹中有結塊者」

《氣味分量》

大黄消石湯方

大黄 4g．黄蘗 4g．消石 4g．梔子 1.5g．

四味の内先に大黄・黄蘗・梔子を水六升が二升になるまで煎じて滓を除き、これに消石を入れて更に一升になるまで煎じ一氣に服用する。

《主症状》

発黄色。腹満。小便不利。身熱。心煩。大便不通。

《藥方まとめ》

脾陽氣が虚して水が動かず中焦に溜滞して内湿が熱化し、更に胃熱により脾水が渇かされる事で胃家実に至り、この状態が慢性化して変色を見る場合に対処する藥方である。

原文には「黄疸」とあるが、これは現代の"黄疸"とは異なり、時間が加えられた状況にある"変質した病邪"を指すので、充分東洋医学の技量で治療が可能な症である。つまり身体に侵入した邪氣に抵抗する為に作られる熱に時間が加えられると、本来無色透明である身体細胞を構成する水でさえも変色して黄色化する。更に赤味が加わり土色に変化すればやがて生を全うするようになる。すなわ

熱が上焦に上がり上半身で汗をかくので、風邪や寒邪に侵され易いが熱が常にある為に外邪が侵入しても自分で抗争して駆逐する（多汗症体質者は風邪に侵されにくい）。

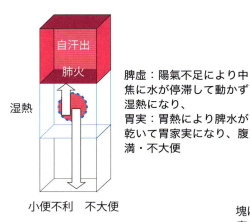
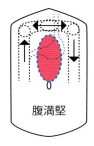

瀉火三効用
・黄連：上焦の瀉火。
・黄芩：膈の瀉火。
・黄蘗：下焦の瀉火。

山梔子：苦寒の藥物で虚煩を治療する。皮膚表面の熱を去り外感熱病で表裏に熱が有る場合に解熱する。肺火を清する能有り。
大黄・消石：堅くなっているモノを柔らかくして下す効用有り。
黄蘗：苦寒の藥物で相火を瀉して陰を滋し下焦の湿熱を消める。

図2-68

ち病氣の経過時間を図る目安としての"変色"として考えれば他の診察にも活用出来る。

《鍼灸基本配穴と鍼灸治療》

鍼灸基本配穴：左後谿瀉法・左前谷瀉法・右小腸兪瀉法・左胃兪瀉法

鍼灸治療も同様の方意で行うが、臨床で大腸内の糞塊物やガスが移動する時に、胃にモノがあれば圧迫されて特に食後に痛むのはよく見る症状で、基本は

大黄牡丹湯の類で、瀉下すれば痛みが止まることが多いが、脾虚で胃熱が軽度であれば"ぐる音"として特に女性が氣にする病症になる。これ以上に胃熱の温度が上がればこれらが固まり"便燥にならないまでのモノ"が移動して腹症として触れるのである。この時は脾陽氣をよく補い、小便不利や不大便を対象に治療すればよい。この場合上焦熱もあるので**左後谿・前谷瀉法・右小腸兪、或いは左胃兪等に瀉法**を行えば癒える。

> ▶▶ **陰陽応象大論**
>
> 　陰陽は天地の道で万物の綱紀であり、すべてのモノは陰陽によって変化する。それはモノが生じ滅することの本始であり、神明の府である。そして治病は必ず根本に因を求めなければならない。陽は上方に向かい重なって天となり、陰は下方に向かい重なって地となる。陰は静なるモノで動かず、すべてのモノは動なる陽により動かされて始まる。そして陽が動くことで陰が変化し、陽の動きが変わることで、陰が蔵され形が造られていく。陽は万物の氣化を主り、陰は形あるモノを主る。寒が極まれば熱が生じ、熱が極まれば寒が生じるように、陰陽はその極みに達すると逆に転じる。また寒氣は濁を生じ、熱氣は清を生じる。清氣が下にあれば飧泄を生じ、濁氣が上にあれば䐜張を生じる。これは陰と陽が反対の作用をしているために病となる一つの場合である。
>
> 　　　　　　著者論文『現代版素問諺解総論編・陰陽応象大論』より一部抜粋

75 抵當湯

76 抵當丸

■ 抵當湯
『傷寒論』
「太陽病で 6、7 日経過したが表症はまだ残っている。この時脈沈でも結胸証ではない。患家の精神に異常が現れて発狂し、他人を識別出来なくなるのは、熱が下焦に結集しているからである。この時小腹が硬く膨満して小便がよく出ている場合は、下血すれば癒える。それは熱邪が太陽経脈に沿って下焦に入り、裏に内伝して瘀血と結するからである。抵當湯を処方すればよい」

■ 抵當丸
「傷寒証で発熱して小腹に膨満感があれば小便はよく出ないはずだが、しかしよく出るのは蓄血しているからである。その場合は抵當丸を処方すればよい」
『方機』
「小腹鞭満．小便自利．発狂者．喜忘大便鞭反易通色黒者．
脈浮数而善饑大便不通者．経水不利者」
『方極』
「治瘀血者」

《氣味分量》

抵當湯方
水蛭 2g．桃仁 1g．大黄 3g．䗪蟲 2g．
四味を水五升が三升になるまで煎じて滓を除く、一升温服しても下らなければ

更に服藥する。

抵當丸方

水蛭 1.5g．桃仁 1.5g．大黄 3g．䗪蟲 1.5g．

四味を砕いて粉沫にして水一升で煎じ一丸として七合服藥する。服藥後凡そ2時間以内に下血するが、反応がなければ更に服藥すればよい。

《主症状》

小腹硬満。小便自利。発狂。喜忘。大便鞕反易通。色黒。脈浮数而善饑。顔色暗く煤けて腠理粗い。経水不利。大便不通。

《藥方まとめ》

太陽病・蓄血証の場合に対処する藥方である。また婦人の陰部痒みや打撲捻挫、大腿部内側のしこりや塊がある場合にも対処する藥方である。

太陽病の病機で旧病になったが、表症はまだ残っている。そして脈微・沈を示しても結胸証ではない。これは上焦に水氣が上らない為に血熱がこもり動かず、留滞して熱を有すことで発熱悪寒等の表証を見るのである。しかし太陰が乾くために水氣が不足して熱が除かれず、下焦の水が虚して裏の水氣が行らない為に小便不利になり、大便に瘀血が混じるのでやや黒い便黒色となる。これらは太陽病・表邪が経脈に沿って下焦に入り、小腹の瘀血と結した症状である。抵當の意味を成無已は『注解傷寒論』で「血が下焦に留まって瘀滞すれば強烈な藥物でないと、抵（押し退け）、當（当たれない）ので**抵當湯**と言うのである」と述べている。**抵當湯の水蛭**も**䗪蟲**も動物の血を吸う虫で、氣味はどちらも苦・微寒で瘀血を除いていく。臨床では太陽病に対し漫然と投薬されて旧病になった場合、本来の脈浮・実にもなれず、小腹が硬く張り、不定愁訴を訴える患家が対象になる。原文は「発狂」と書いているが、これは狂人ではなく主訴が定まらない患家と理解する。この時小便不利であれば**五苓散・猪苓湯**で熱を抜けばよいが、小便自利は血中に熱が入ったのであるから**抵當湯**を処方すればよい。

抵當丸も**抵當湯**と同様の病機で処方するが、**桃核承氣湯**証程軽くなく、**抵當湯**証程症状が激しくない、病勢は落ち着いている場合に用いる。**抵當湯**よりも**水蛭**と**䗪蟲**の量が少なく、**桃仁を少し減らして丸藥にした藥方である。**

■ **抵當丸**：特に腹症に限らず打撲捻挫等の表証、或いは婦人で陰部に痒みが

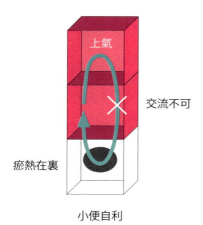
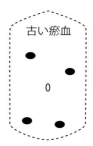

腹満は激しくないが自覚的腹満有り。

卵位の大きさで押えると沈むが離すと浮かぶ(『腹証奇覧』)。

桃仁：瘀血が積滞して閉経した時。打撲による鬱血の疼痛。血行をよくして腸を潤し便通をよくする。
桃仁：下焦、下半身の病を治す。行血剤。消炎。解毒。
杏仁：上焦、上半身の病を治す。行水剤。行氣。鎮痛。滋潤。
水蛭：塊を消す効果、打撲、内出血の血が固まったモノを消す。
虻虫：破血作用が強い。水蛭桃仁と合わせて用いて血塊を治す。

動物氣味（水蛭や虻虫）は動くモノを使わなければ動かない程、血の粘りが強いことを現している。

図2-69

あったり、肝経経路の大腿部内側に塊やしこりがある場合に処方すればよい。
- ■ **桃核承氣湯**：太陰が乾く為に水氣が不足して熱が除かれず、下焦の水が虚して上焦に水氣が上がらない為に熱がこもり、下焦は裏の水氣が行らない為に小便不利を見る場合に処方すればよい。
- ■ **抵當湯**：小便自利―蓄血　血が貯えられることで生じる症状。
- ■ **五苓散**：小便不利―蓄水　水が貯えられることで生じる症状。

《鍼灸基本配穴と鍼灸治療》

鍼灸基本配穴：二十四椎下・命門・脊中・筋縮・至陽・靈台等の圧痛穴に灸・

右胞肓に鍼響・左太衝・右懸鍾灸・左郄門灸。

　鍼灸治療も同様の方意で行うが、これは太陽病・壊病で、脈沈・微、小腹堅で小便自利であるから、血中の陽氣を補い、表の腠理を開いて発汗させて邪氣を除いていく。但し旧病で病歴も長く主訴が多岐にわたるが、基本は血主心陽氣が不足して神が不定になる事で発症しているので、**陽氣を補うために督脈の二十四椎下・命門・脊中・筋縮・至陽・靈台等の圧痛穴に灸をして陽氣を補う。右胞肓に少し長めに鍼を刺入して響かせる。左太衝・右懸鍾の圧痛がある所に灸、左郄門が緩んで緊張がなければ灸**をして、咽喉部前面に自汗して飲水させれば、血中の陽氣が補われた事を意味して癒える。

▶▶ 督脈の灸

　督脈は解剖学的には、脊椎の背柱管内にある脊髄と同じ位置を循行し、陰氣の極である骨の中心を、陽氣の極である督脈が、下方から髄海の府である脳に向かい上行する。その生理は無意識の生理現象を統括する脈で、これは脊髄が反射の中枢として働く場であり、常に自律的に働かなければならない生理を有しているのと同様、東洋医学でも陽氣しか流注しないとする。この構造的生理機能と、体内に穀物や水氣のモノを取り込んでから始めて機能する、地氣之所生の六腑（脳髄骨脈膽女子胞）の中の髄は、陰氣が強い位置から血と強く関わる脈である為に、この脈への灸治療は生体の陽氣を一度に益す事が出来、同時に髄を構成する膏が病的に凝固している場合を融解して燃焼させ、その経穴が関与して管理する臓腑を代謝・氣化して恒常性を維持する。

77 桂枝茯苓丸

『金匱要略方論』
「日頃より腹部に癥病がある婦人が、生理がなく3か月経過して出血した時に胎動を臍上で感じても、それは癥病が妊娠を阻害した為の病症である。しかし生理がなくなってから6か月経過して出血した時に、胎動を感じた場合は妊娠をしているが、胎児は6か月ではなく、初めの3か月は癥病による出血であるから、妊娠3か月なので出血は止まるが、仮にこれ以後出血が止まらない場合は、癥病による出血なので桂枝茯苓丸を処方すればよい」

『方機』
「漏下不止胎動在臍上者」「婦人衝逆頭眩．或心窩悸或肉潤筋惕者」
「経水不利面部．或手足腫者」
「病有血症之攣手足煩熱小便不利者」

『方極』
「治拘攣．上衝．心窩悸．経水有変或胎動者」

《氣味分量》

桂枝茯苓丸方

桂枝 4g．茯苓 4g．牡丹 4g．桃仁 4g．芍藥 4g．

五味を粉沫にして蜜で煉り兎尿位の丸藥にして、毎日食前に一丸服用する。効果がなければ追加で三丸服用すれば良い。

《主症状》

婦人衝逆。頭眩。心窩悸。肉潤筋惕。拘攣。心窩悸。経水有変。

《藥方まとめ》

婦人で妊娠していないのに生理がない、或いは妊娠しているのに漏下が止まらない場合に対処する藥方である。

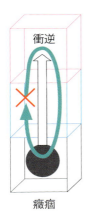
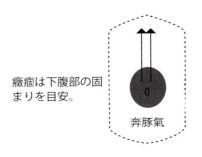

癥痼は下腹部の固まりを目安。

押圧すれば痛み強く左太巨に響く腹満は桃核承氣湯。
大黄牡丹湯は右に固まりが多い。

桂枝：表衛氣を高めて氣の異常を治す。
茯苓：心陽に対して動かしリズムを一定にする（血流を正常にする）。
芍藥：滋陰養血、散瘀、収斂させて出血を止める。
桃仁：下焦下半身の病を治す。行血剤・消炎・解毒。
牡丹：血氣を行らせることによって瘀血を除く。

図2-70

『金匱要略方論』は、婦人の生理の有無から妊娠と腹部の癥痼を大別しているが、**桂枝茯苓丸**方は癥痼である場合に対して治療する藥方で、瘀血を瀉下する藥方ではない事を述べている。つまり下焦の癥痼により循環を正しく行う事が出来ない場合は、**牡丹・桃仁**で瘀血を除いて血道を戻し、**桂枝・茯苓**で上焦の二臓を治療するのを目的とする。痼瘕と積聚の違いは、痼瘕は血滞により生じるのに対し、積聚は氣滞により生じる。氣は血を行らせ、血は氣により行らせられることから、痼瘕の治療には行氣剤を用い、積聚の治療には行血剤を用いるのである。『内経』『難経』に痼瘕と類病である積聚の定義が書かれているが、これによると積は陽、聚は陰による為積病を五種、聚病を六種に分けて治療している。

■ **桂枝茯苓丸**：治癥痼藥
■ **大黄牡丹湯**：陽明燥実＜実証瘀血

- **桃核承氣湯**：陽明燥実＞実証瘀血

《生理の有無について鑑別》

- 生理が3か月ない：妊娠ではなく不正出血と臍動がある。
  3か月（9週か10週）の胎児で、この不正出血は妊娠する前に止まっていたので、3か月分の生理が出血している。この出血を止める為には日頃から有る癥を治す。
- 生理が6か月ない：妊娠している出血と臍動がある。

《鍼灸基本配穴と鍼灸治療》

鍼灸基本配穴：左太谿灸・左太衝灸・關元・石門・氣海温灸

　鍼灸治療も同様の方意で行うが、若い婦人で生理が何年もない患家である。『素問』に「二七而天癸至．任脈通．太衝脈盛．月事以時下．故有子」とあるように、月事が時に至っても下らないのは、任脈が通じず、太衝脈が盛んにならない事が理由であるから、**左太谿・左太衝に灸**をして、陰脈実になるまでやや多壮する。そして『診病奇侅』で歴代の医家が述べられている「平人無病の腹候」を比較基準にして、下腹部任脈上で陥下している**關元・石門・氣海に温灸**で陽氣を与えて、太谿脈・太衝脈に胃の氣が回復すれば無月経が癒える。いずれにしても婦人であるべき本来の現症がないのであるから、治療期間はそれなりに必要で、患家の背景にある原因も踏まえた多面的な鍼・灸・藥による治療が必要である。

78 大黄甘遂湯

『金匱要略方論』
「婦人で小腹が膨満して太鼓の様な形状をしている。小便が思うように出ないが、しかし口渇はない、この時患家に出産の経験があれば、水邪と瘀血が共に血室にある事が分かる。大黄甘遂湯を処方すればよい。胸部に水毒と熱邪が結実しだ結胸は大陥胸湯を処方すればよい」
『方機』
「小腹満如敦状．小便微難者」「小腹絞痛堅満手不可近者」
『方極』
「治小腹満如敦状．小便微難．或経水不調者」

《氣味分量》

大黄甘遂湯方

大黄 4g．甘遂 2g．阿膠 2g．
三味を水三升が一升になるまで煎じて適度に服用する。

《主症状》

小腹満如敦状。小便微難。経水不調。小腹絞痛堅満手不可近。腹脹満。身痩。皮下に青筋を現す。

《藥方まとめ》

産後に水（羊水の残り）と血（生理血）が血室にある場合に対処する藥方である。

産後に羊水の残り（悪露）がすべて出される事がなく、氣血の順行に障害を与えて、結果的に血室（子宮）に悪水と瘀血が溜まった状態である。そして更に膀胱に影響し小便氣化が出来ず、小便不利から小便難になっている。この小腹で触れる硬いモノは、悪水と瘀血がそこにある為であるから、筋腫や膿腫の類ではない。原文の"敦"は、祭りで備えモノを盛る器で叩くと音を発する器具を指す

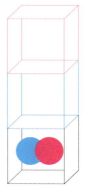
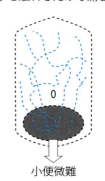

小腹満は軽い
手を触れるだけで痛む。

小便微難

悪露有り
甘遂が入っている為妊娠している者へは絶対投与不可。

甘遂：血室にある水を除く。　・・・水　┐
　　　利水藥、峻下藥　　　　　　　　├ 水血同治
大黄：産後に残っている瘀血を除く。・・・血　┘
阿膠：産後に出ている不正出血を治す。
　　　血液凝固作用が強く血管壁弛緩による出血、喀血、吐血に使う。

図2-71

が、それ位腹部が膨満していることを現す比喩である。稲葉克文礼は『腹症奇覧』で「腹皮急脹して鼓の如く按すると、内空にして硬く実しているのではない」と述べている。この方の特徴である腹皮静脈の怒張は、急症であれば瀉血すればよい。**大黄**は水血の結実を下泄する藥として働き、**甘遂**は逐水として、**阿膠**は血室の血に作用する。**大陥胸湯**は**大黄・甘遂・芒硝**で、**大黄甘遂湯**は**大陥胸湯**から**芒硝**を除き、血剤の**阿膠**を加えた藥方で、**阿膠**は水血が結実して小腹満・小便微難しても口渇しない場合に使用し、**大黄**は裏熱で結実しているモノを散結して下す藥方である。そして**甘遂**は水証が強い場合に用いる強力な逐水剤で、水血により下腹部が堅満して小便難に処方する。小腸性の下剤に**芒消**を用いるが、この**芒硝**はよく水に溶けるので煎じて服用する。浅田宗伯は『勿誤藥室・方函・口訣』で「この方は水血二物を去るを主とすれども、水氣が主になりて血は客なり」と述べている。

《鍼灸基本配穴と鍼灸治療》

　鍼灸治療も同様の方意で行うが、産後に羊水が充分に出されることがなく生理となり、子宮にモノが溜まった場合は、暖宮の目的で体表面から**中極を中心によく温めて**、小腹の膨満や堅痛等が緩むように行っていく。一般に婦人科疾患は、血系の経脈を中心に考察して血質を調わせる事から行い、調った時点で肺経脈より全体の循環を正常にさせることを基準とする。この証も恐らくこれ以外に種々の症状が存在するが、多くは肝経脈や胃経脈が中心であるから、よく見極めて補瀉を行い治療すればよい。但し下焦が整わないのに上焦経脈に触れると、上氣症状が激しくなり病人を苦しめることになる。

▶▶ **婦人の生理脈**

　婦人は生理的に月時があるので、脈も月時の前後では特異な脈状を表し、受胎の有無も脈で確認出来る。一般に婦人の脈は男性よりも濡脈に偏り、右尺中脈位がやや大であるのが正常である。そして月時の前後で左関上脈位・尺中脈位が右よりやや大、また両寸口脈位がやや浮、両関上脈位が弦でありながら口渇もなく、腹張もない場合が凡そ正常な脈状である。そして各書には月時が突然停止した場合、正常な受胎か病的現症かについて述べている。一例を挙げると『金匱要略方論』には「寒虚相搏の病機により半産漏下して、革脈を表す場合は**旋覆花湯**が主治する」、『水氣病脈證』で「少陰脈細の場合男子は小便不利、婦人は経水不通する」、『許学士』は「婦人で血室に熱邪が入った場合は**小柴胡湯**を与えればよい、しかしすでに血室の邪氣が他に影響を与えている場合は、**期門に鍼**で瀉法を行えば癒える」等である。

第二章　藥方類

大黃甘遂湯

79 大黄牡丹湯

『金匱要略方論』
「腸癰が出来ている患家の臍下小腹が腫れて、尚且つしこりがあり押圧すれば痛む、淋病様の排尿痛があるが小便はよく出ている。時々発熱して自汗出すればまた悪寒する。その時脈遅・緊の場合は、膿はまだ出来ていないので下してもよく、血便が出るはずである。しかし脈洪・数の場合は、膿はすでに出来ているので下してはいけない。この場合は大黄牡丹湯を処方すればよい」

『方機』
「腹癰. 按之即痛. 時時発熱. 自汗出復悪寒者.」「小腹有堅塊. 小便淋瀝者」
「腹中有堅塊. 経水不順者」「腹脹満如鼓. 生青筋. 或腫小便不利者」

『方極』
「治臍下有堅塊. 按之即痛. 及便膿血者」

《氣味分量》

大黄牡丹湯方

大黄 4g. 牡丹 1g. 桃仁 4g. 瓜子 6g. 芒消 3g.

五味の内先に大黄・牡丹・桃仁・瓜子を水六升が一升になるまで煎じて滓を除き、その中に芒消を入れて再び沸騰して煎じて直ぐに服薬する。膿があれば直ぐに血便下痢をする。

《主症状》

腹満。左右小腹部に塊。堅満之按即痛。

《藥方まとめ》

肺虚で粛降出来ず大腸に有形の塊が作られ、それが膀胱を圧迫して小便不調となった場合に対処する藥方である。

東洋医学に於ける『瘀血論』は、氣循環が正常に行われないことで血循環も正

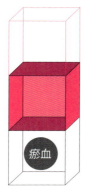
大黄牡丹湯：陽明燥＜実証瘀血

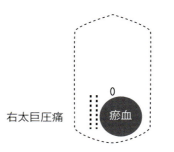
モノ（塊）が膀胱圧迫して小便不調

大黄・芒消：大腸熱実。
桃仁・牡丹皮：虚証瘀血。
牡丹皮：血氣を行らせることによって瘀血を除く。
桃仁：成分に膏を含むために瀉下する働きが牡丹皮よりも強い。
瓜子：瘀血を尿で排泄する。

図2-72

常に循環出来ず作られる"無形の血溜まり"を指している。故に「教科書に書かれている瘀血」に対する処方は、**桂枝・甘草**の二味でその氣循環を正常に戻し治療ればよいのであるが、しかし**大黄牡丹湯**方のように"有形の血溜まり"が下腹部に作られ、しかも小便が雨だれのようにしか出なくなっているのであれば、すぐに**大黄・芒消**でこの塊を崩す必要がある。故に**桂枝・甘草**はこれに含まないのである。吉益南涯は『方庸』で「脈洪数で膿す場合で膿潰していなければ**大黄牡丹湯**を用い、膿潰した場合は**薏苡附子敗醤散**を与える」と述べている。

■ **桃核承氣湯**：小便快通する。
■ **大黄牡丹湯**：小便快通せず。

《鍼灸基本配穴と鍼灸治療》

　鍼灸基本配穴：右行間・右通里・右太衝・右胞肓。
　鍼灸治療も同様の方意で行うが、鍼灸治療は肺氣粛降作用を高め自主的に塊を

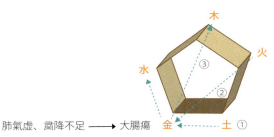

肺氣虛、粛降不足 ⟶ 大腸瘍

切り傷、打撲、捻挫手術痕⇒後に瘀血が生じる等がある。
肺が虚すことによって粛降出来ず、表裏関係にある陽腑（大腸）に結実した

図2-73

排出するように配穴する。つまり何が原因で正しく行われないかを脈診から見つけて鍼をするのである。参考までに図の①②③の順番に原因があることが多いのでよく診て治療していただきたい。但し金経は当事経脈であるから直接鍼灸をすることはあり得ない。愚案で**右行間・右通里・右太衝・右胞肓**の配穴例を挙げる。全て右穴である事がポイントである。

80 薏苡附子敗醬散

> 『金匱要略方論』
> 「腸癰の病とは、患家の皮膚がガサガサしているが、腹部の皮膚は緊張して張っているのに、触れると軟らかく腫れものを触っている病態をいう。腹部に積・聚なく、身体も無熱であるのに脈数であるのは小腸の中に癰膿がある、その場合は薏苡附子敗醬散を処方すればよい」
>
> 『方機』
> 「腸瘍．其身甲錯．腹皮急按之濡如腫状脈数者」「瘡家身甲錯者」
> 「所謂驚掌風者」
>
> 『方極』
> 「治身甲錯．腹皮急．按之濡如腫状．腹無積聚者」

《氣味分量》

薏苡附子敗醬散方

薏苡仁 10g．附子 0.5g．敗醬 3g．

三味を粉砕して水二升で半減するまで煎じて一氣に服藥する。排尿すれば癒える。

《主症狀》

瘡家。身甲錯。腹皮急。按之濡如腫状。腹無積聚。

《藥方まとめ》

體表で陰血が崩れた事により出来モノが生じた場合に対処する藥方である。

現在はストレス社会とも呼ばれ心身症的な病人が多数あり、また食生活が限界的に崩壊している飽食の時代であるから、心・小腸の火象に全ての負担がかかるのは当然である。そしてそれらを原因とする患家の多くは、皮膚に出来物や潰瘍が作られる為に外用藥で処理せざるを得ない。漢方医学はこのような病症を「火象に起因して起こる」として対処するが、しかし臨床では胃肝の臓腑も関わるの

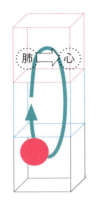

小腸内に邪毒が有ると瘍が形成される。
小腸は心とともに火に属す。
火は血脈循環を管理し、その凝滞はそのまま陰血の崩れ（形の崩れ）出来モノとなる。

薏苡仁：利尿させて心－腎の循環を妨げているモノを小腸の中より除く。
附子：循環速度を少し上げて老廃物を除く。
敗醤：駆瘀血藥として凝滞している微細な陰血を排除する。
　　　オトコエシ又オミナエシの根全草。駆瘀血藥の一種ととらえても可。

『神農本草経』は「味苦平．主暴熱火創．赤氣．疥搔．疽痔．馬鞍熱氣」とある。

図2-74

でこの限りではない。『金匱要略方論』を解釈すれば、

脈数　　：陰血凝滞による。
腹軟　　：熱毒が腸内に満ち、小腸が鼓の如く腫満したことによる。
皮膚甲錯：①裏に血が凝滞したことで表に循らず栄養しないことによる。
　　　　　②陽明支配の小腸に於ける瘍の形成は、陽明の力が虚したことによる。
身無熱　：①病位が裏に在る為に症状は出現するが発熱はしない。
　　　　　②営氣に力がなく、衛氣が外邪の侵入者と抗争していないことによる。
無積聚　：陰血が凝滞しているといっても循環量の激しい小腸内で起こっている出来事の為に、大腸内の糞塊物とは異なり腫瘍の如く固まる事はない。

になる。臨床的に皮膚がただれアトピー性といわれる皮膚疾患には、患家の**性別により男性は四物湯と黄連解毒湯、女性は白虎湯と黄連解毒湯**の合方も効果を上げる。

《鍼灸基本配穴と鍼灸治療》

　　鍼灸基本配穴：右太衝瀉法・右血海瀉法・右胞肓瀉法・右陰陵泉補法・右胃

兪補法。

　鍼灸治療も同様の方意で行うが、右大巨周辺の盲腸部周辺の不快な圧痛も診断対象になる。『診病奇佼』には「瘀血痛の多くが臍傍小腹に塊痛む所有り、太巨から鼡径部へ反応が伸びて風熱があれば、血がよく動き痛みがあちこちに動く。そして反応が出る新しい瘀血は右に反応出やすく、古くなるにつれて左にも出る」（著者論文『腹法愚解』参考）と述べられている。愚木は瘀血を「血脈の溜滞」として展開しているので、口渇・身甲錯・右胃経脈拘縮・右関上位から右寸口位に至り脈滑・実等があれば、瘀血条件を備えているとして、**右太衝・右血海・右胞肓に鍼法で瀉法**を行い響かせる。**右陰陵泉・右胃兪**に補法を行う。そして口中に唾液が出れば、血中に水が増して流滞がなくなったことを意味して、右大巨周辺の押圧不快が軽減すれば、腠理が開いて皮膚甲錯による痒みも軽減する。一般に鍼灸治療を求める皮膚疾患の患家は、すでに病院治療での経過時間が長い為に血中の流体が動かしにくいので、それなりの時間が必要になる。その時陽性男性は皮膚の爛れは激しいが、まだ血を動かす陽氣も強いので比較的早く治癒するが、陰性の女性は皮膚の爛れこそ男性よりも激しくないが、陰氣の水氣を多く含み、陽氣が経過時間により虚しているので治癒率は悪い事が多い。

▶▶ 胞肓

『鍼灸資生経』に「胞肓二穴在十九椎下両旁各三寸陷中伏而取之。灸五七壮、鍼五分」、『銅人』鍼五分、灸五七壮、『明堂』灸三七壮、『甲乙』灸三壮。澤田健は『経絡治療基礎学』で「肓の字が付く**肓兪、肓門、胞肓、膏肓**の四穴は、『霊枢経』にある「肓の原は脖䏚に出る」脖䏚は**氣海**であるから、四穴と氣海の関係が明瞭である」と述べられている。その四肓穴の**胞肓**も氣海に関与すると同時に、胞宮を意味する胞字穴であるから、臨床的に生理時に疼痛があり刺鍼により疼痛が軽減するが、左より右側に反応が出やすい。

81 芍藥甘草湯

> 『傷寒論』
> 「太陽病傷寒証で脈浮を表して自汗出、小便数、微悪寒、脚攣急する患家に桂枝湯を与えて表病を除こうすれば誤治である。この時咽中が乾き、煩躁、吐逆すれば甘草乾薑湯を与えて陽氣を回復させればよい、そして足が温まれば芍藥甘草湯を処方すれば脚も伸びる」
>
> 『方機』
> 「脚攣急者」
>
> 『方極』
> 「治拘攣急迫者」

《氣味分量》

芍藥甘草湯方

白芍藥 4g. 甘草 4g.

二味を水三升が一升五合になるまで煎じ滓を取り適宜温服藥する。

《藥方まとめ》

　『宋版傷寒論・辨太陽病脈證幷治上第五太陽上』に「脈浮は中風を、脈大は下焦の虚を表す。つまり中風で微熱が生じ、下焦の虚で足が引き攣っている。この病は**桂枝湯証**に似ているが、実際は異なるので**桂枝湯**に**附子**を加えて経脈を温めなければいけない。しかし医家は**桂枝湯**を与えて更に**桂枝**の量を増加したので、患家は大量に発汗して亡陽になった。それにより四肢は冷たくなり、咽喉が乾き、氣分がイライラして落ち着かない症状が現れれば、それは熱が胃に入ったからで、患家は譫言を発して煩症を出現させる。その時はすぐに陽氣の回復を図る目的で**甘草乾薑湯**を与えると良い。これにより夜半に陽氣が回復して両脚は自然に温まるが、まだ少し下肢が引き攣る症状が残るので、更に**芍藥甘草湯**を与えると、しばらくして陰氣が回復して両脚が自由に屈伸できるようになる」と述べられている様に、傷寒に誤汗させて変症になった場合の特に「脚攣急者」に対して

基本腹形：土に水がないために胃経が引き攣る。腹
痛して手足が伸びにくい。丸くなって眠
るような患家が多い。これは腹直筋が緊
張するためである。
小建中湯・桂枝加芍藥湯はこの腹候に加え、桂枝湯
の変症である為氣の上衝を伴う場合を基本にする。

芍藥：滋陰養血、散瘀、収斂させて出血を止める。
炙甘草：中焦の水を作る脾に働きかけて身体内の陽
　　　　氣を増長させる（炙はあぶる）。
附子：悪寒・骨節疼痛がある時に加えると芍藥甘草
　　　附子湯になる。

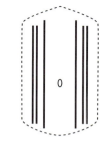

図2-75

処方する藥方で、**過汗や下痢等で一時的に水氣が身体外に脱して、血中の水が不足した場合に対処する**。この証は腹部胃経、腹直筋の緊張が顕著で真直ぐに横になれず、丸くなってしか眠れないような人に多い。**小建中湯、芍藥甘草附子湯**はこの藥方の変方である。

《鍼灸基本配穴と鍼灸治療》

鍼灸基本配穴：右曲泉補法・右陽陵泉瀉法。右陷谷瀉法、患側の京骨補法

鍼灸治療も同様の方意で行うが、鍼灸治療は十二経脈の循行に従い、外部から取りいれたモノが正しく代謝して血中に入り、循環により筋肉を潤すように配穴を行う。このような脚攣急を訴える患家に対し「筋肉が強張っている」と認識して、患部の筋肉群に対して太鍼や多鍼を行い、更に強力に柔解しようとしても良い結果にはならない。この場合は先ず筋肉の緊張を緩める目的で、患家に水を飲ませて陰水を身体の中心に通せば、氣持ちも身体も緩んで陽氣も早く動いて筋肉も緩む。臨床では大変多い症状であるから確認していただきたい。五行では土克水。剛柔では対角線の脾・膀胱の関係から起こる症状だが、経絡治療では肝陽虚として治療する。基本配穴は**右曲泉補法・右陽陵泉瀉法。右陷谷瀉法、患側の京骨補法**で癒える。仮にまだ残れば水を少し飲ませて5分程すれば癒える。

82 當歸芍藥散

『金匱要略方論』
「婦人が懐妊して腹部が激しく痛む場合は、當歸芍藥散を処方すればよい」

《氣味分量》

當歸芍藥散方

當歸 3g. 芍藥 12g. 茯苓 4g. 白朮 4g. 澤瀉 6g. 芎藭 6g. 一説に 3g
六味を粉砕して沫にして、酒で一日三回服用する。

《主症状》

腹中綿々痛。

《藥方まとめ》

『金匱要略方論』には妊娠腹痛の対処について述べられているが、臨床では**附子湯**同様に生理時痛等の腹部の筋肉が引き攣る状態で用いる。吉益東洞は「**當歸**は使ったことがない」と述べて『藥徵』に記述はないが、吉益南涯は『氣血水藥徵』で「**當歸**は血滯して氣循らざるを治す。**芍藥**は血氣急循環する能わざる者を治す。**茯苓**は血分に水氣ある者を治す。**朮**は主として水氣を逐ふ者なり。**澤瀉**は血氣迫りて水を逐ふ者を治す。**芎藭**は血氣の上攻する者を治す」と述べ、『金匱要略釋義』で「**当帰芍藥散**は腹中の血滯り氣急不循の腹中拘急、これ血滯り氣急を治す也。腹より起って胸背に迫る故に胸背強痛して攣急腰痛なし。**當歸建中湯**は下焦より迫る故に脚攣急或は腰背に引きて痛む。肩背心窩へ差込む傾向があり、心窩に水氣が滯り虛里の動が亢ぶり、小便自利等がある」と述べ、足攣急にも用いている。つまり吉益南涯は陰証（水証と血証）を治す藥方として、陰証病が重くなっていく順番に合わせて①**當歸四逆湯**（四肢の痺れ、厥寒）、②**當歸建中湯**（下腹部の拘攣、四肢攣急）、③**當歸芍藥散**（貧血色の顔色、腹中塊）を処方している。喩嘉言は『傷寒論・尚論』で「厥陰とは陰陽両経が交差して陰陽が転換される状態にある時のことを言い、厥には逆という意味がある。腎は身体に

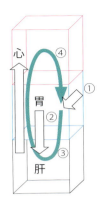
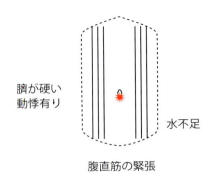

①モノ外部から取り込み異化できるように消化する。
②取り込まれた材料から正常な質の血を作る。
③腹中に凝結した瘀血を瀉す。
④作られた血を全身に循環させる。

芍藥：攣急攻迫を和す。
當歸：水血が凝結している状態で血を循らすために用いる。主に血を補う方向に働く。
芎藭：水血が凝結して腹中が絞られるように痛む場合に対し瘀血を瀉す方向に働く。
澤瀉：乾燥を潤し利水させていく。
茯苓・白朮：水の循環障害を治す。
當歸・芎藭：血の循環障害を治す。

吉益東洞は応鐘散（大黄加芎藭）を好んで用いて瘀血を下した。

図2-76

於いて最も下層にあるが、逆して上行した場合は肝に影響を与える故に厥陰という。邪が厥陰に伝えられると肝の相火が非常に高ぶり、多くの熱症状が出現する。厥証は皆陽に属するのである。つまり陰陽の氣機の転換がスムーズに行なわれないことによって厥陰病が生じる故に、厥陰病の証治は発熱した後表から出現することにより治る。厥が多く熱が少なければ病症は進行し、熱が多く厥が少なければ病症は治癒している方向に考えてよい」と述べている。

《鍼灸基本配穴と鍼灸治療》

　鍼灸治療も同様の方意で行うが、鍼灸は基本的に瀉法の医術なので、古方派の理論は活用出来るが、『和剤局方』の藥方論理に寄った後世派の理論は応用し難い。しかし**四物湯**を代表とする補血剤を鍼灸で表現するには、血に携わる心・胃・肝の三臓腑の連携からアプローチする。具体的には胃に入ったモノを血に変える為の状況はどうか。肝で作られる血の質はどうか。心で行らされる血の循環状況はどうかの三点で、これを基準に瘀血の様子や血を溶かしている溶媒の水の状況などを考慮し、臓腑状況と表裏する経脈上の経穴に鍼灸で補瀉を行っていくのである。

▶▶ 血

　血は『決氣篇』で「中焦受氣取汁、變化而赤、是謂血」と述べられているように、摂取したモノが、中焦・土象の臓腑の働きで水穀の精微に化され変化したモノである。つまり胃の腑で精穀を源として作られて脈中に流出し、肝臓で血の質と量が管理され且つ貯蔵される。そして全身に流布される血脈の速さと圧力は心臓により管理されている。具体的には筋主木象による血管の内径調節で、木象が旺氣すれば血管に影響を及ぼす筋は緊張して脈速は速くなり、圧力が強くなる身体箇所も発生する。因みに血管と血脈は、管と脈の違いであるが、血脈は管の様に通行の制約を受けることなく、氣と動きをともにして、脈中を行くものが血氣で、その流れを血脈と言う。

　　　　　　　　　　　著者論文『脈法愚解』より一部抜粋

83 當歸四逆湯・當歸四逆加呉茱萸生薑湯

『傷寒論』
「手足がかなり冷たく、脈細で今にも消えそうな脈を表している場合は當歸四逆湯を処方すればよい。仮に患家に以前から寒があれば、當歸四逆加呉茱萸生薑湯を処方すればよい」

《氣味分量》

當歸四逆湯方

當歸 3g．芍藥 3g．甘草 2g．通草 2g．桂枝 3g．細辛 3g．大棗 8g．
七味を水八升が三升になるまで煎じて滓を除き、一升を一日三回温服する。

當歸四逆加呉茱萸生薑湯方

當歸 3g．芍藥 3g．甘草 2g．通草 2g．桂枝 3g．細辛 3g．大棗 8g．呉茱萸 10g．生薑 8g．
九味を水六升・清酒六升で五升になるまで煎じて滓を除き、五回に分けて温服する。

《主症状》

四肢末端までモノがいかない。脈細而微。

《藥方まとめ》

血虚で身体内が凝滞して寒証になった場合に対処する藥方である。

氣滞があって疑似厥陰病に対処する藥方で、**當歸四逆湯**の**桂枝・細辛・通草**で表の氣滞を治し、裏氣の不調を**當歸・芍藥**で整え、**甘草・大棗**で胃氣を養う藥方である。臨床では女性の生理時症候群や、外科手術後の血循環不良を対象に用いる事が多い。この病機は肝が主る血中の水が不足して、下焦にある古い邪や瘀血が上逆することで発する症状である。これにより四肢に体温が循らず、四肢末端が氷のように冷たくなり感覚も麻痺する程度になる。臨床的に冬季の寒冷が激し

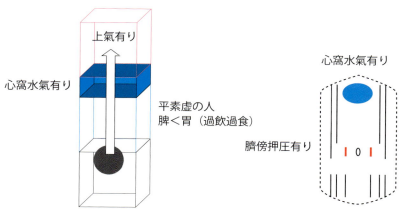

瘀血有れば久寒・その場合は抵抗有り。

桂枝：表衛氣を高めて氣の異常を治す。
芍藥・炙甘草：血中の水を潤す。陽氣を加える。
大棗：胃腸を整える。
當歸：血分の締まりをよくする。
　　　陽氣が循らず瘀血が溜まる場合。
通草・苦寒：利水・通脈（心窩水停を利水する）。
細辛・辛温：熱（水循環の不良）に対して主動し宿飲停飲を除く。

図2-77

い時に強く訴える場合は、外界の寒冷氣に瘀血が誘引されて上氣し、肩こり、腰痛、頭痛等起こすので、この方をアレンジして治療すればよい。例えば上逆の勢いが強く内寒が激しい場合は**呉茱萸・生薑**を加える等である。臨床で四肢逆冷は女性を中心に冬季によく訴えられる症状で、疑似少陰病に対処する**四逆散**にも同様の症状があるが、この方は外邪による病機ではなく、内因により発症して四肢末端まで陽氣が滞る病機であるから鑑別は容易である。

　稲葉克文礼は『腹証奇覧』で「腹皮拘攣するのは**桂枝加芍藥湯証**、**小建中湯証**の腹状に似る。**左天枢**の上下に攣痛する腹症は**當歸芍藥湯証**、**當歸建中湯証**に似る。そして右小腹、腰間に邪氣が結聚して、手足冷え脈細・無力の場合は**當歸四逆湯証**である」と述べている。

《鍼灸基本配穴と鍼灸治療》

鍼灸基本配穴：左經渠補法・左手三里灸・左崑崙補法、右三陰交灸・右陰陵泉補法・左太衝灸・左陽輔灸。

鍼灸治療も同様の方意で行うが、女性が年齢を問わず訴えられる「足が冷たい」の原因にこの病が潜んでいる。これは外温の影響もあるが決してそれだけではなく、静止作業等で目や頭部に血を集め過ぎることにより下半身が動かず、身体の上下で血が極端に均衡しないことも原因している。更にダイエット等の偏食により極端なモノ不足になって作られる血が不良の場合も多い。本方の多くは表陽氣滞による厥逆であるので、左系の経脈を取穴して陽氣を通す為に**左經渠補法、左手三里灸、左崑崙補法**で陽氣を行らせる。そして右系の経脈を取穴して陰氣を補う為に**右三陰交灸、右陰陵泉補法、左太衝灸、左陽輔灸**で四肢厥冷を癒せばよい。

▶▶ **厥陰病**

　厥陰とは陰陽両経が交差し、陰陽が転換される状態にある時のことを言い、厥には逆という意味がある。腎は身体に於いて最も下層にあるが、逆して上行した場合は肝に影響を与える故に厥陰という。そして邪が厥陰に伝えられると、肝の相火が非常に高ぶり多くの熱症状が出現する。これらから厥証は皆陽に属する。つまり陰陽の氣機の転換がスムーズに行なわれないことによって厥陰病が生じるのである。故に厥陰病の証治は、発熱した後表から出現することにより治る。厥が多く熱が少なければ病症は進行し、熱が多く厥が少なければ病症は治癒している方向と考えてよい。そして厥陰病は多くが下痢を伴うことが多い、それは陽熱が極まり『素問』でも述べられているように寒証に転化するからである。一般に木証が盛んになれば、胃土がその影響を受けて水穀が奔迫し胃陽が発露する。更に腎水が休むことなく水を捌くので腎陽が発露する。顔面が赤く発するのは陽氣が更に上氣するからであり、下焦に陰寒が多くなり、陽絶になりかねないのである。故に厥陰病の治療には温灸や補陽材を用いて、その陽を回復させるように行うのである。

著者論文『愚解傷寒論尚論・厥陰病大綱』より一部抜粋

第二章　藥方類

當歸四逆湯・當歸四逆加呉茱萸生薑湯

84 枳朮湯

『金匱要略方論』
「心窩が堅く大きな盤の様に感じ、その縁は盃の様に触れるのは水飲が原因する。枳朮湯を処方すればよい」
『方機』
「心窩痞堅小便不利者」「或心窩満痛小便不利者」
『方極』
「治心窩堅満．小便不利者」

《氣味分量》

枳朮湯方

枳實 5g．白朮 2g．

二味を水五升が三升なるまで煎じて三回に分けて温服する。腹中が柔らかくなって散る。

《主症状》

心窩痞堅。小便不利。

《藥方まとめ》

脾胃虚弱で氣の昇降が行われなくなった場合に対処する処方である。

陰寒水飲が胃中に留まり心窩痞堅して円い盤のように触れる。これに対し**白朮**で脾陽氣を補い、**枳實**で有形のモノを破砕し循環に支障がないように作用する。この円い盤のように触れるモノを標的にして処方する藥方は、他に**桂枝去芍藥加麻黄細辛附子湯**と**桂薑棗草黄辛附湯**であるが、それぞれ氣分証があるか否かにおいて鑑別すればそれ程難しくはない。

《鍼灸基本配穴と鍼灸治療》

鍼灸基本配穴：左・右太白、左豊隆瀉法。

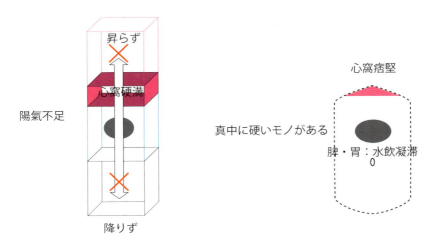

枳實：硬くなっているモノを緩め結実を治す。
白朮：中焦脾を補い清浄な水を作る。
枳實・朮：脾虚水飲を除く。

図2-78

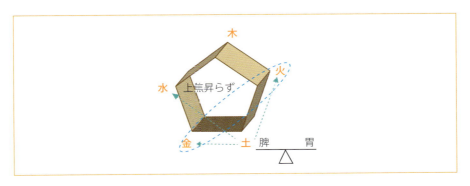

図2-79

　鍼灸治療も同様の方意で行うが、脾胃に水飲が凝滞してしかも氣分証ではなく実症がある場合は、直接腹部の凝滞している箇所に灸を行い氣機の行りを促してもよい。この場合は『難経69難』の「不實不虛以経取之者是正経自生病」に相当するので、土経独自の病として脾経と胃経の相克を調えればよい。具体

的には小便不利で便の硬軟により**左右の太白穴**を分別して用いるのである。また**左豊隆に3番鍼で瀉法**を行って、中焦に凝滞しているモノを除いてもよい。いずれにしても直接患部に働きかけてもよい疾患であるが、対象が消化器であるから決して粗暴な手技を用いてはいけない。

▶▶ 『難経69難』

『霊枢経』に「虚なる者は之を補い実する者は之を瀉す。虚でも実でもなければその経をもって取穴せよ」とあるが、これは何のことか。
1. 盛んで実する場合は瀉法を行なうが、その場合は陰陽不足を調える目的で、相生母子関係の子の臓象を対象にする。
2. 虚している場合は補法を行なうが、その場合陰陽不足を調える目的で、相生母子関係の母の臓象を対象にする。
3. 瀉法と補法を行なうべき証が並列であれば、必ず補法から行なう。
4. 現症が他の影響からではなく、自らの臓象が原因で生じた場合は『49難』で述べた病因に対して治法を行なう。

著者論文『難経愚解』より一部抜粋

85 枳實芍藥散

> 『金匱要略方論』
> 「産後腹痛して煩躁し横になれない場合は、枳實芍藥散を処方すればよい」
> 『方機』
> 「腹痛．煩満者」
> 『方極』
> 「治腹満．拘攣．或痛者」

《氣味分量》

枳實芍藥散方

枳實燒令黒．芍藥等分．

二味を粉砕して散剤にし一日三回服用する。癰膿があれば麦粥を食して下せばよい。

《主症状》

腹痛。拘攣。煩満（息苦しくイライラして横にもなれない）。

《藥方まとめ》

血循環が不良で溜滞して瘀血が形成されて、疼痛拘攣する場合に対処する藥方である。

"痛み"に限らず感覚は全て、形而上の高度感覚支配である心の働きにより判断される。その心は血を行らせることを主にするのであるから、血の溜滞は心が正常に働く環境にないことを意味する。即ち客観的に判断される痛みではなく、主体が実体のない"患家の形而上の心"で感じ訴える主観痛で、多くは不安神経症として治療される困難な痛みである。この病機に対して『金匱要略方論』は「婦人の産後（モノ不足）に腹痛する場合」を例題に、循環不良による瘀血を女性では生理、男性では排便として、体内循環を回復させて体外に排出するように治療する事を目的にして、この種の疼痛に当たっている。しかし『藥徴』では**枳**

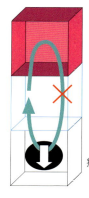
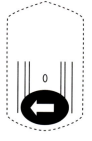

モノは食べられる

腹直筋緊張

瘀血量多＝血溜滞⇒疼痛拘攣

左太巨穴から**右太巨穴**に圧痛と響きが有るのは質が悪い。
下焦肝蔵血不足：生理として出れば流れはスムーズになり痛みは取れる。

効力の速さは患家の肝の様子を見て医家が判断するが、
■ 湯剤：肝に力が有り早く効かせたい時。
■ 散剤：肝の力も中等度でしかし時間も少しかけたい時。
■ 丸藥：肝に力がなく緩やかに効かせたい時。

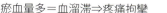

　　湯剤　　　　散剤　　　　丸藥に分ける
　　効力が早い　　　　　　　効力が遅い

枳實：水の循環が不良により生じ痛むモノを除き循らせ氣滞腹痛に用いる。
枳實・芍藥：氣通が悪く水飲が有り血熱拘攣しているのを除く。

図２-80

實芍藥散方を「水飲の凝堅似より生じる」と理解し、**枳實**の効用を位置付けて臨床で用いている。これからも臨床家東洞の側面が垣間見える。

《鍼灸基本配穴と鍼灸治療》

　　鍼灸基本配穴：左太衝瀉法・左合谷瀉法
　鍼灸治療も同様の方意で行うが、肺は氣主で常に呼吸により体内循環を動かしているが、その肺に天の陽氣を与えているのが手陽明経脈である。『鍼灸大成』には「氣滞瘀血は**太衝・合谷**」と記されている。この経穴の左右は分別されなければならないが、配穴の根拠はこの論理であろうと思われる。

86 温經湯

> 『金匱要略方論』
> 「婦人で五十齡頃に痢病に罹患し数十日止まらず夕方頃に発熱する、小腹が
>   引き攣る・腹満・手掌煩熱・脣口乾燥する原因は何か。
>   師曰、これは帯下の病で、以前この婦人が流産した事があり、その時の瘀
>   血が小腹に在って除かれていないからである。
>   何故それが分かるのか。
>   それは口脣の乾燥で分かる、温經湯を処方すればよい」

《氣味分量》

温經湯方

呉茱萸 3g. 當歸 3g. 芎藭 2g. 芍藥 2g. 人參 2g. 桂枝 2g. 阿膠 2g. 牡丹 2g. 生薑 2g. 甘草 2g. 半夏 2g. 麦門冬 12g.
十二味を水一斗が三升になるまで煎じ三回に分けて温服する。

《主症状》

口唇乾燥。小腹裏急。手掌煩熱。腹満。暮即発熱。小腸経・胆経の引き攣り。下半身の冷え。

《藥方まとめ》

瘀血が瘀熱に変わり月経不順から崩漏になった場合に対処する藥方である。

　生理的に女性は一定年齢になれば現象的な生理は現れなくなる。しかし現象的にはなくなっても女性であることには変わらないのであるから、体内では同様に生理機序として排卵が行われ、生理周期で変化する。そして加齢と共にその生理周期期間が延長してそのモノが消失する。通常生理血として排出されなくなった血は、二便や汗等の有形物と、発声や行動等の無形物の二方より排泄される。しかしこれらの手段では充分に排泄されなかった血が陰虚熱化して上衝し、種々の現象を作り出すのである。これが一般に言われる"更年期障害"である。浅田宗

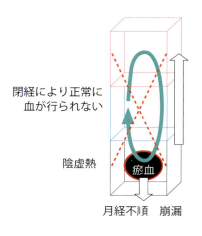
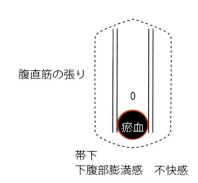

呉茱萸・桂枝：正常に上昇させる。（強い苦味）表の緊張を緩める。
人参・甘草：養血する為の脾胃を補う。
當歸・芍藥・芎藭：祛瘀血・養血。
阿胶・麦門冬：虚熱を除く。
牡丹皮・生薑・半夏：嘔吐止め。

別解釈：
桂枝：表の緊張を緩める。
芍藥・甘草：引き攣り痛む急痛を治し、腹直筋の張りを緩める。
當歸・阿膠・麦門冬：中焦を補う。
芎藭・呉茱萸：養血。
牡丹皮・生薑・半夏：嘔吐止め。

図2-81

伯は『勿誤藥室・方函・口訣』で「婦人の血室病で月水不調等種々虚寒に用いても良く、下血、唇口乾燥、手掌煩熱、上熱下寒、腹塊なき者を適証とすればよい。しかし癥塊があり快く血下らなければ**桂枝茯苓丸**、重き者は**桃核承氣湯**を与える」と述べている。

《鍼灸基本配穴と鍼灸治療》

鍼灸治療も同様の方意で行うが、『内経』にもあるように衝脈や任脈、肝経脈や胃経脈等の血に携わる経脈の氣が滞り、上方や表面が熱化しているのであるから、直ぐ治療すべきは鍼で瀉法を行って体外に排熱を行なわなければいけな

い。例えると夏に帰宅すれば直ぐに窓を開けて、熱氣を追い出すのと同じ目的であり、その後不足があれば足し、動きが悪ければ行らせる等の治療を行えば癒える。瘀血系の患家には一定の鍼灸術はなくてはいけないが、それよりも信頼感が優先するので、医家が病機を充分に理解して、患家に納得いく説明が出来るかどうかが治療成否の基準になる。

> ▶▶ **瘀血**
>
> 　瘀血は『内経』には悪血、結血、凝血等多種に呼ばれているが、病機は氣血の溜滞である。臨床的に瘀血は様々な病症の原因になる事が多い為に、脈診だけで断定するのは難しいが、腹症には顕著に表れる事が多い。邦医学では『診病奇侅』に三十二医家の臨床治験として述べられ、瘀血についても後世に伝えられている。一部抜粋する。
> 1．右陽明経、厥陰経が硬満するのは、肝鬱で血不和による場合が多い。**柴胡湯**或いは**四物湯**の類を与えるとよい。
> 2．生理前でも瘀血で陽明・厥陰経は硬満するが、朝食前に手で触れて温かく痛まないのは妊娠しているが、触れても温かくなく疼痛を見るのは瘀血である。**中極穴**に刺鍼すると右肝経から膣へ響いて行く。この時感覚が鈍いのも瘀血が原因することが多い。
>
> 　　　　　　　　　　　著者論文『腹法愚解』より一部抜粋

87 芎歸膠艾湯

『金匱要略方論』
「婦人の生理周期が来ても生理がない場合、妊娠してない場合と体調不良でない場合がある、更に婦人の出血に生理出血、不正出血、流産出血の３通りがあり、ほとんど差がないので区別する事は出来ない。そしてこの時妊娠して腹中が痛む場合は胞阻である、芎歸膠艾湯を処方すればよい」
『方機』
「漏下者」「産後下血不絶者」「下血吐血不止者」
『方極』
「治漏下腹中痛者」

《氣味分量》

芎歸膠艾湯方

芎藭 2g. 阿膠 2g. 甘草 2g. 艾葉 3g. 當歸 3g. 芍藥 12g. 乾地黄 4g.

七味の阿膠を除く六味を、水五升と清酒三升を合わせて三升になるまで煎じ滓を除き、それに阿膠を加えて一升を一日三回温服する。良くならなければ更に作る。

《主症状》

堅く応えるものもなく只少し拘攣あり。下血（おりものに血が混じる程度の出血）。腹痛時にあり。

《藥方まとめ》

寒症体質の患家に対し補血する、或いは止血する場合に対処する藥方である。

荒木性次は『方術説話』で「**芎歸膠艾湯**は婦人妊娠中夥しく出血して、腹中大いに痛む者。また経水月を過ぎても止まらない者」に用いる。尾台榕堂は『類聚方廣義』で「**芎歸膠艾湯**は腸痔下血綿々として止まず、身体痿黄して起きれば即ち眩暈、四肢力なく小腹刺痛する者を治す。若し胸中煩悸、心悸鬱結して大便

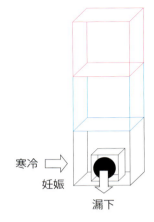
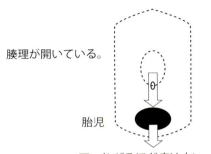

寒冷
妊娠
漏下

腠理が開いている。
胎児

下へ伸びるほど病は古い。
色が黒い。
石門〜關元に引き攣り有り。
痛みが下方（子宮）に響く。

性器出血に限らず潰瘍性大腸炎、肛門出血等血が止まらない時に使う。

瘀血の病機
①：血そのものが作られていない。
②：作られても動かない。
③：動く道が塞がれている。

地黄：血熱を瀉す。血逆を平にする。　　この作用を合わせて血分の要薬
阿膠：血分を滋潤する血の流れを滑らかにする。　として働く。

芍薬：
甘草：　引き攣り痛む急痛を治し、腹直筋の張りを緩める。
當歸：血分の締まりをよくする。…陽氣が循らない事で瘀血が溜まる場合。
芎藭：血の鬱するモノを瀉して血崩を治す。
艾葉：緩宮する。

地黄は収斂剤で補血・強壮・解熱・止血薬として貧血、虚弱症の場合に用いる。「太陰病」に主として効き、成分の配糖体、糖、アミノ酸から補剤薬味である。その地黄と相性がよいのは阿膠（ウシ科の皮を水で煎じて、煎じたもの）で、血液凝固作用が強く血管壁弛緩による出血、喀血、吐血に用いられる。
炙甘草湯、防已黄耆湯は血熱を涼する目的の為に熟地黄を使う。

図2-82

燥結する者には**瀉心湯、黄連解毒湯**を兼用する」、田畑逢一郎は『傷寒論の謎』で「**芎歸膠艾湯**は腹痛と寒冷が主で、子宮出血だけでなく痔出血にも応用され

る」、と各医家が述べているように、『和剤局方』に書かれている**四物湯**（地黄・芎藭・當歸・芍藥）は、**芎歸膠艾湯**から作られた藥方である。これは寒証体質の止血及び補血剤の方意である。

《鍼灸基本配穴と鍼灸治療》
　鍼灸基本配穴：右太衝・右臨泣補法・右築賓灸。右内庭瀉法・右陰陵泉補法。
　鍼灸治療も同様の方意で行うが、婦人の月経に限らず、潰瘍性大腸炎や痔出血等、止血の鍼は血管を収斂させる目的で右肝経脈、表裏する胆経脈に補法を行うが、経穴では**右太衝・右臨泣補法**が基本である。出典が不明瞭だが**右築賓への灸**がよいともある。
　臨床で潰瘍性大腸炎の患家を多く診るが、いずれも肺臓の虚が潜在的にある事から、血管の形が維持できずに出血するパターンが多い、つまり肺陰臓の状態が表裏する大腸腑に伝わり出血するのである。この場合愚木は虚している肺臓を主に配穴するが、母子相生の土経・胃経脈の様子を見ながら、胃火が原因と判断すれば**右内庭に瀉法**を行う。また脾経脈が虚して虚火が出血の原因と判断すれば、**右陰陵泉に補法**を行って止血している。いずれも出血は量の多少によらず、原因に対しての治療と現象に対しての対処が求められる。

88 小柴胡湯

『傷寒論』
「傷寒証、或中風証に罹患して 5、6 日経過した頃に、寒氣と熱氣が交互に起こり、胸脇が苦しく張ったように感じ、黙り込んで食欲もなくなる、氣分がイライラして吐きたくなったり、或いは胸がムカムカして吐きたいが吐けない、或いは口渇、或いは腹中が痛む、或いは脇下が硬くなるのを感じる、或いは動悸がして小便が出にくくなったりする、或いは口渇はないが少し微熱や咳が出るような場合は、小柴胡湯を処方すればよい」

『方機』
「往来寒熱．胸脇苦満．黙黙不欲飲食．心煩喜嘔者」
「身熱悪風．頸項強．胸下満．或渇或微嘔者」
「胸下逆満鬱々不欲飲食或嘔者」「発潮熱胸脇満而嘔者」
「発熱大便鞕．小便自可．胸満者」
「寒熱発作有時．胸脇苦満．有経水之変者」
「産婦鬱冒寒熱往来而不能食．大便堅或盗汗出者」
「産婦四肢苦煩熱頭痛胸脇苦満者」「発黄色．腹痛而嘔．或胸脇満而渇者」
「胸下硬満不大便而嘔者」「胸満脇痛者」

『方極』
「治胸脇苦満．或寒熱往来．或嘔者」

《氣味分量》

小柴胡湯方

柴胡 6g．黄芩 3g．人参 3g．甘草炙 3g．生薑 3g．大棗 4g．半夏 6g．

七味を水一斗二升が六升になるまで煎じ滓を除く、更に三升まで煎じ滓を除いて一升を一日三回温服する。

《主症状》

寒と熱が往来して定まらない。胸と脇が苦しく満ちて張る。黙り込んで飲食が

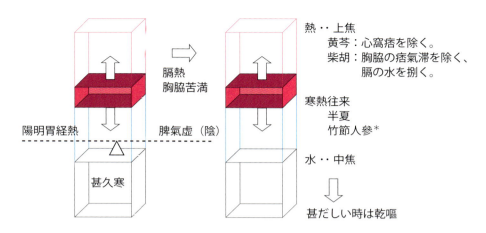

＊甘味の人参（御種）不可。苦味の人参（竹節）可。
　心窩に実在するモノを苦味により絞って利尿させるので瀉的に働く御種人参では不可。

図2-83

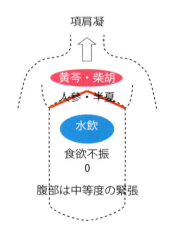

中焦を温めて水を行らせ吐氣を治す：
大棗・炙甘草・生薑

上焦熱が表で熱を持つようになり、その勢いを冷ますので皮膚に水氣が集まり浮腫となる場合を治す。

図2-84

乏しくなる。心が晴れず煩しく嘔氣がある。口苦。眩暈。咽乾。耳鳴。

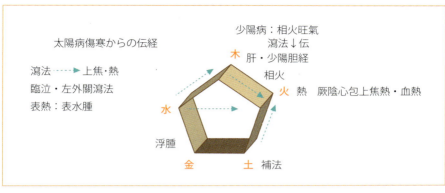

図2-85

《藥方まとめ》

少陽病証に対処する藥方である。

　傷寒或いは中風を患い５、６日経過して寒氣と熱氣の症状が交互に起こり、様々な少陽病症が発現した。これは病邪が表から内伝して、完全な裏にまでは至らないステージに至ったからである。このステージに病邪があれば『方機』にもあるように「往来寒熱・胸脇苦満・黙黙不欲飲食・心煩喜嘔」の四症状を見る。これらは少陽経・腑の氣が乱れた事に発する。少陽病は発汗法・下法を行ってはいけない。この場合は少陽に内伝した熱邪が三焦のルートに従い利尿するように**小柴胡湯**を処方する。本方は**柴胡・黄芩・人參・甘草炙・生薑・大棗・半夏**の七味から作られる処方で、**柴胡・黄芩**の二味で半表と半里の熱を冷まし、**人參・甘草炙・大棗**で克された土氣を回復させる。そして**生薑・半夏**で嘔と煩を除いて癒すのである。本方は単独で用いる事はなく合方で用いる。具体的な臨床例は著者論文『愚解傷寒論・尚論』でも述べたが、歴代の医家に習って各自で行っていただきたい。

《鍼灸基本配穴と鍼灸治療》

　　鍼灸基本配穴：右懸鍾灸・左外關に補法・右陰陵泉補法・右曲澤補法・左申脈補法・身柱補法・左天宗補法・左肺兪補法。

　鍼灸治療も同様の方意で行うが、口苦・眩暈・咽乾・耳鳴の症状があり、脈が三部ともに弦帯であれば、脈中の水と膏の割合が正常ではないので、血中の膏を

融解するように**右懸鍾灸・左外關に補法**を行い利尿を図る。「耳鳴」は例えると生木と枯れ木を叩打した時に、枯れ木の方が高い音が響くのと同様に、身体細胞が含有する保水量が乾いて不足した事により発した高音の生命音であるから、**右陰陵泉に補法**を行い脈状で胃の氣が実するのを確認した後、**右曲澤に補法**を行って心氣が鎮まるように胸中の熱を冷ませば癒える。「往来寒熱」は正氣と邪氣の攻防による現象で、正氣が勝れば腠理を開いて、表より邪氣を駆邪している症状で、その時に外風に陽氣が奪われると寒氣を感じ、邪氣が勝り腠理が開けず裏に邪氣がこもると、熱氣を感じるのである、この場合は表陽氣を補うように**左申脈に補法**を補って脈浮を確認する。「胸脇苦満」は胸中熱により呼吸が浅い事が原因し、これ以後「黙黙不欲飲食」を発症する。つまり木克土の相克によりみる症状である。これは太陽病から5、6日経過して、闘病により陽氣が不足した事で肺陽氣が虚して呼吸が浅くなり発症するので、**身柱・左天宗・左肺兪の各穴に補法**を行って肺陽氣を補えば癒える。

89 柴胡桂枝湯

> 『傷寒論』
> 「傷寒証で 6、7 日経過した頃に発熱した。この時太陽病症の悪寒がわずかにあり、同時に四肢関節が強く痛み、少し嘔吐、少し胸脇部が膨満して悶える等の少陽病の症状を同時に見るのは、表病がまだ治癒していない。柴胡桂枝湯を処方すればよい」
>
> 『方機』
> 「発熱微悪寒．肢節煩疼．微嘔心窩支節者．或腹中急痛上衝心者」
>
> 『方極』
> 「治小柴胡湯與桂枝湯二方証相合者」

《氣味分量》

柴胡桂枝湯方

柴胡 4g．黄芩 1g．人参 1g．芍藥 1.5g．桂枝 1g．生薑 1.5g．甘草 1g．半夏 2.5g．大棗 2g．

九味を水六升が三升になるまで煎じ一升を一日三回に分にて温服する。

《主症状》

上逆。潮熱不去。大便不通。心窩支満（心窩痞・胸脇苦満・腹直筋緊張）。

《藥方まとめ》

太陽病と少陽病の併病について述べている。そして柴胡桂枝湯は太陽と少陽の兼病に対処する藥方である。

傷寒で 6、7 日目太陽病は既に内伝しているが、原文の「発熱．微悪寒．肢節煩痛」症状から表病が癒えようとしている事が分かるが、しかしその後に続く「微嘔．心窩痞結」症状からまだ完全には癒えていない事も分かる。「微嘔」は嘔氣の少し軽い症状を指し、「心窩痞結」は心窩全体が隙間のないぐらいに膨満して悶える位苦しく氣分が悪い症状を指して「胸脇苦満」よりも程度は軽い。こ

のように患家に本来体力があり更に内伝させる事もないが、しかし表から駆邪させる事も出来ない場合は、**桂枝湯**と**小柴胡湯**の合方を処方する。

- ■ **小柴胡湯**　　　黄芩・柴胡・生薑・人参・甘草・大棗・半夏
- ■ **柴胡桂枝湯**　　黄芩・柴胡・生薑・人参・甘草・大棗・半夏・桂枝・芍藥
- ■ **柴胡加芒消湯**　黄芩・柴胡・生薑・人参・甘草・大棗・半夏・芒消
- ■ **小柴胡湯**より増えたモノ
  …柴胡 4g・半夏 2.5g・桂枝 1g・芍藥 1.5g
  柴胡桂枝湯で**小柴胡湯**より減ったモノ
  …黄芩 1g・人参 1g・甘草 1g・大棗 2g・生薑 1.5g
- ■ **柴胡桂枝湯**は一両桂枝湯加柴胡、半夏
- ■ **柴胡加芒消湯**は裏熱実があるので、**柴胡桂枝湯**より**桂枝・芍藥**は除く、**芒消**を加えて潤燥させる。

湯液順序
太陽病

　　　柴胡桂枝乾薑湯（虚）
　　　柴胡桂枝湯（虚）
　　　四逆散（実）
　　　小柴胡湯（実）
　　　柴胡加龍骨牡蠣湯（実）
　　　大柴胡湯（実）
　　　柴胡加芒消湯（実）

陽明病

《鍼灸基本配穴と鍼灸治療》

鍼灸基本配穴：三陰交補法・漏谷補法・地機補法・血海補法。

　鍼灸治療も同様の方意で行うが、傷寒証の脈は脈浮・緊・或大而有力だが、原文には脈弦・細と書かれている。愚木は脈弦を「陰である血と水が病的な動き方をした場合に表す脈。すなわち血の動きを診る脈」、脈細を「無形のモノの総数、或いは総量が不足した場合に表す脈」と定義した。つまり脈弦細は「血と水の総数、或いは総量が不足して病的な動き方をした」となるので、この脈から病機は、「太陽病に5、6日も闘病した事で血中の陰氣が不足して、正常に血が流れる事が出来なくなっている」事が分かるので、血中の陰氣を補って脈弦が脈緩

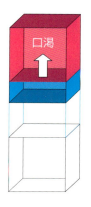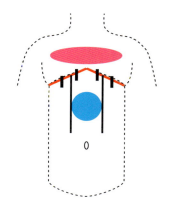

特徴：上衝する勢いは強くない。
　　　嘔氣胸苦満が有るが強くない。
　　　長風呂が出来ず、放屁により楽になる。

柴胡・黄芩：膈熱を瀉す。
半夏：痰を去り湿を乾かし寒飲嘔吐を治す。
人参：脾陽氣が充分に動けず心窩痞硬する場合を除く。
生薑：脾陽氣を高め腎に送る。
甘草・大棗：中焦に働きかけてエキスが内へ入り易くして胃腸を整える。
桂枝・芍藥：表衛氣を高めて氣の異常を治す。── 柴胡加芒消湯
芒消：腸胃の実熱積滞を瀉下して乾燥を潤す。──

図2-86

からやや濡脈に変わり、脈細が実脈に変われば血中の水が補われた事を意味する。その為に右脾経脈上で陥没して虚している**三陰交・漏谷・地機・血海**に適宜補法を行い、脈が変えれば癒える。また**小柴胡湯証**と同様、表陽氣を補えば**柴胡桂枝湯**方と同様の効果が得られる。

90 柴胡桂枝乾薑湯

『傷寒論』
「傷寒証で5、6日経過した。既に発汗法も下法も行った結果、胸脇部が膨満して軽い結胸症になった。この時小便の出が悪く、口渇はあるが嘔吐せず、頭部に限って発汗し、寒熱が往来して氣分がイライラするのは、まだ表病が癒えていないからである。柴胡桂枝乾薑湯を処方すればよい」

『方機』
「胸脇満微結．渇而不嘔．頭汗出．往来寒熱．心煩者」
「胸脇満上逆．胸腹有動者」
「虐疾．悪寒甚．胸脇満．胸腹有動而渇者」

『方極』
「治小柴胡湯証．而不嘔．不痞．上衝而渇．腹中有動者」

《氣味分量》

柴胡桂枝乾薑湯方

柴胡 6g．桂枝 3g．乾薑 3g．栝樓根 4g．黄芩 3g．甘草 2g．牡蠣 3g．

七味を水一斗二升が六升になるまで煎じ滓を除く、更に三升になるまで煎じ一升を一日三回に分けて温服する。最初はわずかに氣分が悪くなっても、汗出すれば愈える。

《主症状》

胸脇満微結。渇而不嘔。往来寒熱。心煩。頭汗出。肩凝り。

《藥方まとめ》

少陽病・氣滞証について述べている。柴胡桂枝乾薑湯は、少陽病で三焦が作用しないために痰飲が生じて、氣機が行らなくなった場合に対処する藥方である。

少陽病は和法が原則であるのに、医家が発汗法を行い、後に下法を用いたために、表では陽氣が発汗とともに漏れて虚し、内では中焦が虚して水飲が動いた

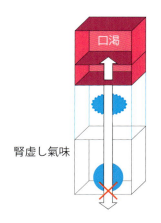
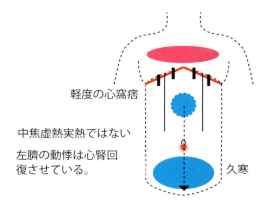

傷寒 ━━▶ 発汗 ━━▶ 下痢(水が不足する)・口渇して嘔氣しない・小便が出にくい
■ 小柴胡湯　　　　黄芩・柴胡・甘草・生薑・人参・大棗・半夏
■ 柴胡桂枝乾薑湯　黄芩・柴胡・甘草・乾薑・桂枝・栝樓根・牡蠣

桂枝：表衛氣を高めて氣の異常を治す。
柴胡・黄芩：膈熱を瀉す。
栝樓：燥を潤して渇を解し虚熱を治す。
牡蠣：臍の動悸（腹大動脈の動悸）を鎮める。
甘草：急迫を緩める。
乾薑：久寒により小便が出にくい"小便不利。
去大黄：心窩水飲はなく乾いて口渇はあるが腹満はない。

図2-87

のである。このような誤治を受けると生体の少陽枢機が正常に作用して駆邪出来ず、逆に胸脇の水邪が激しく動くので「胸脇満微結」、水飲が上焦に逆行して「小便不利」、少陽相火が鬱して上焦を焦がすので「心煩・渇而不嘔」、水飲と熱邪が上沸して「但頭汗出」の各症状を見る。これは**小柴胡湯証**で結滞して、尚且つ津液が少なく不循した病機であるから、**小柴胡湯**から結滞を助長させる**人参・大棗**、津液を乾かす**半夏**を除き、逆に結を開く**乾薑**、堅を緩める**牡蠣**、津液を生じる**栝樓根**、行氣の**桂枝**を加えた処方である。成無已は『傷寒明理論』で「表と半裏の邪氣を解き、津液を回復させて陽氣を補う薬方である」と述べている。

《鍼灸基本配穴と鍼灸治療》
　鍼灸基本配穴：右曲泉補法・右俠谿補法・左後谿瀉法・左小腸兪瀉法。
　鍼灸治療も同様の方意で行うが、少陽病証を西洋医家は自律神経症、不定愁訴等の病名を付けて治療するが、東洋医家は風木の病として五行相生の法則に従い、木の母の水性を補い・木の子の火性に瀉法を行い治療する。小倉重成は『日本東洋医学会誌』で「右季肋下部に僅微な抵抗があり、左は多少の不快感を伴うが胸脇苦満程強くはない。腹部は軟弱で季肋下部の抵抗を触れない事もあり臍上悸は多い。胃部振水音はない事が多い」と腹症の特徴を述べている。そして患家の脈症や季節に左右されるが、セオリーとして**右曲泉・右俠谿の木経脈の水穴に補法**を行い、脈弦・緊が脈濡になればよしとし、**左後谿・左小腸兪に瀉法**を行って尿意を催せば、**柴胡桂枝乾薑湯**と同様の方意になる。『傷寒論』の原文にもあるように、少陽病は利尿させる和法を最初に試みなければいけない。それは鍼灸でも湯液でも同様である。

> ▶▶ **苦味**
>
> 　五味による治療法則は"補・助・益"という『金匱要略』の「夫肝之病、補用酸、助用焦苦、益用甘味之藥調之」の一文を基本に展開される。つまり「補」は自身の味を食する事、「助」は五行相生関係の母の味を食する事、「益」は相克関係の味を食する事で、これに"温性と寒性"の味の属性を加えて判断する。これから「苦味」の身体を固く固めて絞る：固堅作用は、病で身体が膨張している場合に固く固めて絞る時に用いる。しかし本来苦味は苦しい味なので、適量でなければ心臓等の循環器が苦しくなり循環障害が出る。藥が苦くないと効かないのは苦味で病の悪循環を一端止めて、正常な循環に戻すからである。

91 黄芩湯

> 『傷寒論』
> 「太陽と少陽の合病で痢病を見る場合は、黄芩湯を処方すればよい」
> 『方機』
> 「心窩痞自下痢者」「口苦咽燥眩暈自下痢者」
> 『方極』
> 「治下痢腹拘急者」

《氣味分量》

黄芩湯方

黄芩 3g. 芍藥 2g. 甘草 2g. 大棗 4g.

四味を水一斗が三升になるまで煎じ滓を除いて一升を温服する。夜間再発すれば一服藥すればよい。

《主症状》

心窩痞。自下痢。嘔吐。口苦。咽燥。眩暈。

《藥方まとめ》

太陽病で時間が経過して上氣はないが、少陽病で心窩痞塞し臭氣の強い腹痛下痢が止まらず、しかも嘔吐する場合に対処する藥方である。

太陽病と少陽病の合病で下痢する場合は、邪熱がまだ完全に陽明病に入っていない。これは陽経脈の開闔枢が不調により表より駆邪出来ず、裏に入れて排泄により駆邪しているのであるから、**黄芩**で熱を除き、**芍藥・甘草**で下痢による収斂に対処し、**大棗**で胃氣を補えば、開闔枢機が戻り回復すれば癒える。東洋医学に於ける下痢の定義は速やかに止めなければならない場合と、体内の邪毒を下痢という状態で排泄する自助現象と認識して、敢えて治療しない二つの場合を考える。太陽病の下痢は表に客した寒邪を排泄する目的で、裏の少陰作用を借りて表の体温を上昇させることにより、寒邪を下痢として排斥するので、中焦が虚して

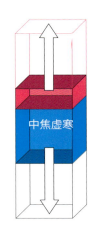
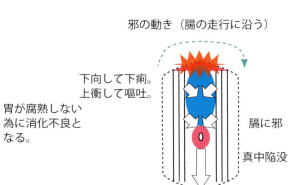

芍藥甘草湯加大棗・黄芩
芍藥甘草湯の基本腹形（腹直筋緊張、心悸亢進）に胸脇苦満が加わり、腹痛、臍の動悸、口苦、下痢(臭氣強い)の症状が出現する。

黄芩：少陽の熱取り。瀉熱の目的で黄芩は柴胡とよく一緒に使う。
芍藥・甘草：引き攣り痛む急痛を治す。腹直筋を緩める。
大棗：胃腸を整える。

図2-88

食欲がなくなるまで放置してもよい。しかし少陽病の実症は極端な便秘になり、虚症は下痢になって食欲もなくなってしまうために速やかに止めなければならない。鑑別は排泄後に身体が虚して正氣や食欲の状態はどうかで分類する。
■ 柴胡剤：下痢して往来寒熱する。
■ 黄芩湯：下痢（泥状便・粘液便）して心下痞・腹痛。

《鍼灸基本配穴と鍼灸治療》

鍼灸基本配穴：左公孫灸五壮。

鍼灸治療も同様の方意で行うが、下痢治療も中焦の虚寒から対処する。すなわち脾虚が対象になるが、単純に下痢を止めるのであれば**左公孫灸五壮中等度のひねり**で、脈が少し緊張すれば治るが、少陽病で膈熱がある場合は熱の勢い

と方向を下向させる自助行為であるから、食欲がなくならないように、腹痛が強くならないように、陽明経が引き攣らないように脈をよく診ながら配穴していく。但し腹部に対し温めるのは、後で患家が苦しむので決して行ってはいけない。『難経』の実・実の治療だからである。

> ▶▶ 『難経 81 難』
>
> 『霊枢経・終始篇』に「必審其實虚、虚而寫之、是謂重虚、重虚病益甚」とあるように、実症を更に実にさせ、虚症を更に虚させて不足を損じ有余を益するとあるが、この虚や実は脈の虚実か病の虚実か。
>
> 　これは脈の虚実ではなく医者が適切な処置をせず、虚証を虚させたり実証を実しさせる愚行を指す。
>
> 　肝実肺虚証は 75 難で述べたように，水を補って火を瀉さなければならない。肝虚肺実証は 69 難で述べたように，肝を補って肺を瀉さなければならない。しかしこの法治とは逆に治病を行なう実証が更に実したり、虚証が更に虚するようになる治法を行なう医家を中工の害と称す。
>
> 　これは医療の誤治の弊害を繰り返さないようにと思う越人の最後のメッセージである。
>
> 　　　　　　　　　　　　　　著者論文『難経愚解』より一部抜粋

92 黄芩加半夏生薑湯

『傷寒論』
「太陽と少陽の合病で痢病を見る場合は黄芩湯を処方すればよい。この時吐氣があれば黄芩加半夏生薑湯を処方すればよい」
『方機』
「若嘔者」
『方極』
「治黄芩湯証．而嘔逆者」

《氣味分量》

黄芩加半夏生薑湯方
- ■ 黄芩 3g．甘草 2g．炙．芍藥 2g．半夏 6g．生薑 3g．大棗 4g．
- ■ 黄芩 3g．甘草 2g．炙．芍藥 2g．半夏 6g．生薑 1.5g．大棗 4g．

六味を水一斗が三升になるまで煎じ滓を除いて一升を温服する。夜間再発すれば一服藥すればよい。

《主症状》

下痢。乾嘔。嘔逆。

《藥方まとめ》

乾嘔と熱性下痢に対処する藥方である。

黄芩湯証は上方に邪が動いて膈膜に熱が留まり上焦熱になるが、**黄芩加半夏生薑湯証**はこれに加えて、邪氣を下方に排泄する動きが強く下痢が激しくなり、且つ痰飲の水の含有量が多すぎて嘔吐できずに"からえずき"になる。つまり乾かされるモノ（痰飲）と乾かすモノ（熱量）の相対比率により、嘔吐か乾嘔かの症状を見る。またこの論理で便秘と下痢を考えると、痰飲の量が少なく陽明熱が強ければ便秘になるし、痰飲の量が多く陽明熱が少なければ下痢になる。

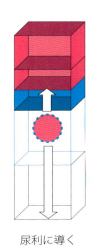

黄芩：少陽の熱取り。
芍藥・甘草：引き攣り痛む急痛を治し腹直筋の張りを緩める。
生薑・半夏：脾を動かして水逆を下方に向け中焦の局部の水を除く。

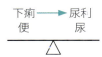

尿利に導く

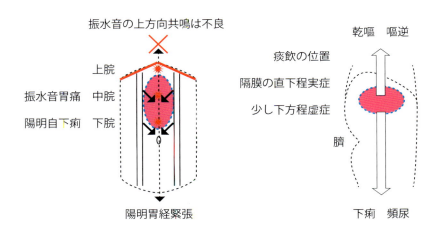

図2-89

邪氣が裏に入る順路

太陽病　→　陽明病　→　少陽病
表寒虚　→　表熱実　→　膜が正しく動かない

- ■ 黄芩湯　　　　　：実症（モノを吐き出す為の力がある）
- ■ 柴胡桂枝乾薑湯　：虚症（モノを吐き出す為の力がない）

《鍼灸基本配穴と鍼灸治療》

　鍼灸基本配穴：足三里・三焦兪・三焦経・右内關。

　鍼灸治療も同様の方意で行うが、上述した病機で生じる場合左右の使い分けはあるが、胃陽氣を**足三里**で補い下痢・嘔逆に対処する。この時**脾兪**に刺鍼すれば、虚している脾に対し更に負担をかけるので使ってはいけない。この場合は**三焦兪**か三焦経で軽く陽氣を行らせる。また**茯苓**を使ったほうがよい場合は、**右内關**で内側から絞って症状に対処すればよい。

▶▶ 内關

　『鍼灸資生経』に「内關二穴在掌後去腕二寸。鍼五分、灸三壮」とある。『奇経八脈考』に「陽維の病は、太陽の水に不溶解である鹹の含有量を調節する生理が出来なくなった場合で発病する」と述べられている。臨床的に左右の陰維、陽維脈の病脈を見る場合は、左右の**外關**と**内關**に補瀉を行ない、脈の流体が正常になるように治療する。また「**内關は肝鬱に効く**」という解説などもあるが、正しくは「肝鬱氣滞で土を克した場合を瀉す」と改める。更に臨床で混同し易いのは「**間使**」で、間使には精神安定作用があるが、**内關**には奇経作用から考えてもない。臨床で確認していただきたい。

93 柴胡加芒消湯

> 『傷寒論』
> 「太陽病・傷寒に罹患して13日経過したがまだ治らない、そして胸脇が張って嘔吐し、夕方近くになれば定期的に発熱して、すでに少し痢病がある。これは本来柴胡湯証で大柴胡湯で下せば癒えるが、しかしまだよくなっていないのは、医家が丸薬で下したからであり、誤治による結果である。夕方近くに発熱するのは実証なので、先ず小柴胡湯で表を解いてから、その後で柴胡加芒消湯を処方すればよい」
>
> 『方機』
> 「若潮熱不去．大便不通者」
>
> 『方極』
> 「治小柴胡湯証而苦満難解者」

《氣味分量》

柴胡加芒消湯方

柴胡 6g．黄芩 1g．人参 3g．甘草 3g．生薑 1g．大棗 4g．芒消 2g．半夏 6g．

八味を水四升が二升になるまで煎じ滓を除く、それに芒消を加えて更に煎じ、微かに沸騰させて温服する。

《藥方まとめ》

陽明病と少陽病の合病について述べている。柴胡加芒消湯は小柴胡湯証で時間が経過し、少陽病で裏熱実した場合に対処する藥方である。

陽明病と少陽病の合病は、**大柴胡湯・柴胡加芒消湯・柴胡加龍骨牡蛎湯**を場合に合わせて処方するが、『傷寒論』にも述べられているように、誤治により胃腸の津液が虚して口渇がさらに激しくなり、安易に**大柴胡湯**を処方できなくなった場合の回避処置として、先に**小柴胡湯**を処方した後に、**芒消**を加えた**柴胡加芒消湯**を処方して、心窩が硬くなった症状を緩めて潤して、陽明病実証を瀉せば癒える。

吉益東洞は発熱・微悪寒・微煩・心窩支結があれば、**柴胡加芒消湯加応鐘散（大黄二兩、芎藭六兩）** を処方している。

《鍼灸基本配穴と鍼灸治療》

鍼灸基本配穴：右膈俞灸・左胃俞瀉法。

鍼灸治療も同様の方意で行うが、臨床では慢性の消耗性疾患様に同じ症状を繰り返して、病院や医院を行脚する患家で、夕方になれば微熱発して横になり、胸脇が張って苦しく食事をすると嘔吐して、やや軟便氣味である。この場合患家に体力がなければすでに陰病になっているが、その領域にも入らずに陽症を発しているのであるから、鍼灸治療も患家の陽氣を損なうことがないように、陰氣を補って裏を潤して、排泄による排熱を助けるように配穴する。臨床では右関上位が脈実になれば**右膈俞灸・左胃俞瀉法**で排熱させる事が出来るが、右関上位・脈実でなければ効果は期待できないので、この脈になるように配穴を行えばよい。

▶▶ **斉物論**

　荘子は自著に於いて繰り返し、万物斉同と因循主義を述べている。彼は老子と異なり現実主義を飛び越え、人間社会の束縛から解放された自由な精神の冥合、すなわち「殊更な作為を去り有るがままの世界に生きることが無為自然である」と述べ、対立差別を無くすことを中心に述べている。その客観的な始点の着想こそ、大きな発見であったと思われる。このような思考思索を経て万物の究極的根源は「一」であることに至り、次いで「一」を為す「モノ」の本源、つまり「モノ」が存在するための本源は有るのか、無いのかという、モノの存在に於ける根本的な哲学に転回されていく。

著者論文『愚解陰陽論』より一部抜粋

94 大柴胡湯

> 『傷寒論』
> 「太陽病・傷寒時に発熱して汗出しても治らず、心窩痞硬して嘔吐・痢病がある場合は大柴胡湯を処方する」
> 『方機』
> 「嘔吐不止．心窩急．鬱鬱微煩者」「心窩痞鞕而痛．嘔吐下痢者」
> 「心窩満痛．大便不通者」「胸脇苦満腹拘攣大便不通者」
> 『方極』
> 「治小柴胡湯証．而心窩不痞鞕．腹満．拘攣．或嘔者」

《氣味分量》

大柴胡湯方

柴胡 6g．黄芩 3g．芍薬 3g．半夏 6g．枳實 4g．大黄 2g．生薑 5g．大棗 4g．

八味を水一斗二升が六升になるまで煎じ滓を除く、更に煎じ一升を一日三回温服する。

《主症状》

胸脇苦満。腹拘攣。大便不通。鬱鬱微煩。嘔吐不止。心窩痞硬而痛。心窩急鬱々として微煩。

《藥方まとめ》

　小柴胡湯証で誤治を行い陽明腑熱の症状が出現した場合に対処する藥方である。

　小柴胡湯証は**人参**と**甘草**で陽氣を補い行らせ、利尿により邪氣を体外に除く目的の和法で治療するが、**大柴胡湯**は**小柴胡湯**より**芍薬・枳實・大黄**を加え、**生薑**を増量した代わりに**人参**と**甘草**を除いた藥方である。これは表邪が陽明に内伝して両経脈に病症がある場合に用いる。『傷寒論』では「心中痞鞕」のある位置が心窩にはなく心中にある事で、中より上方へ、上方から表に病邪が行き渡り、汗

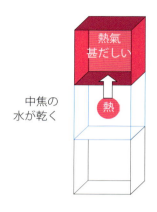
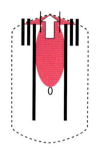

黄芩：心窩痞を除く。
柴胡：胸脇の痞氣滞を除く、膈の水を捌く。
生薑：脾陽氣を高め腎に送る。
大棗：胃腸を整える。
枳實・大黄：陽熱を瀉す。
芍藥：陰氣との調和を図る。

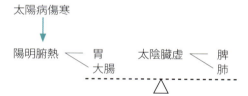

便秘・腑熱・腹満（小柴胡湯は経病なので便秘はない）
16時頃潮熱：陽明病→腹満、秘結 ┐ 大柴胡湯証
胸脇満而嘔：少陽病→少し下痢 ┘

小柴胡湯：黄芩・柴胡・生薑・半夏・大棗・人参・甘草　　（陽氣を補う）
　　　　　陽・経絡が対象
大柴胡湯：黄芩・柴胡・生薑・半夏・大棗・芍藥・枳實・大黄（陽熱を冷ます）
　　　　　陰・臓腑が対象

図2-90

法では邪氣が駆邪出来ない事を表現している。これは**小柴胡湯**では腑実が除けない、**小承氣湯**では表実が除けないので、**小柴胡湯**と**小承氣湯**の合方によく似

た処方になっている。その鑑別は経病か腑病かの違いであり、具体的には少陽病で便通があれば**小柴胡湯証**、なければ**大柴胡湯証**である。臨床的に問診事項の「排便の有無」において、一言で表現すれば便秘は「排泄における心残り」、下痢は「排泄における不安」である。

《鍼灸基本配穴と鍼灸治療》

鍼灸基本配穴：左外關瀉法・左丘墟瀉法・左小腸兪瀉法・左委陽瀉法。

鍼灸治療も同様の方意で行うが、『傷寒論』の原文症状を臨床例にすると、発熱して汗出しても癒えずに、心中が痞鞕して嘔吐・下痢している場合が考えられる。そして高齢の方や学齢前の患家は、先に病院に行かれて解熱剤や嘔吐止め等の藥物が血中にある状態で来られるので、純粋な**大柴胡湯証**ではない。その場合は後療になる為、脾陽氣と胃陰氣を回復させて食欲を戻す事を行うが、壮年の患家は、傷寒に罹患していても無理に労働して発病される方が多く、また日頃から濃厚な食事で陽明燥熱が常にある方も発症し易い。その場合すでに汗出して嘔吐・下痢の少陽・陽明症を呈している。つまり「嘔吐」は生体ベクトルが上逆した症状なので、利尿でベクトルを正常に戻せば癒える。また「下痢」も便に水氣が多いので、尿として邪水を駆邪すれば正常に戻る病機であるから、柴胡剤の方意に従い和法を選択して**左外關瀉法・左丘墟瀉法・左小腸兪瀉法・左委陽瀉法**で利尿させれば癒える。

95 柴胡加龍骨牡蠣湯

> 『傷寒論』
> 「太陽病・傷寒に罹患して8、9日経過した頃に下法を行った。すると患家は胸苦しくなり、氣分がイライラして落ち着かず少しの事でも驚くようになった。この時小便の出が悪く、譫言を発して、身体が重くて力が入らなくて寝返りも打てない場合は柴胡加龍骨牡蠣湯を処方する」
>
> 『方機』
> 「小柴胡湯証而胸腹有動者．失精者．胸満煩驚者」

《氣味分量》

柴胡加龍骨牡蠣湯方

柴胡 4g．龍骨 1.5g．黄芩 1.5g．生薑 1.5g．鉛丹 1.5g．人参 1.5g．桂枝 1.5g．茯苓 1.5g．半夏 2.5g．大黄 2g．牡蠣 1.5g．大棗 2g．

十二味を水八升が四升になるまで煎じ、それに大黄を碁石の様に切って、更に一両沸騰させて滓を除いて一升温服する。

《主症状》

胸満煩惊。失精。小柴胡湯証而腹有動。尿不利。悪寒なし。皮腫有り。漠然とした不安が強い。

- ■ **柴龍湯** ：感覚的な刺激で驚く。心窩部に緊張、上衝傾向は強い。胸脇苦満は顕著ではない。
- ■ **桂龍湯** ：感覚的な刺激で驚く。下腹部に緊張、上衝傾向は強い。柴龍湯に比べて虚証。
- ■ **大柴胡湯** ：感覚的な刺激で驚く。心窩部に緊張、上衝傾向は強くない。胸脇苦満が顕著。
- ■ **瀉心湯** ：感覚的な刺激では驚かない。下痢・腹中雷鳴なし。
- ■ **甘草瀉心湯**：精神不安定・心窩痞鞕下痢・腹中雷鳴あり。

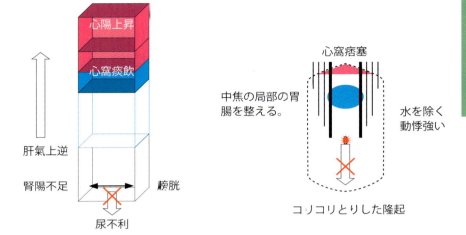

桂枝・茯苓：心陽に対して動かしリズムを一定にする。
龍骨：甘渋平　降下鎮静収斂。
柴胡・黄芩：胸脇の痞氣滞を除く、膈の水を捌く。
半夏・生薑：脾を動かして水逆を下方に向け、中焦の局部の胃腸を整える。
人参・大棗：脾陽氣を助けて心窩痞硬を除く。
大黄：モノの結毒を通利する。鉛の代わりに現在は大黄が使われる。
牡蠣：臍の動悸（腹大動脈の動悸）を鎮める。

■ 動物生薬は"動くモノ"：陽氣が不定である場合に正常に戻したい時に使う。
■ 植物生薬は"動かないモノ"：陰氣が毀損している場合にその補正をしたい時に使う。

図2-91

神経質の順（田畑隆一郎著『傷寒論の謎』〈源草社〉より引用）

柴龍湯　：大柴胡湯証に神経症状が加わった証である。
柴桂薑湯：柴龍湯の腹中動悸に比べると強く悪寒なく浮腫をみる。
四逆散　：抑鬱性。
小柴胡湯：疳性。

《藥方まとめ》
　傷寒証の治療に下法を行ったことで邪氣が全身に蔓延して、煩・驚・譫言を発するようになった場合に対処する藥方である。
　傷寒にかかり数日経過して少陽病の各症状を呈しているのに、誤って下剤を服用した後発症した場合に処方する藥方である。上焦空間は心があり陽氣が多い場所であるが、不安や緊張で心陽が旺氣すれば、更に熱くなって肺の呼吸作用も、心の拍動作用も、通常に作用することが出来ずに、リズムが乱れ不整脈を見るようになったり、腹大動脈拍動（臍の動悸）が大きく打つようになる。つまり邪氣が少陽・陽明の二経脈を侵して心陽氣までも乱しているので、治療は必然的にデリケートにならざるを得ない。つまり心氣を補う目的で**柴胡・桂枝**、中焦を癒す目的で**人參・生薑・大棗**、上逆を鎮めて落ち着かせる目的で**龍骨・牡蠣・鉛丹**、膈熱を除く目的で**黄芩**、身体の水を統制する目的で**茯苓・半夏**、胃燥熱を除く目的で**大黄**を配合した藥方である。臨床ではパニック障害や過換氣症候群等の方をイメージされて処方されれば近似値になる。

《鍼灸基本配穴と鍼灸治療》
　鍼灸治療も同様の方意で行うが、臨床で**柴胡加龍骨牡蠣湯証**の方は、神経質で物音や些細な事にも異常に反応して、氣にしている事柄等は特に納得がいくまで聞かれる方が多い、顔色は逆上したやや赤ら顔の事が多く、手掌汗出が異常に多く常にタオルを持って拭いている。脈はやや浮き氣味で少し速く、寸口位に長脈を見るが、尺中位脈は短脈の事が多い、つまり上焦空間に邪熱があって心・肺陽氣を高ぶらせると同時に、下焦の肝・腎の陰氣がその救済の為に虚しているので、裏の陰水の虚を補う意図で**右経脈に補法**を行い、上氣の脈状が回復すれば癒える。このような患家は神経質で痛みが通常よりも強く感じるので、乳幼児に行うような接触鍼程度で充分効果を発揮するが、治療で口渇が強くなれば何かの間違いなので目安にすればよい。信頼関係が得られれば難しい症例ではない。
　参考に吉益東洞と尾台榕堂の二書から**柴胡加龍骨牡蠣湯**の項を引用する。『類聚方』「**小柴胡湯証**にて胸腹に動有り、煩躁驚狂し大便難く小便利せざる者を治す」、『類聚方廣義』「狂症にて胸腹の動甚しく驚懼して人を避け、兀座して独語し晝夜寐られず、或は猜疑多く、或いは自から死せんと欲し床安からざる者を治す。癇症にて時に寒熱交作し鬱々として悲愁し夢多く寐少く、或いは人に接する

ことを悪み、或いは暗室に屛居して殆ど労瘵の如き者を治す。狂癇の二症は亦た当に胸脇苦満、上逆、胸腹の動悸等を以て目的となすべし。癲癇にて居常胸満上逆し、胸腹に動有りて毎月二三発に及ぶ者は、常に此方を服して懈らざれば則ち屢発の患無からん」と述べられている。

第二章 藥方類

柴胡加龍骨牡蠣湯

96 瀉心湯

『金匱要略方論』
「心氣が不足して吐血・衄血する場合は、瀉心湯を処方すればよい」
『方機』
「心窩痞按之濡者、正症也」「心氣不足吐血衄血者」「心煩心窩痞者」
『方極』
「治心氣不定、心窩痞按之濡者」

《氣味分量》

瀉心湯方

大黄 2g. 黄連 1g. 黄芩 1g
三味を水三升が一升になるまで煎じ滓を取って適宜服藥する。

《主症状》

心窩痞按之濡。心煩。吐血。鼻血。痔血。下血。血尿。頭項の腫れ。

《藥方まとめ》

心窩部を押さえて不快感がある場合に対処する藥方である。

　瀉心は心窩の不快を除くという意味であるが、少陽病で膈に熱が乗じて血熱と化し、それが傷付けて吐血、衄血が生じる場合は、下焦より出血する痔疾、下血、血尿が生じる可能性もある。また上焦の出血だけではなく、血氣が上昇して起こる眼目、頭項の腫れ等も、上焦熱が心に迫り心が管理する"脈管"が傷付いて出血、血熱を生じさせることによる。「煩」は思うようにならないことを心に持つことで、病が心に迫る場合は必ず熱を生じ、その熱が外に達しなければ煩熱となって煩悶する。そして血熱鬱悶の前提によって起こる「心氣不定」は胸部を押圧すれば拒絶し或いは煩悸する症状であるから、**黄連、黄芩**を使わなければいけない時は、必ず「血氣上衝して有心中熱、煩悸」する場合に限られるのである。この応用から**瀉心湯**は動脈硬化やクモ膜下出血の人が多い高血圧で、赤ら

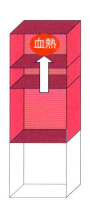

血熱が心に迫る。

黄連：肺虚による上焦胸中鬱を治す。
大黄：強い熱勢を除く。
黄芩：血熱を解す。

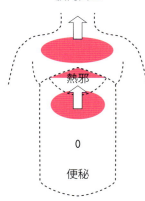

心は脈管を管理するので破ける可能性が有る。

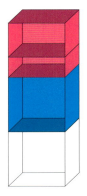

心：陽氣が多い。　　　　　　形を有さないモノが有る空間
肺：上焦で唯一水を持つ。

　　形を有すモノが無い空間に上がることで攻防する：心窩痞

中焦の水が上がろうとする：形を有すモノが有る空間

図2-92

顔、便秘して胸がつかえて食が進まず時に吐くという人に使うのもよい。類似証として**黄連解毒湯**証には便秘はなく、利尿により熱を除く方意であるので、便が秘結するか否かで鑑別すればよい。また**瀉心湯**と「**桂枝湯**の衝逆を治す」は間違い易い。すなわち**桂枝湯**は肌表の邪を除くことに専念する薬方であるから血症はない。臨床では血症の有無で判断すれば鑑別のポイントになる。『金匱要略方論』には臨床例として「涎沫を吐いた患家に医家が下法を選択した後心窩即痞が現れた場合は、先に吐涎沫を治療対象に**小青龍湯**を処方すればよい、そして涎沫が止まれば痞を治療対象にする**瀉心湯**を処方すればよい」と述べられている。

▶▶ **黄連解毒湯**

『外台秘要』黄連 2g・黄芩 3g・梔子 2g・黄柏 2g。

浅田宗伯は『勿誤薬室・方函・口訣』で「此方は胸中熱邪を清解する聖剤也。一名倉公の火剤」とする。**梔子豉湯**証で熱勢劇しい心中懊憹がある者に用いる。大熱があり下痢洞泄する者、或いは熱毒深く洞下する者を治す」。また『外台秘要』に「**黄柏**去り**大黄**を加えて**大黄湯**と名付く」、和田東郭は『蕉窓方意解』で「先師は本方を胎毒による虚弱体質改造薬、及諸種の病毒駆逐の根本とした。すなわち**柴胡清肝湯**、**龍胆瀉肝湯**、**荊芥連翹湯**等の基本は、温清飲（**四物湯**と**黄連解毒湯**の合方）である」と述べている。

97 大黄黄連瀉心湯

> 『傷寒論』
> 「太陽病・傷寒証に峻下剤を行った後、また発汗させたので心窩痞となり、悪寒を見るのはまだ表症が治っていない。この場合はすぐに心窩痞を治そうとしてはいけない。先に表症が治ってから痞症の治療を行うのである。この時表症を治療するのは桂枝湯がよく、痞症を治療するのは大黄黄連瀉心湯を処方すればよい」
>
> 『方極』
> 「治心煩．心窩痞．按之濡者」

《氣味分量》

大黄黄連瀉心湯方

大黄 2g．黄連 1g．

二味を沸騰している二升の湯に二、三分漬けてから絞って滓を除く、一日二回服藥する。

《主症状》

心煩、心窩痞、按之濡。押圧不快。

《藥方まとめ》

　汗下法を繰り返したことにより上焦の水・氣が不足して血だけが残り、熱の勢いが上焦心胸に迫り胸中熱が生じた場合に対処する藥方である。

　臨床では患家が傷寒に罹患している自覚がなく、日頃から使用している下剤を通常に服用して、何時よりも激しく下った為に慌てて医院に行き、改めて傷寒に対しての藥剤を服用して発汗した後に見る症状である。この時患家は悪寒が激しく、心窩が不快で食欲がほとんどない場合が多い。この症例は先ず悪寒に対して**桂枝湯**を与えて表陽を補った後、心窩痞に対し**大黄黄連瀉心湯**を与えれば癒える。

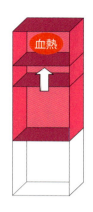
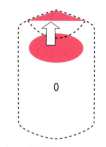

原文の「其脈関上浮者」は「關元穴の脈浮」を指す。

黄連：肺虚による上焦胸中鬱を治す。
大黄：強い熱勢を除き自覚的に心窩に塞がりつかえた感覚が有り、押圧しても柔らかいが強く押えると腹底に凝結するモノが有る。

図2-93

　瀉心湯の成分鑑別は下記に示す通りで、三方の**瀉心湯**はいずれも熱痞を主治する。そして腹症は中焦胃部を押圧すれば不快で上逆しても、陽明病のように堅実ではなく濡軟だが、しかし陽明病症の関上位・脈浮、紅舌、口渇、便燥等を見る場合が多い。医家により意見が多くあるが、喩嘉言が『傷寒論・尚論』で「これは脾胃湿熱を治す方で瀉心を治す方ではない」と述べているが、臨床で鑑別することはそれほど難しくはない。瀉心湯に黄芩があり、**大黄黄連瀉心湯**に**黄芩**がないのは、上焦に迫ったときに血氣と衝突したか否かの程度による。つまり熱邪に勢いがあり血傷を引き起こす危険な状況か否かで判断すればよい。

■ **瀉心湯**　　　　：大黄 2g．黄連 1g．黄芩 1g．
■ **大黄黄連瀉心湯**：大黄 2g．黄連 1g．
■ **附子瀉心湯**　　：大黄 2g．黄連 1g．黄芩 1g．附子 0.2g．

《鍼灸基本配穴と鍼灸治療》

　鍼灸基本配穴：左申脈補法・左後谿瀉法・左三陰交・左三里、右膈俞小灸・左胃俞瀉法。

鍼灸治療も同様の方意で行うが、傷寒に対して下法を行い発症した壊病であるから、咽頭部から頸部に自汗出させて脈浮がやや脈沈に変わるように、身体循環を考慮しながら氣鬱を除いて中焦脾胃の陽氣を行らせ、邪氣を体外に排泄するように配穴する。原文にもあるように表病を治療するには、**桂枝湯**配穴の**左申脈補法・左後谿瀉法・左三陰交・左三里**を配穴すればよいが、痞症の**瀉心湯**証は少陽病であるから邪の勢いに従って追い出す方がよいのか、陽明病に転化させて下方から追い出す方がよいのかにより配穴は異なる。この場合は**大黄**を使わなければならない程熱化が激しいので、**右膈兪小灸・左胃兪瀉法**で邪を除くが、この穴が使えるように脾氣を補って土実を緩める準備治療が必要である。

第二章　藥方類

大黄黄連瀉心湯

▶▶ **大陵**

『鍼灸資生経』に「大陵二穴在掌後両筋間陥中。鍼五分、灸三壮」とある。古典には「心包絡の臓はなく三焦とともに相火の象、相火の流行通路として」考察が進められている。つまり古人は心を、生命活動を営む為にモノを燃焼させて造られる体温の源であり、且つ循環させる臓腑であると認識して火で表わした。そしてこの火が常に一定である為に周囲に膏を配し、その膏に浸かった状態で燃焼して体温を供給していると考え、その心を浸けている膏を心包膜と定義した。その少陰心主の原穴・大陵への鍼灸治療は、直接膏の過不足を整える事が出来るので相火を調えられる。臨床では取り込んだ天の熱氣、中焦を経て胃の氣を多く含むモノ（脈氣）が満ちている穴であるから、熱氣が多ければ瀉法を行ない、不足すれば補法を行なっていく。

98 附子瀉心湯

『傷寒論』
「心窩部が支えて膨満し、悪寒、汗出する場合は、附子瀉心湯を処方すればよい」
『方機』
「若悪寒者」
『方極』
「治瀉心湯証．而悪寒者」

《氣味分量》

附子瀉心湯方

大黄 2g．黄連 1g．黄芩 1g．附子 0.2g．

四味の内附子を除く三味を沸騰している二升の湯に、二、三分漬けてから絞って滓を除く、附子だけを煮た汁を加えて一日二回服薬する。

《主症状》

心窩痞按之濡。心煩。吐血。鼻血。痔血。下血。血尿。頭項の腫れ。表症汗出。悪寒。

《藥方まとめ》

瀉心湯に附子を加えた方で、腎が虚して下焦の陰氣が強く、附子で陽氣を動かさないと心腎の流体が維持出来ない場合に対処する藥方である。

一般に寒実証と呼ばれる三藥方の**桂枝加大黄湯、大黄附子湯、附子瀉心湯**の一つで、熱痞瀉心湯証のなかで陰証を帯びた場合の冷熱痞に対処する藥方である。これは上焦熱の勢いが強く腎水での冷却にも限度があり、下焦の水が虚して上下に熱の交流が出来なくなった場合に処方する。原文は「悪寒・汗出」と二症状を述べて、表症と腎氣虚があることを示唆している。このような附子を使わなければいけない程陽氣が行らず、下焦の水が動いていない状況をよく考慮しなければ

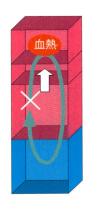 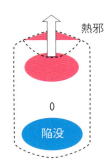

自覚的に心窩に塞がりつかえた感覚が有り、押圧しても柔らかいが強く押えると腹底に凝結するモノが有る。

黄芩：血熱を解す。
黄連：肺虚による上焦胸中鬱を治す。
大黄：モノの結毒を通利する。
附子：陽氣を動かして下焦水を動かし身体を温める。

図2-94

いけない。本方の表症は太陽病の表症とは異なり、悪寒以外に症状を見ることはない。程応旄は『傷寒論後条辯』で「**附子瀉心湯**も**大黄黄連瀉心湯**もどちらも悪寒があり、**大黄黄連瀉心湯**では**桂枝湯**を与えて悪寒を治療したが、**附子瀉心湯**で**桂枝湯**を与えても治療出来ないのは、それだけ腎陽氣が激しい事を表している」と述べている。

《鍼灸基本配穴と鍼灸治療》

　　鍼灸基本配穴：左復溜補法・左太淵補法・左大鍾灸、上脘・巨闕・鳩尾周辺の圧痛に瀉法。

　　鍼灸治療も同様の方意で行うが、**大黄黄連瀉心湯証**が更に悪化し脾氣だけでなく、腎氣までも虚して水が渇いて上焦心煩が激しいので、すぐにこの上焦熱を除かなければいけないので、**左復溜補法・左太淵補法・左大鍾灸、上脘・巨闕・鳩尾周辺の圧痛に瀉法**を行い、上焦熱を冷ませば癒える。

99 甘草瀉心湯

> 『傷寒論』
> 「傷寒証或いは中風証患家に、医家が発汗法を行わず下法を行った結果、患家は1日に数十回も瀉病して食穀を消化せず、腹部腸鳴して心窩部が支えて膨満する心窩痞、乾嘔、心煩が現れた、医家がこれを「心窩痞がまだ治癒していない」と判断して、更に瀉下藥を与えてより心窩痞が激しくなった。これは熱が裏に結したのではなく、中焦が虚して邪が上焦に突き上げた逆状の症状で、それにより心窩部は硬くなったのである。甘草瀉心湯を処方すればよい」
>
> 『方機』
> 「若下痢不止乾嘔心煩者」「默默欲眠目不得閉起臥不安不欲飲食惡聞食臭者」
>
> 『方極』
> 「治半夏瀉心湯証、而心煩不得安者」

《氣味分量》

甘草瀉心湯方

甘草 4g. 黄芩 3g. 乾薑 3g. 半夏 6g. 大棗 4g. 黄連 1g. 人參 3g

六味（七味）を水一斗が六升になるまで煎じ滓を除く、そして再び三升になるまで煎じて、一升を一日三回温服する。

《主症状》

心窩痞按之濡。心煩。吐血。鼻血。痔血。下血。血尿。頭項の腫れ。表症汗出。悪寒。

《藥方まとめ》

表にまだ邪があるのにもかかわらず下法を行い、胃氣が損傷して下痢脱水が止まらず陰氣が虚して、心窩に煩熱し上逆する場合に対処する藥方である。

胃に実熱がないのに誤って下法を行えば、中焦が虚して邪氣が内陥して食べら

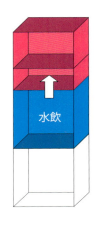
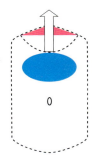

中焦に停滞したことで
モノを下に降ろせなく
なった。

黄芩：血熱を解す。
黄連：肺虚による上焦胸中鬱を治す。
半夏：痰を去り湿を乾かし寒飲嘔吐を治す。
甘草：中焦に働きかけて水を作らせて充実させ表位上部の水邪を除く。
乾薑・大棗：胃部を温める。

図2-95

れなくなり、上焦では胸満急迫して心煩乾嘔、下焦では1日に何度も雷鳴して下痢が止まらなくなった場合に処方する藥方である。そしてこれで良くならなければ**四逆加人參湯・茯苓四逆湯**で腎陽氣を回復させれば癒える。『林億等謹按上生薑瀉心湯法』に「**理中湯・人參湯・黄芩湯**は皆痞症瀉心を治療する藥で、痞氣は陰氣により生じる症状である。そして**半夏瀉心湯・生薑瀉心湯・甘草瀉心湯**の三方は皆理中を行う藥で、必ず**人參**が主藥であるのに、**甘草瀉心湯に人參**がないのは間違いで、何かの理由で脱落したのである。『千金方』『外臺秘要』の「治傷寒」処方には**人參**がある事から見ても、脱落は疑えない事実である」と述べている。

- ■ **半夏瀉心湯**：寒熱が中焦で錯綜して結し嘔吐下痢を見るので、心窩部を押圧しても痛まず不快となる。
- ■ **小柴胡湯証**：邪が少陽を侵して体温の微調節が出来ず、寒熱往来が現れる

三瀉心湯の比較	半夏瀉心湯	生薑瀉心湯	甘草瀉心湯
黄連	黄連1g＋半夏6g	黄連1g＋生薑4g	黄連1g＋甘草4g
鬱熱の程度に黄連を加える。強くなければこれを除いて炙甘草を加味する。	胸中熱が強い。	胸中熱弱いが、脾陽虚強い。	胸中熱弱いが、心煩強い。

為に少陽部の胸肋に出る。

■ **大陷胸湯証**：熱と水の二邪が心窩部で衝突して少陽部の胸肋に波及する。

《鍼灸基本配穴と鍼灸治療》

　　鍼灸基本配穴：右築賓補法・陰谷補法・中注補法・圧痛側然谷瀉法、
　　　　　　　　　左勞宮瀉法・大陵瀉法、右液門補法・三陽絡補法。

　鍼灸治療も同様の方意で行うが、中焦が虚して邪氣が内陷して食べられなくなり、上焦では胸満急迫して心煩乾嘔、下焦では１日に何度も雷鳴して下痢が止まらなくなる症例に対して、脈弦数で尺中位脈が短かければ、精穀下痢が激しく腎陰水が虚して夜間に陰虚発熱があるので、臍上の動悸・太谿脈・人迎脈の三部を確認して、どの部位が強いかにより陽虚実、陰氣虚を確認しなければいけない。そして優先順位により腎陰氣が不足していれば**右築賓・陰谷・中注に補法**を行う、腎相火が旺氣していれば**左右の然谷の圧痛側に瀉法**を行う。また心陽氣が実して上焦熱が激しければ、少陰心主の**左勞宮・大陵に直接瀉法**を行う、また**右三焦経脈の右液門・三陽絡に補法**を行っても癒える。

100 半夏瀉心湯

『傷寒論』
「傷寒証で5、6日経過した頃に嘔吐して発熱した。これは柴胡湯証であるのに他薬で下法を行った後でも、まだ柴胡湯証が残っていれば小柴胡湯を与えても良い。しかし心窩部が硬結して痛めば結胸証であるから、大陥胸湯を処方すればよいが、心窩部が硬結しても痛まなければ痞証である。半夏瀉心湯を処方すればよい」

『方機』
「心窩痞鞕腹中雷鳴者」「嘔而腸鳴心窩痞鞕者」「心中煩悸或怒或悲傷者」

『方極』
「治心窩痞鞕．腹中雷鳴者」

《氣味分量》

半夏瀉心湯方

半夏 6g．黄芩 1g．乾薑 3g．人参 3g．甘草 3g．黄連 1g．大棗 4g．

七味を水一斗が六升になるまで煎じ滓を除く、そして再び三升になるまで煎じ、一升を一日三回温服する。

《主症状》

嘔吐。心中煩悸。怒或悲傷。嘔而腹中腸鳴。

《藥方まとめ》

瀉心湯証で嘔吐、腹中雷鳴が顕著で水飲が激しい場合に対処する藥方である。

少陽病に下法を選択すれば、その後三通りの病症が現れると『傷寒論』は述べている。一つ目、誤下の後でもまだ少陽病が残る場合は続けて**小柴胡湯**を処方すればよい。二つ目、誤下の後熱邪が内陥して心窩が硬満し、押圧すれば痛む場合は**大結胸湯**を処方すればよい。三つ目、中焦が虚して土象が機能しないが、実邪がなく心窩に押圧を加えても痛まない場合は**半夏瀉心湯**を処方すればよい。これ

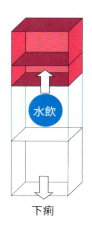

小柴胡湯去柴胡加黄連乾薑

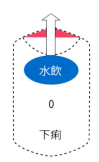

少陽病に下法を行い脾の陽氣を更に虚させたことにより発病する。
脾の陽氣が虚したことにより胃寒が強くなり、痰飲が発生して膈に熱が生じ上逆する。

腹中雷鳴：腹中で痰飲が動くことによる。
下痢：痰飲が下方に流れることによる。
嘔氣：肺の陽氣が虚して下に降ろすことも出来ないことによる。

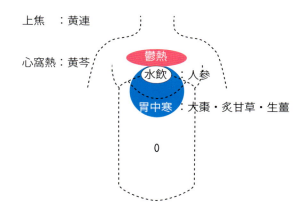

黄連：肺虚による上焦胸中鬱を治す。
黄芩：血熱を解す。
半夏：痰を去り湿を乾かし寒飲嘔吐を治す。
人參：脾陽氣が充分に動けず心窩痞硬する場合を除く。
甘草：中焦に働きかけて水を作らせて充実させる。
乾薑・大棗：胃部を温める。

図2-96

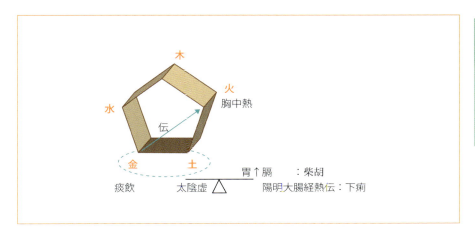

図2-97

により中焦に滞っている寒熱を除いて、上逆した事により発する嘔吐が癒える。

　臨床では傷寒に罹患して1週間程経過してもまだ癒えない場合で、口渇・咽渇・眩暈・耳鳴・乾吐等の少陽病症がある時に、患家自らか、医家の誤藥かはともかく下剤を服用した後に見る症状で、食欲が極端に低下して「食べたい氣持ちはあっても食べられない」と訴える場合である。この方は**小柴胡湯**から**柴胡**を除いて**黄連・乾薑・人參・半夏**を加えた処方である。この方は『傷寒論』は「少陽病に下法を行い、脾陽氣を更に虚させたことによる」、『金匱要略方論』は「嘔して腸鳴し心窩痞するモノは**半夏瀉心湯**を与える」と記述が少し異なり述べている。

《鍼灸基本配穴と鍼灸治療》

　　鍼灸基本配穴：右公孫補法・左三陰交灸・下脘補法、左脾兪補法・右小腸兪補法、左公孫補法・中脘小灸・右脾兪補法・左小腸兪補法。

　鍼灸治療も同様の方意で行うが、患家が脈緩であれば食したモノが未消化であるので、**右公孫補法・左三陰交灸・下脘補法、左脾兪補法・右小腸兪補法**で消化を助け、脈弦になれば溜滞が回復した事を表すので癒える。また患家が脈濡であれば食物が入らず、代わりに水ばかりを飲んで中焦に水停して痰飲がある。いわゆる脾陽虚でこの時腹痛なく痢病があれば**左公孫補法・中脘小灸・右脾兪補法・**

左小腸兪補法で、脈弦に変わり中焦水停を利尿すれば土象が回復して癒えるが、少し時間が必要な症例である。

▶▶ **公孫**

『鍼灸資生経』に「公孫二穴在足大指本節後一寸。灸三壮、鍼四分」。また『十五絡脈』に「足太陰之別、名曰公孫。去本節之後一寸、別走陽明。其別者入絡腸胃太陰之陰、名曰関蟄。視其部中有浮絡者皆太陰之絡也。絡盛則入客於経」とあるように、臨床では脾陽虚食少で腹痛軟便系の方に多く、多くは左公孫に毛細血管を見る事が多い。これが有浮絡者で陽明経実が原因する事が多いので、絡属する胃経脈の衝陽に瀉法を行い、脾陽氣が戻るように行えば時間が必要だが癒える。

　古書で「衝脈が公孫に流注する図」を見るが、「衝脈の下肢流注は胞中より氣衝に出て足背の血に関わる胃経脈と、足底の水に関わる腎経脈の間を下行し、衝陽と湧泉の二穴に至る流注をたどる」。臨床で確認していただきたい。

101 生薑瀉心湯

> 『傷寒論』
> 「傷寒症に発汗法で治療したが、その後胃中がスッキリせず心窩部が支えて膨満する。手で押圧すれば硬いモノに触れて噫が出る。消化不良の時のように口臭が強い。脇下部に水邪の症状がある。腹鳴が激しく痢病を訴える場合は、生薑瀉心湯を処方すればよい」
>
> 『方機』
> 「若乾噫食臭腹中雷鳴下痢或嘔吐者」
>
> 『方極』
> 「治半夏瀉心湯証．而嘔者」

《氣味分量》

生薑瀉心湯方

生薑 4g．甘草 3g．人參 3g．乾薑 1g．黃芩 3g．半夏 6g．黃連 1g．大棗 4g．

八味を水一斗が六升になるまで煎じ滓を除く、そして再び三升になるまで煎じて、一升を一日三回温服する。

《主症状》

食物臭氣が強く吞飲嘈雜。心窩痞。激しくなれば腹中雷鳴下痢。

《藥方まとめ》

脾胃が虛している患家が飲食過多により脾陽虛となって、飲食物が中焦に停滞した場合に対処する藥方である。

傷寒証に対して適切に発汗法を行い治癒したにも関わらず、患家の土象が本来虛弱であった為に胃部に不快が残り心窩部が痞えて膨満する、消化不良時によく見る口臭・乾噫・水停・雷鳴痢等の症状を見る場合に処方する藥方である。これは**生薑**を使わなければならない程胃冷が強いが、しかし**半夏瀉心湯**よりも熱量は少ない場合である。仮に便が秘結すれば**旋覆花代赭石湯**を与える。稲葉克文礼

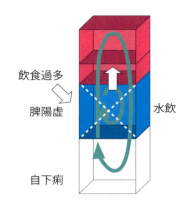
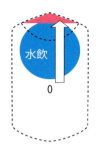

限りなく陽氣が虚した場合は自下痢となる。

黄連：肺虚による上焦胸中鬱を治す。
黄芩：血熱を解す。
半夏：痰を去り湿を乾かし寒飲嘔吐を治す。
人参：脾陽氣が充分に動けず心窩痞硬する場合を除く。
乾薑・大棗：胃部を温める。
甘草：中焦に働きかけて水を作らせて充実させる。
生薑：脾陽氣を高め腎に送る。

図2-98

は『腹証奇覧』で、心煩を「心中煩悸を診する方法は覆手圧按して之を得る。煩は熱煩也。思う様にならぬ事を心に持ちたるを煩と言う。もやもや、わくわくして急しく思うことなり」、浅田宗伯は『勿誤藥室・方函・口訣』で「**生薑瀉心湯**は水飲の邪が併結して心下痞硬する者を治療目的に処方するので、この原因により発症する嘔吐・噦逆・下痢は治すが、支飲、澼飲の痞硬には効果がない」、孫思邈は『千金翼』で「**附子**を加えるのは**附子瀉心湯**で、飲邪を温散させる手段である。虚労或は脾労等で心下痞して下痢する者は、**生姜**を加えて**生姜瀉心湯**として処方すればよい」と述べている。

　各方の心煩を抜粋する。鑑別の参考にしていただきたい。
- ■ **小柴胡湯**の心煩は、熱尽く裏に及び水氣此処に集まることで発する。
- ■ **大柴胡湯**の鬱々微煩は、熱既に裏に迫り内実しようとして発する。
- ■ **大陥胸湯**の心煩は、下したことによって邪氣が膈を動かして煩燥すること

で発する。
- **白虎湯**の煩渇は、熱裏に結することで発する。
- **桂枝湯**の反煩は、頭痛強痛して煩する。
- **大青龍湯**の煩燥は、汗出するはずであるのに出ないことで発する。
- **麻黄湯**の発煩は、服藥してもまだ汗を出させないことで発する。

《鍼灸基本配穴と鍼灸治療》

　鍼灸基本配穴：左・右足三里補・瀉法。

　鍼灸治療も同様の方意で行うが、対象は消化不良時の口臭・乾噫・水停・雷鳴痢等になる。先ず患家が脾陽虚か胃陰虚かを鑑別する時に、脈以外では口渇の有無が鑑別対象になる。つまり脾陽虚に原則口渇はなく、胃陰虚に原則口渇があるから、初学者は患家に直接口渇の有無を聞いて配穴すればよい。脾陽虚は**左足三里押圧**が心地よく、胃陰虚は**右足三里押圧が痛く感じるので、適宜補・瀉法**を行えば癒える。

102 小半夏湯

『金匱要略方論』
「嘔家で口渇があるのは心窩の支飲が除かれたからであるが、しかし嘔家であった口渇がなくなったのは心窩に支飲がある為である。小半夏湯を処方すればよい」
『方機』
「嘔吐而不渇者」
『方極』
「治吐而不渇者」

《氣味分量》

小半夏湯方

半夏 12g. 生薑 6g.
二味を水七升が一升半になるまで煎じて、二回に分けて温服する。

《主症状》

嘔吐不渇。眩悸。心窩痞塞。

《藥方まとめ》

吐き氣を止める場合に対処する藥方である。

小半夏湯方・小半夏加茯苓湯方ともに、少陽病の範疇で処方する藥方である。陽病である少陽病は、邪の動きに相対して動く事で生じる病で、邪が膈膜を正しく動かせないことにより生じる嘔吐を標的に処方する藥方群である。痰飲は患家の素体が胃陽虚であるにもかかわらず胃に虚火を有し、この虚火に対処する為に胃内に水飲・水停音がある場合で、通常は汗や尿で出すが、膈膜が正常に動かないので、下方へ降りずに留まっている邪水を指す。尾台榕堂は『類聚方廣義』で「諸病嘔吐甚だしく、或は病人湯藥を悪み嘔吐悪心し対症藥を服用しない者は、**小半夏湯に大半夏湯**（半夏・人参・蜜）を兼用して宜し」とあり、嘔吐が甚だし

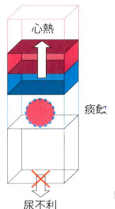

茯苓：陽氣を与える。
生薑・半夏：脾陽を補う。

心窩痞塞　脇胸苦満有り(右<左)
押圧時抵抗有り。

脾虚痰飲

眩暈：胸郭内の温度が上がり、心陽が増して動悸がする。
嘔吐：水が下焦に降りず上逆することで生じる。
浮腫：腎が虚して脾の水を吸い取れず生じる場合もある。
軟便氣味：脾が虚して水飲が有る為に、胃熱より乾かされないからいつも軟らかい。

少陽病の嘔吐理由
　少陽病は**陽病**なので邪の動きに相対して動く、陽氣の動き方次第で生じる病であるが、この方は、邪の動きが膈膜を正しく動かせないことにより生じる。**痰飲**（内に火を有す水の固まり）を通常は汗や尿で出すが、膈膜が正常に動かないので重力に従わず（水は本来重いので下方へ降りるのを順とする）上方へ吐き出して嘔吐する。
　『傷寒論』は①食物が口に入っただけで喉を通過せず嘔吐する胃寒、②食物は胃に入るが停滞内容が多量な為に嘔吐する胃熱、③食物は喉を通っても胃中停飲の為に嘔吐する寒熱錯雑の場合で、嘔吐を区別している。

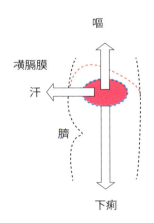

図2-99

く患家が藥も飲めず嘔吐・吐氣する場合は、**小半夏湯**がよろしいと臨床応用を述べている。

半夏：痰飲の排除方向を下方に向ける。
生薑：脾陽氣を高め腎に送る。
乾薑：腎陽氣を高めて水を動かし下方から排泄させる。
半夏・生薑・乾薑の三味で腹部の水氣を除く。
半夏・生薑：中焦の局部の水を除く。
半夏・乾薑：腹部三焦全体の水を除く。

- ■ **小半夏湯**：嘔吐・胃内停水と渇なし。
- ■ **小柴胡湯**：嘔吐・胸脇苦満、口苦。
- ■ **呉茱萸湯**：嘔吐・頭痛、胃内停水、手足冷え、煩躁、脈沈遅。
- ■ **五苓散**　：嘔吐・水逆、口渇強く、尿利減少、頭痛、煩躁、脈浮。
- ■ **茯苓澤瀉湯**：嘔吐・渇、上衝、眩暈、胃内の物が出る。
- ■ **乾薑人参半夏丸**：嘔吐・陰証で発熱、口渇ない。
- ■ **小半夏加茯苓湯**と**五苓散**の比較は、五苓散は口渇が強く、小半夏加茯苓湯は少量ずつ何回も吐き悪心が残る。

103 小半夏加茯苓湯

『金匱要略方論』
「何の前症状もなく突然嘔吐して心窩痞があれば、膈の間に水邪がある。その時眩悸すれば、小半夏加茯苓湯を処方すればよい」
『方機』
「若心窩痞眩悸者」
『方極』
「治小半夏湯証而眩悸者」

《氣味分量》

小半夏加茯苓湯方
半夏 12g. 生薑 6g. 茯苓 3g.（一法で 4g.）
三味を水七升が一升五合になるまで煎じて、二回に分けて温服する。

《藥方まとめ》

小半夏湯と同様に嘔吐して眩暈する場合に対処する藥方である。

嘔吐して無味無臭の水道水が飲めない場合は**五苓散証**で、**小半夏加茯苓湯証**は嘔吐しても水飲を飲めない事はないが、好まない場合に処方する藥方である。この藥方も胃内に虚火と停水がともにある場合の嘔吐に用いる。少陽病であるから動悸する場合もある。西洋医家の『漢方解説書』には「悪咀に用いる」と書かれているが、**小半夏加茯苓湯証**は少陽病の嘔吐に対処する藥方で、受胎により肝相火が高まり、土克水により発症した嘔吐とは病機が異なる。古典では悪阻に対しては**乾薑人参半夏丸**を用いて対処している。

《鍼灸基本配穴と鍼灸治療》

鍼灸基本配穴：左足三里灸・左豐隆瀉法、下脘灸、左三陽絡瀉法、
　　　　　　　左肺兪補法、左小腸兪、脊中灸。
鍼灸治療も同様の方意で行うが、少陽病の嘔吐を標的に配穴を愚考すると、五

行では木克土、通常は克す側の強すぎる木性に治療を行う事を考えるが、この場合はこれとは異なり、克される側の虚している土が対象になる。腹症は胃部に停水音が常にあり、痰飲を除くために患家はよく咳を発して、痰が絡んで声がよく掠れる事が多い。脈濡で左右の関上位に力ない脈滑が顕著であるから、治療により脈弦実に変わって溜滞が消失し、利尿か発汗すれば癒える。臨床愚案配穴は、**左足三里灸・左豊隆瀉法、下脘灸、左三陽絡瀉法、左肺兪補法、左小腸兪、脊中灸**等で適宜配穴すれば癒える。

▶▶ 脊中

『鍼灸資生経』に「脊中在十一椎節下間俛而取之禁灸。鍼五分得氣即瀉」とある。骨髄は骨の中に位置して血液を作る器官であるが、東洋医学は造血の肝に原料を供給していると考える。ヒトの基本生理は、必要なモノを口と鼻より摂取して胃中（中脘）に納め、代謝し余剰物を体外に排泄する。そして代謝により生じる無機質な熱の一部は、中脘から背部に放散されて三焦相火の基になる熱源になるが、この内上焦へは身柱、中焦へは脊中、下焦へは十七椎下に放熱されて各部を働かせていく。これらから督脈が陽経の海と呼ばれる所以も、胃中で食穀が代謝されて督脈上に放熱されるからである。つまり『内経医学』の有形の三焦として機能させるのである。

104 乾薑人參半夏丸

『金匱要略方論』
「妊娠中に嘔吐が止まらない場合は、乾薑人參半夏丸を処方すればよい」
『方機』
「心窩痞鞭而乾嘔不止者」「妊娠．嘔吐不止者」
『方極』
「治嘔吐不止、心窩痞鞭者」

《氣味分量》

乾薑人參半夏丸方

乾薑 1g. 人參 1g. 半夏 2g.

三味を粉碎して粉沫にしたものを生薑汁で丸に固め、梧子位の大きさにして一服十丸を一日三回服用する。

《主症狀》

肩凝り。眩暈。心窩痞硬。乾嘔不止。妊娠嘔吐不止（惡阻）。

《藥方まとめ》

日頃から胃陽虛で寒飲がある婦人が妊娠し、旺氣・嘔吐が止まらない場合に対処する藥方である。

日頃から胃陽が虛して少食で．しかも肺・表陽氣が虛して中風証に傷られ易い婦人が、生理や妊娠で肝陽氣が旺氣すれば、金氣が木性を克せず、逆に土を克して陽明が盛んになり、經絡を壅いで惡心・嘔吐・張満する。『金匱要略方論』は「妊娠嘔吐不止．乾薑人參半夏丸主之」と簡潔に述べている。そしてこの方の注釈は歴代の醫家の注釈も少ないが、**乾薑人參半夏丸**の**乾薑・人參・半夏**の三味から、**乾薑**で腎陽氣を高めて水を動かし下方から排泄させる方意で、その目的の為に**人參**で脾陽氣を補い、**半夏**で痰を除いて湿を乾かし、寒飲嘔吐を治す意図が分かる。

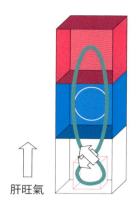
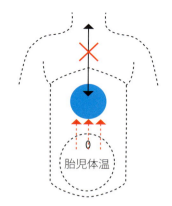

肺の粛降力が弱い人は、肝の旺氣を抑えられず"上逆"する。
右寸口浮虚：肺氣が弱く抑えられず上逆。

右関上滑：脾虚寒飲が有り水毒を押し上げて嘔吐する。
左尺中位脈小弱：下焦の陰血が使われるから（モノ不足）。

半夏：痰を去り湿を乾かし寒飲嘔吐を治す。
人参：脾陽氣が充分に動けず心窩痞硬する場合を除く。
乾薑：腎陽氣を高め水を動かして下方から排泄させる。

図 2-100

《鍼灸基本配穴と鍼灸治療》

　鍼灸治療も同様の方意で行うが、沈又彭の『沈氏女科輯要』に「懐妊して2か月目に嘔吐・眩暈して左脈が弦而弱を表せば、それは悪阻で肝陽氣が旺氣した事による」とあるように、妊娠は肝相火が旺氣するので、左関上位に脈浮滑実の陽脈を見れば正常であるが、この部が脈弱であれば、婦人の素体が水氣が多い腎陽虚体質で、中焦脾の陽氣も同様に虚して日頃から痰飲が多いことが分かる、つまり妊娠1、2か月の初期は、肝陽氣が旺氣して代謝が激しくなり高体温になるべき時に、温度が上昇できない事で嘔吐・眩暈が現れるのである。丹波康頼は『医心方』で「妊娠1か月は始胚、妊娠2か月は始膏と言い、陰陽が統合されて一つになりつつある。そして妊娠3か月を始胞、妊娠4か月は水精を受けて血脈が出来始め、妊娠5か月は火精を受けて氣が成り五臓・四肢が出

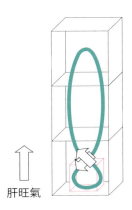

■ 妊娠循環：
胎児の分まで余分に循らさないといけない（※左右はねじれている）
肺：実際的に血を循らせる。距離が長くなる為に肺に負担がかかる。
肝：陰血を胎児の為に余分に使う為、肝が働いて全身から血を集める。

肝旺氣

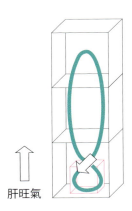

■ 逆子：
寝不足等の肝の旺氣による、不安や風邪等の肺氣の弱りによる等、原因により異なる。

赤ちゃんの頭が下を向いている理由
・通常は肺が膨らんで浮くが、水中にいる胎児は呼吸していないので沈むから。
・頭は血が集まる所なので重力で下を向くから。
・肝：肝の旺氣により陰血が降りず胎児を充分に養わないから。
・肺：母体の肺が粛降しない為に胎児を降ろせず浮いてしまうから。

等等諸説種々の仮説があるが実際はよく分からず定説はない。

肝旺氣

逆子：鍼灸治療：（愚木の臨床体験から）
1. 中脘に鍼を接触させて、母体循環の経脈循環が乱れていれば正常に戻す。
2. 關元に火洩き鍼を行い下方に引くと同時に、母体に陽氣を与えた時の胎児の陽氣の動きを確認する。
3. 心窩が張っているので緩める。―― 負洩きの鍼をして邪の動きを確認すると同時に
4. 胃土の邪を緩める。――――――― 土の回復と、肺の負担をなくして呼吸が充分に出来るようにする。
5. 陽経を瀉して水を動かす。腎精を引っ張る水で形を整える。

図 2-101

■ 中毒症：鍼灸治療

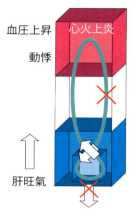

生理時痛の肺肝の関係異常が更に進行し、しかも土のバックアップがその後もない場合は、水が虚して火燭旺盛になっているのであるから、これも肺の粛降力を補い、肝の上逆旺氣を抑えるように取穴して利尿させるとよい。但し胎児が大きくなって物理的に血管を圧迫し、上焦と交流しない場合が多々あるので、必ず婦人科医の診断は不可欠である。

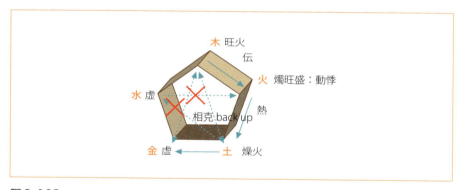

図2-102

来る」と述べている。

　一般に妊娠悪阻が激しい患家は、妊娠以前に生理時痛が激しい人に多い。東洋医学で生理時痛は肺肝の相克論理が正常でなく、しかも土のバックアップが不足する為に生じる事が多い。即ち"空興奮"による痛みであるから、脾氣を戻して食を充分補絵できるようにさせると同時に、陽明燥火による便燥があれば生理前に排泄させ、肝相火が旺氣しても必要以上に肺金を傷つけないようにすれば多くは治癒する。この時中風脈に類似するが肺経脈には触れてはいけない。

105 三物黄芩湯

『金匱要略方論』
「千金方に、三物黄芩湯は婦人が産後寝床（草蓐）にある時に、身体が火照ったので寝具を跳ね除けて、手足を冷やした事で風に当たり、四肢煩熱に苦しみ、頭痛する場合は小柴胡湯を処方すればよい。しかし四肢煩熱に苦しむが頭痛がない場合はこの湯を処方すればよい」

『方機』
「四肢煩熱者」

『方極』
「治心胸苦煩者」

《氣味分量》

三物黄芩湯方

黄芩 2g．苦参 2g．乾地黄 4g．

三味を水八升が二升になるまで煎じて一升温服する。多くは蟲を吐下する。

《主症状》

心胸苦煩。手掌煩熱。四肢苦煩熱。口渇。産褥熱。

《藥方まとめ》

　産後の陰虚が激しく陰虚火旺となった状態に、中焦で水滞から内湿・湿熱が生じ、下焦の陰虚熱と合わさって、上焦に熱が上炎した場合に対処する藥方である。

　孫思邈は『千金方』で「産後に風寒により発熱した場合に対処する藥方」として述べているが、『傷寒論』は**小柴胡湯**で同様に対処している。**三物黄芩湯証**は血証と熱証が共存する場合に処方する藥方である。古典は不正出血を三種述べている。

　1. 尿道、尿口が緩み、意思とは無関係に尿が漏れるが、その時同時に膣も緩

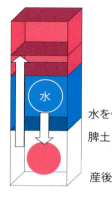
水を作る能力を増して
脾土 [腎…水 / 肝…血] を蓄えさせる。

産後陰虚熱　内湿熱

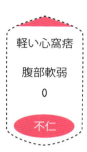

産褥熱：一般に言う婦人の血の道。血室の熱が全身に及び四肢が熱い。貧血、煩熱、倦怠を伴う。

黄芩：膈に少し熱有り（膜が働かず）。
乾地黄：中焦に働きかけて脾に作用する。
苦参：湿熱を除く。肝胆を養い陰を補う。津を生じ渇を止める。解毒作用有り。

図2-103

み、残り血によって赤く変色して不正出血様に見える場合。いわゆる赤淋である。
2. 産後充分に血が出ず残り、いつまでも不正に出血する場合。
3. 妊娠したが子宮筋腫等の塊で圧迫されて不正に出血する場合。

そして**三物黄芩湯証**は3の場合に対応する。塊は寒冷の邪氣が子宮に侵入したことで作られることが多く、内を守れず漏下するのである。氣味の**地黄**は血証に対して主に働き、**地黄・苦参**は燥症に有効で燥熱・皮膚枯燥を癒す。また煩熱は**小柴胡湯証**にも見られるが、**小柴胡湯証**は胸脇部から上焦に向かう傾向があるので心煩・頭痛に用いる。本方は下焦から下肢末梢に向う傾向があるために子宮の熱・四肢煩熱に用いる。この血証は**三物黄芩湯・黄連解毒湯**と同じく熱症が変わったものであるから、熱症を除いて出血を止めるのである。

■ **小柴胡湯**：煩熱・胸脇苦満、寒熱往来、頭痛

- ■ **白虎湯** ：煩熱・舌苔乾燥、身熱、煩渇
- ■ **八味丸** ：煩熱・足裏煩熱、渇、小便不利
- ■ **温経湯** ：煩熱・小腹裏急、手掌煩熱

《鍼灸基本配穴と鍼灸治療》

　鍼灸治療も同様の方意で行うが、産後に陰虚火旺して上氣する**桂枝湯証**の症状を見る場合で、更に過食して中焦水氣が溜滞して帯下や浮腫等、肝経脈の経病が顕著である場合は、決して木経に触れてはいけない。このような場合は血に関わる生理臓腑や経脈をよく診て軽い接触鍼か、或いは言葉や香り等を使って、熱を冷ますように治療する。つまり心氣を正常に動かすことが、この場合の病機に適うのである。

106 茯苓澤瀉湯

『金匱要略方論』
「胃反の病で嘔吐して口渇し飲水を求める場合は、茯苓澤瀉湯を処方すればよい」

『方機』
「吐而渇欲飲水者此正証也．而小便不利．心窩悸．或腹脹満者」

『方極』
「治心窩悸．小便不利．上衝及嘔吐．渇欲飲水者」
「有心窩悸．或小便不利証」

《氣味分量》

茯苓澤瀉湯方

茯苓 6g．澤瀉 4g．甘草 2g．桂枝 2g．白朮 3g．生薑 4g．

六味の内先に茯苓・甘草・桂枝・白朮・生薑を水一斗が三升になるまで煎じて、それに澤瀉を入れて再び二升半になるまで煎じ八合を一日三回温服する。

《主症状》

のぼせ。眩暈。嘔吐。胸脇部左大包穴に圧痛。口渇飲水。噯氣。嘈雑。呑酸。頭痛。痩身不食。皮薄く色白等、多彩な訴えが多い。

《藥方まとめ》

胃中に痰飲が生じ不食で下方に降りず、逆に水飲が衝き上げる場合に対処する藥方である。

臨床的には妊娠初期の悪阻で、食事をしても胃に落ち着かずすぐ吐く症状で『金匱要略方論』には「胃反」と述べられている。そして嘔吐後口渇が激しいが胸脇苦満がなければ**五苓散**を処方するが、**茯苓澤瀉湯**は食事をして暫く時間が経過してから嘔吐するのが特徴で、嘔吐後に口渇・胸脇苦満が中程度にある。西洋医学的に言う幽門狭窄症、胃拡張による嘔吐で、東洋医学では飲水が津に化さ

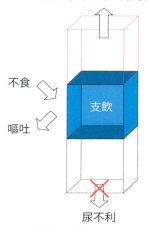
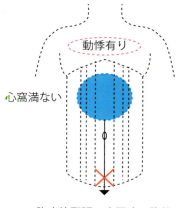

五苓散去猪苓

- **五苓散証**は胸脇苦満の有無と口渇の激しさ。
- **茯苓澤瀉湯**は五苓散証程強くない点で鑑別する。

桂枝：表衛氣を高め氣の異常を治す。
甘草：表位・上部の水邪を除く、更に中が空虚にならないように中焦に働きかけて水を作らせて充実させる。
生薑：脾陽氣を高め腎に送る。
朮　：人参と甘草の働きを有し水病を治す。中焦脾を補い清浄な水を作る。
茯苓：陽氣を与え、尿不利を治す。
澤瀉：乾燥を潤し利水させていく。

図2-104

ず、中焦に胃内停水となって上行し、多様な症状を訴える病機である。一般に悪阻に対しては**小半夏加茯苓湯・茯苓澤瀉湯・乾薑人参半夏丸**をその時々に応じて選択して処方する。五行法則では土が水を克せずに発症する病機であるから、通常は脾に働きかけて陽氣を補うよりも、胃陽氣を補う方が脾陽氣もよく補うことが出来る。

《鍼灸基本配穴と鍼灸治療》
　鍼灸基本配穴：中脘・百会灸。
　鍼灸治療も同様の方意で行うが、五行法則では、正常に飲食により土性で作られた水は、下焦の水臓に送られて身体を冷却する為に使われるが、その法則の働きが少し正常を失い、中焦の水が行き場を失って停水している場合は、**中脘・百会**に灸を行って胃陽氣を補い停水を動かせば癒える。

> ▶▶ **虚脈**
>
> 　虚脈は『脈経』に「遅大にして軟、按ずれば不足」と述べられているように、水を作る脾胃の二象が病む場合と、水を蔵す腎が病む場合の二つの原因から生じる脈状である。張景岳が「陰の水氣がこれらの原因で不足すれば上焦熱を冷ますことが出来ず、心が神を蔵することが出来なくなり正氣が虚して無力になる」と述べるように、虚脈は腎氣の力に比例して生じ、水の調節が出来なくなったことにより起こる脈と理解出来る。その過不足は細胞が蔵する水氣に影響を与える。また血漿成分中の水に影響が及ぶと、細胞成分である各血球の動きが鈍くなり、結果的に全身の血液循環が通常ではなくなるのである。『難経』の「腎脈は沈而軟実」は、腎が蔵する水氣が常に不足することなく実している限り、病的な虚脈にはならないことを述べている。これらのことからも虚脈は実脈の反対の状態を現わす脈状である。
>
> 　　　　　　　　　　　　　　　　著者論文『脈法愚解』より一部抜粋

107 半夏厚朴湯

>『金匱要略方論』
>「婦人が咽中が焼けて爛れているように感じると訴える場合は、半夏厚朴湯を処方すればよい」
>『方機』
>「咽中有炙肉者」
>『方極』
>「治咽中如有炙肉（梅核氣）．或嘔心窩悸者」

《氣味分量》

半夏厚朴湯方

半夏 12g．厚朴 3g．茯苓 4g．生薑 5g．乾蘇葉 2g．

五味を水七升が四升になるまで煎じて、昼間三回、夜間一回の四服を温服する。

《主症状》

動悸。眩暈。嘔吐。四肢厥冷。

《藥方まとめ》

特に婦人で咽喉部にモノが詰まったような疑感覚が生じる場合、所謂"梅核氣"に対処する藥方である。

『金匱要略方論・婦人雑病中』に書かれている半夏厚朴湯を、陳無択は『三因方』で**大七氣湯**、『和剤局方』は**四七湯**と名付けているように、これは喜怒憂思悲恐驚の七氣の乱れを癒す藥方である。和田東郭は『蕉窓雑話』で「喜怒悲思驚憂恐により氣結して痰涎を為し、梅核の如く咽喉の間に有っても吐けず飲み下せない。これは七氣の乱が為す。或いは中脘痞満の氣が閉塞して痰涎を喀出する為の喘による、嘔逆悪心を治す」と述べている。臨床で多い梅核氣は、咽中に炙臠の様な物があるように感じて咳をしても出ず、飲み降しても下らないように感じ

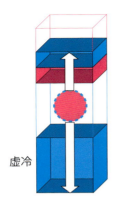
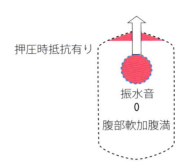

押圧時抵抗有り

振水音 0
腹部軟加腹満

虚冷

四肢厥冷：末端が冷たい（水穀が
行っていない）。

脾氣が虚して穀から水を作れず中焦に停滞して上に返す場合で腹満を兼ねる。
梅核氣（梅核氣：咽は腎の支配下で脾から水が送られてこない為に生じる）。

茯苓：心陽氣を高める。
半夏・生薑：中焦の局部の水を除く。
蘇葉：理氣自力で水を捌く。
厚朴：腹満に対して水を動かす力を与える。

■ 小柴胡湯証が強ければ合方して**柴朴湯**になる。
■ 梅核氣が強ければ附子を加えて身体全体の陽氣を増す。
■ 便秘で生理時痛が強ければ**桂苓丸加大黄**で瘀血を除く。
■ **小柴胡湯**（軟便尿数多い虚寒傾向の人）ではなく、**大柴胡湯**（便秘しやすい実熱傾向の人）と合方する。

図2-105

る感覚障害で、心窩から**中脘周辺**までが鞕満して手で触れることも拒按し、軽度に押按すれば胸中に迫り時に動悸を見る事が多い。これは**黄芩・黄連剤の苦味、甘草・膠飴等の甘味の氣味**では治療不可で、**半夏・乾蘇葉の淡味の氣味**を用いて治療すれば癒える。

《鍼灸基本配穴と鍼灸治療》

鍼灸基本配穴：右太淵補法・右商丘補法・左孔最灸・左足三里灸・神道瀉法・左大椎瀉法。

鍼灸治療も同様の方意で行うが、『診病奇佼』には、心窩から中脘周辺までが鞕満して手で触れることも拒按し、軽度に押按すれば胸中に迫り時に動悸を見る腹症を、『難経56難』の腎の陰臓が病んで積病になった心腎不交流の病（小腹に有形の邪氣が存在して心窩に至りまた小腹に帰る病症で、動悸が高ぶり上衝すれば賁豚病に至り、心悸易驚、煩燥不安の症状が出易い）と認識して治病している。『愚木』は金不克木の相克関係が不成立による疾患、肺の陽氣が虚しているが故に心火が過旺すると認識して治療している、経絡治療で言う肺虚証であるから、**右太淵補法・右商丘補法・左孔最灸・左足三里灸**で、右寸口脈位が脈浮やや滑で胃氣が実して心窩鞕満・口渇等の症状が緩解すれば癒えるが、まだ呼吸が浅くやや脈虚・数で虚していれば、心火を瀉法する為に直接**神道・左大椎に瀉法**を行えば梅核氣も癒える。

▶▶　『難経56難』

「五臓の積病には名前があるのか。そして経過は如何なる物か」、「陰の肝臓が病んで積病になった場合は肥氣と名付ける。杯を覆かぶせたように突出して、その形状が大きい場合もあれば小さい場合もあり、季肋部で分かり難い時は脇で診る。その病で経過時間が長ければ欬逆の肝病や、瘧瘧の胆病を見るようになる。この肝肥氣は夏の土用に罹りやすい。それは肺が病邪を受けて病んだ場合、肺はそれを肝に伝えようとし、肝は脾に伝えようとするが、しかし夏の土用は脾氣が旺氣して病邪が侵入出来ないので、肝は肺に病邪を返そうとしても肺も侵せられない為に、肝に病邪が淫まり積となるのである」

著者論文『難経愚解』より一部抜粋

108 甘草小麥大棗湯

『金匱要略方論』
「婦人が何かの理由で血藏が少し乾いて躁病を発し、喜・悲・傷・欲哭等感情が激しく乱れ、神霊による祟りの様な所作振る舞いをして欠伸が止まらない場合は、甘麥大棗湯を処方すればよい」
『方機』
「心中煩燥悲傷欲哭．腹中濡者」
『方極』
「治急迫．而狂驚者」

《氣味分量》

甘草小麥大棗湯方

甘草 3 g．小麥 12g．大棗 4 g．

三味を水六升が三升になるまで煎じて、一日三回温服する。また脾氣を補う治療もする。

《主症状》

急迫。狂驚。心中煩躁。悲傷欲哭。腹中濡。皮膚甲錯。不眠。煩。過食。脈堅大。

《藥方まとめ》

婦人の情緒が安定しない時に飲酒や過食で安定を図ろうとするが、更に悪化して血が乾き、狂・躁等の精神障害を見る時に対処する藥方である。

婦人は生理があるために"氣有余・血不足"をよしとするので、男性より血不足の症状を多く見るのは自然現象であり、朱丹渓が『格致余論』で述べているように、「常に捕食により陰血不足を補わないといけない」。しかし心（情緒活動にて血を使う）と肝（肉体活動にて血を使う）が極端に働いて血不足になれば、それを補うために過食や飲酒が激しくなり、やがて慢性化して精神不安定症にな

血主＝循環の本源 ─┐ 心（七情の乱れ）と肝は血虚不濡。血の絶対数不足（脱血）
血蔵＝肝臓 ─────┘ ではなく、血の作用不足。

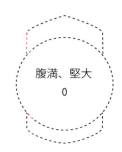

症状： 躁　　狂　　欠伸　　七情乱

原因：五臓の乾き　心神乱　肝躁　血虚

甘草：表位・上部の水邪を除く上衝急迫を治す。
小麥：食物を消化して胃氣を助長する。
大棗：胃腸を整える。

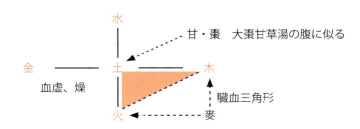

図 2-106

る。この**甘草小麥大棗湯**方は、造血の源を回復させる**甘草・小麥・大棗**の三味で中焦の安定を図る方意である。**半夏厚朴湯**は內攻的な婦人が発する梅核氣に用いるが、**甘草小麥大棗湯**や**甘草瀉心湯**は、多弁で訴えが激しい急迫症状があ

る梅核氣に用いる。そして**甘草小麥大棗湯**に心窩痞はないが、**甘草瀉心湯**には心窩痞があり、腹中雷鳴を伴う場合に処方する。浅田宗伯は『勿誤藥室・方函・口訣』で「甘草小麥大棗湯は、婦人蔵躁を主とする藥だが、右脇下臍傍の辺に拘攣や結塊がある場合に処方しても効果がある。また小児の啼泣が泣き止まない場合に処方すれば速効がある。更に大人の癇癪に処方しても良い。それは『金匱要略方論』に〈病急なる者は甘を食いて之を緩む〉と書いているからである」。

吉益南涯は『氣血水藥徵』で「血氣逆して氣心に迫るのを治す。蔵躁は氣逆症でしばしば悲傷し哭くのは、心に迫るからである」と述べている。

《鍼灸基本配穴と鍼灸治療》

鍼灸治療も同様の方意で行うが、若い女性が体型を氣にし過ぎる事を発端にして発症する拒食症系の患家が該当する。多くは手掌・足底多汗症を見る事が多く、小腸経脈上に突然軟骨が隆起して激しく痛むが、また突然消失する。腹部は剣状突起が隆起して軽く触れるだけでも痛み、心窩部は鋭角で呼吸は浅く速く、臍上の動悸を見る事も多い。このような場合症状は多岐にわたる為に、自律神経証か不安神経症治療藥を服用している事も多いので、便秘、口渇がある事も多い。脈は微細の陰虚脈を表して、尺中位脈で短脈を診れば腎水が虚しているので、右陰経脈を補わなければいけないが、寸口位脈で長脈を診れば頭痛があるので、左肝経脈に瀉法を行って肺氣を救えば癒える。この時両方の**期門**の圧痛を比べて疼痛側に瀉法を行えば、大腸が動いて排便される。また生理の前・最中・後の何時痛むかと、経血の血塊の有無からも血中の様子がうかがえ参考になる。

109 乾薑黄芩黄連人參湯

『傷寒論』
「傷寒に罹患して寒証が原因であるのに、医家が吐瀉藥を誤って処方した結果、寒格になり吐下が更に激しくなって食物を口にするだけで吐く場合は、乾薑黄芩黄連人參湯を処方すればよい」

『方機』
「下痢心煩食入口即吐者」「下痢心窩痞鞕乾嘔者」

『方極』
「治心煩．心窩痞鞕．嘔下者」

《氣味分量》

乾薑黄芩黄連人參湯方

乾薑 3g．黄芩 3g．黄連 3g．人參 3g．
四味を水六升が二升になるまで煎じて滓を除き、二回に分けて温服する。

《主症状》

下痢。心煩。食入口即吐。手足寒冷。

《藥方まとめ》

厥陰病で下痢して心煩し食すれば即吐く場合に対処する藥方である。

本来患家が虚寒体質か、寒邪が身体に入った為に痢病を患ったかは不明だが、ともかくその場合に医家が誤って吐瀉藥を処方した為に発症した。陰氣と陽氣が交流せず調和しない場合を厥陰病と言うが、この時鬲より上方の熱氣の多い場所では熱が生じ、鬲より下方の陰氣の多い胃部では寒が生じる為、食物が胃に入ればすぐに吐くのである。このように本来裏に少陰病があることを想定しておくべきであるのに、誤って下した事で陽氣が除かれ、寒症が現れて強くなったものを「寒格」という。しかしこの**乾薑黄芩黄連人參湯**方に「乾嘔」は記されていないので、食事をしなければ吐くことはない。つまり傷寒熱が裏に迫り下痢して、胃

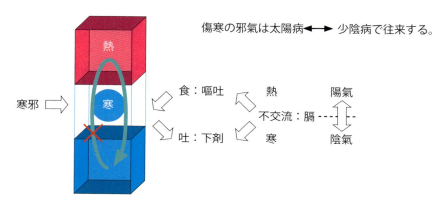

黄連：肺虚による上焦胸中鬱を治す。
黄芩：膈下の熱を除く。
乾薑・人參：中焦の寒を温める。

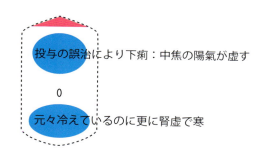

図2-107

陽氣が虛して食すれば吐く場合に処方する藥方である。
　稲葉克文礼は『腹症奇覧』で下痢、心窩痞の鑑別を以下のように行っている。
- ■ 黄芩湯　　　　　　　：下痢、心窩痞、腹拘急。
- ■ 六物黄芩湯　　　　　：下痢、心窩痞鞭、乾嘔、発熱。
- ■ 黄芩加半夏生薑湯　　：下痢、嘔。
- ■ 乾薑黄芩黄連人參湯　：下痢、心窩痞鞭、心煩、食入口即吐。

《鍼灸基本配穴と鍼灸治療》

　　鍼灸基本配穴：中脘接触鍼・左足三里補法・左豊隆補法・右脾兪補法、左公孫灸。

　鍼灸治療も同様の方意で行うが、『内経医学』には「病はすべて陰虚から生じる」とあるように、陰氣は食物を摂取することでしか補えない。これからも「食すれば吐く」は本源的にも速やかに治療しなければいけない症状である。**乾薑**が主とする胃部寒は**中脘に接触鍼を行って表陽氣を補い裏寒を除く**、そして痰飲の有無、血中の水の虚実を脈により確認して**左足三里・左豊隆・右脾兪に補法**を行う。また太陰虚による下痢は**左公孫灸**で癒える。また**中脘から石門・關元**まで虚して陥没していれば、即座に温め脾から補いモノを作ってから行らせればよい。

110 薏苡附子散

『金匱要略方論』
「胸痺証で胸中愊愊の様に満ちて、噎塞、習習と痒味がある、喉中が乾いて唾液が全く出ず、胸痺証で症状の緩急がある場合は薏苡附子散を処方すればよい」
『方極』
「治胸中痺．悪寒者」

《氣味分量》

薏苡附子散方
薏苡仁 15g．大附子 3g．
二味を粉砕した粉沫を一日三回服用する。

《主症状》

胸中痺。呼吸困難。小便不利。動悸はない。四肢厥冷。悪寒。

《藥方まとめ》

胸痺証で急に呼吸困難になった場合に対処する藥方である。

　何かの理由で上焦の陽氣が極度に衰微し、肺の粛降作用が低下して呼吸が充分に出来なくなったのと同時に、陰寒が増して痰湿が形成され陽氣が自由に動けず、一過性の過換氣症候群になって呼吸困難になり、胸部に激しい疼痛が起こり四肢厥冷している場合で、このような場合現在は直ちに酸素呼吸を行い処置するので、本当の呼吸困難、意識不明の病人には処方しないが、臨床応用としては現在医療で言う Shock5P（蒼白：Pallor・呼吸不全：Pulmonaryinsufficiency・冷汗：Perspiration・虚脱：Prostration・脈拍不触：Pulselessness）の、手足が氷様に他覚的にも感じられ、呼吸が浅く短いために言葉が明確に聞き取れないような患家像が想像できる。尾台榕堂は『新古方藥嚢』で「胸中に痛みがあって息苦しき状態が時々発作する場合で、皮膚に油氣が無くなってガサガサとし、腹の皮

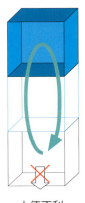

陽氣衰微にて肺粛降作用が低下してO_2不足
陰寒痰湿壅盛　陽氣不暢　　　　　CO_2多い　　胸中痺
胸陽痺塞　胸中痛激
陽氣不達　四肢厥冷

小便不利

附子：循環する速度を増していく為の陽氣を与える。
薏苡仁：緩やかに水氣を除いていく。

図2-108

が引き攣れた様に見えるが、腹部を押せば案外に軽く浮腫みのような感じがする、腹中にしこりや痛み動くモノもなく、身體に熱が無いのに脈だけは速いと言ふのが本方の正証なり。然も斯くの如き証候と脈状とある者は、必ず腸の内に癰膿が有ると言う事なり。此証は身體に熱症はないが腸に伏熱がある。故に**薏苡仁を多く用ひて之を治療する**」と述べている。

《鍼灸基本配穴と鍼灸治療》

鍼灸治療も同様の方意で行うが、仮に愚木が想像するような病人がこの方の主症であるならば、如何なる方法でも陽氣を回復させて利尿し、上焦の水を除くようにしなければならない。そして鍼術を使うならば決して肺経は触れてはいけない。なぜなら肺は生きるために精一杯努力しているのであり、更に治療により負荷をかけると機能不全になるからである。このことは経絡治療をしている人によくありがちな間違いで、脈差診でにこのような時は必ず肺虚を示すのは当然であるが、これを短絡的に無作法に行う人への忠告として、患家保護の立場から蛇足的に述べる次第である。蛇足だが鍼をする前に温かいお茶を飲

ませたり、下肢をさすって胃氣が戻らなければ治療は困難である。

▶▶ 脈

　人は影響を受けながら生きている。例えば環境、氣候、風土、食品、付き合い、住宅、思想等であるが、それらは全て身体内に影響を与え性格や骨格、病氣等といったモノを形成していく。影響を受けないのは性別、寿命、誕生日という神（天地自然）が決める事位である。脈を診るとは、そのように影響を受けながら生きていく様子を知る方法であるから、それにより治病を行なう者は、年の運氣、季節、天候、排泄、飲食、睡眠、感情等ありとあらゆるモノが身体に影響を与え、しかも相互に関係しているという因果を解明して治病に当たらなければいけない。つまり脈診が出来ない者は、痛んでいる箇所しか鍼を刺せず、脈診が出来る者ほど痛んでいる箇所以外にも鍼を当て、治療も短期間で、しかも適切に指導が行なえるのである。これ故に脈を学ぶとは、膨大な時間を要し日頃からの鍛錬が要すると古くから言われる。

　　　　　　　　　　　　　著者論文『脈法愚解』より一部抜粋

111 茯苓杏仁甘草湯

112 橘皮枳實生薑湯

■ **茯苓杏仁甘草湯**

『金匱要略方論』
「胸痺証で過換氣症候群様に胸中に空氣が満ちて塞がったようになり、呼吸切迫する場合は茯苓杏仁甘草湯を処方すればよい」

『方機』
「短氣息迫或喘急者」

『方極』
「治悸而胸中痺者」

■ **橘皮枳實生薑湯**

『金匱要略方論』
「胸痺証で過換氣症候群様に胸中に空氣が満ちて塞がったようになり、呼吸切迫する場合は茯苓杏仁甘草湯を処方すればよい。橘皮枳實生薑湯も処方すればよい」

『方機』
「胸中痞塞逆満短氣者」「吃逆不止者」

『方極』
「治胸中痺満．而嘔者」

《氣味分量》

茯苓杏仁甘草湯方

茯苓 3g．杏仁 2g．甘草 1g．

三味を水一斗が五升になるまで煎じて一升を一日三回に分けて温服する。癒え

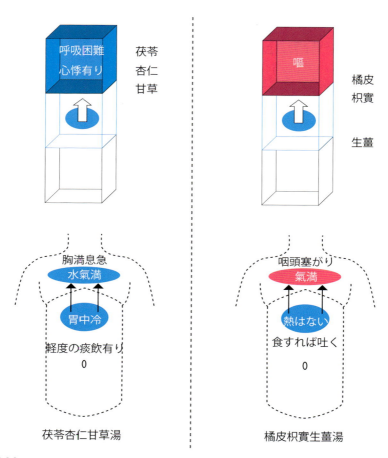

図2-109

なければ更に服用すればよい。

橘皮枳實生薑湯方

橘皮 12g. 枳實 3g. 生薑 6g.

三味を水五升が二升になるまで煎じて、二回に分けて温服する。

《主症状》

茯苓杏仁甘草湯：胸中痺。動悸。短氣息迫。喘急。

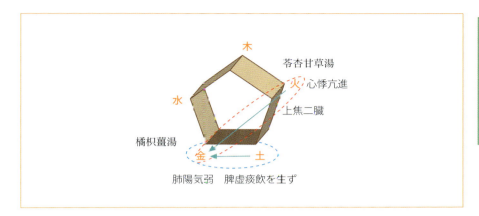

図 2-110

橘皮枳實生薑湯：胸中痞塞。逆満。短氣胸痺。嘔。吃逆不止。

《藥方まとめ》

茯苓杏仁甘草湯は水氣満で胸痺症になったが症状が激しくなく、やや緩やかな場合に対処する藥方である。

　この方は**薏苡附子散証**の様に呼吸困難になる程度ではなく、息苦しさを覚え少しの蒸氣で回復する程度である。動悸があるのは、上焦二臓間で肺の状況が心に直ちに伝わることによる不安動悸であるから、不整脈を見ることはない。**茯苓杏仁甘草湯**の氣味は、**茯苓**（胸中の水氣を降ろす）・**杏仁**（喘を除く）・**甘草**（短氣の急を緩める）、**橘皮枳實生薑湯**の氣味は、**橘皮**（胸中の氣満を解す）・**枳實**（痰を破り除く）・**生薑**（胃中を温める）で、方中に**甘草**を含むことから低血糖の呼吸困難を見るときにも想像できるが、いずれにしてもそれほどに重篤にはならない。

　橘皮枳實生薑湯は肺脾の太陰二臓がともに虚して不食で咽喉が塞がったように感じ、呼吸が出来なくなる場合に対処する藥方であるが、**苓杏甘草湯**よりも病状は進行している。

　永田徳本は『医心論』で「胃中冷えて痰結宿飲有り痛むモノは胸痺なり」、荒木性次は『古方藥囊』で「胸痺病で胸中に氣塞があって息苦しくする症状、つまり陽氣又は熱氣が衰えて血の巡りが悪くなったために起こる胸中病」、浅田宗伯

は『勿誤藥室・方函・口訣』で「**橘皮枳實生薑湯**は呼吸促迫を主治する。胸痺だけではなく支飲・喘息・短氣甚しい場合に用いて奏効する。また打撲で痛んで歩行出来ない、氣急して呼吸困難を訴える者は、瘀血が原因なので下剤を選択すればよいが、下らなければ効果がある。**茯苓杏仁甘草湯**は辛開を主として、**橘皮枳実生姜湯**は淡滲を主とする」と述べている。

- ■ **栝樓薤白半夏湯**：胸中痺・喘息・胸背痛
- ■ **炙甘草湯**：心悸亢進・皮膚枯燥・手足煩熱・脈結代
- ■ **竹葉石膏湯**：呼吸困難・咳逆少氣・嘔逆、口舌乾燥

《鍼灸基本配穴と鍼灸治療》

　鍼灸基本配穴：右孔最補法・右地機補法・両三陰交灸・中脘補法・左陽池灸・脊中灸・身柱灸。

　鍼灸治療も同様の方意で行うが、この証は日常の臨床でよく見る症状で、若い女性が何かのショックで、一時的に食欲はあって食べたい氣持ちはあるが、実際には食べられなくなった場合をイメージすればよい、肺脾の太陰二臓がともに虚して発した症状であるから、**右孔最補法・右地機補法・両三陰交灸・中脘補法・左陽池灸・脊中灸・身柱灸**等の穴を適宜選択して、脈沈虚・胃氣虚、四肢厥冷が回復すれば癒える。

▶▶ **陽池**

『鍼灸資生経』に「陽池二穴在手表腕上陷中。鍼二分留三呼。不可灸」。澤田健は『鍼灸真髄』で「**中脘・左陽地灸**で三焦の陽氣を益すようにする。更に**左陽地灸**で腹部左胃経の緊張が緩む」とあるが、『愚木』の臨床ではそれ程顕著な現象はない。『愚木』は陽地灸で陽氣を補い三焦の元氣を益すよりも、左陽地に鍼で瀉法を行い、『内経』が位置付けている通利水道として用いている。

113 橘皮湯

『金匱要略方論』
「嘔き氣と一緒にシャックリを發し手足ともに冷える場合は、橘皮湯を處方すればよい」

『方機』
「乾嘔．噦著手足厥者」

『方極』
「治胸中痺．嘔噦者」

《氣味分量》

橘皮湯方

橘皮 4g. 生薑 4g.

二味を水七升が三升になるまで煎じて一升温服する。

《主症狀》

胸中痺。乾嘔。噦著手足厥。

《藥方まとめ》

胃が冷えて動きが停止して食べても下に降りず、上逆して嘔吐する場合に対処する藥方である。

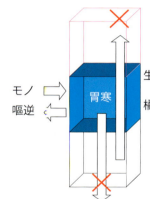

生薑：脾の陽氣不足を温める。
橘皮：胃中のモノを下に降ろす。

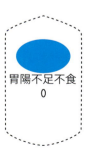

図2-111

114 橘皮竹茹湯

『金匱要略方論』
「シャックリする度に息が詰まる場合は橘皮竹茹湯を処方すればよい」
『方機』
「胸中痺而吃逆者」
『方極』
「治胸中痺吃逆者」

《氣味分量》

橘皮竹茹湯方

橘皮 5g．竹茹 5g．大棗 9g．生薑 4g．甘草 5g．人參 1g．

六味を水一斗が三升になるまで煎じて一升を一日三服温服する。

《主症状》

胸中痺。吃逆。

《藥方まとめ》

胃虚で未消化のモノがあるのではなく、胃寒で胃に内容物が残っている場合に対処する藥方である。

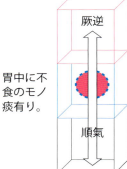

人參：脾陽氣が充分に動けず心下痞硬する場合を除く。
甘草：表位・上部の水邪を除き上衝急迫を治す。
生薑：脾陽氣を高め腎に送る。
大棗：胃腸を整える。
竹茹：反胃を治す。
橘皮：胃中のモノを下に降ろす。

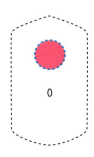

図2-112

115 枳實薤白桂枝湯

> 『金匱要略方論』
> 「胸痺証で心中が塞がり悶々として胸満し、脇から心臓の方に逆に槍で刺されたような痛みがある場合は、枳實薤白桂枝湯を処方すればよい」
> 『方機』
> 「心中痞胸脇満．脇下逆搶心者」「胸満心痛或背痛者」「膈噎胸痛者」
> 『方極』
> 「治胸中痺満痛者」

《氣味分量》

枳實薤白桂枝湯方

枳實 4g．厚朴 4g．薤白 6g．桂枝 1g．栝樓 5g．

五味の内先に枳實・厚朴を水五升が二升になるまで煎じて滓を除く、それに他藥を入れて数分沸騰させて三回に分けて温服する。

《主症状》

胸中痺満痛。胸脇満。脇下逆搶。心中痞。

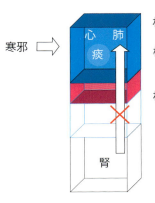

桂枝：表の陽氣を循うせる。
栝樓実・薤白：強くこびりついた痰。
枳實・厚朴：胸満を除く下へ降ろす。

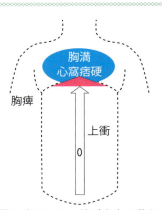

呼吸困難：寒邪により肺が自由に動かず。

図2-113

116 栝樓薤白白酒湯

117 栝樓薤白半夏湯

■ **栝樓薤白白酒湯**

『金匱要略方論』
「胸痺証で喘息・欬唾して胸背痛があり呼吸切迫している時に、寸口位脈沈而遅、関上位脈小・緊・数を表す場合は、栝樓薤白白酒湯を処方すればよい」

『方機』
「喘息咳唾胸背痛者」

『方極』
「治胸背痛．喘息．咳唾者」

■ **栝樓薤白半夏湯**

『金匱要略方論』
「胸痺証で胸部の心臓位が痛むので、身体を横たえる事も出来ない、そして心痛が背部にまで突き抜けるように響く場合は、栝樓薤白半夏湯を処方すればよい」

『方機』
「若心痛微背不得臥者．及膈噎心痛者」

『方極』
「治栝樓薤白半夏湯証．而嘔者」

《氣味分量》

栝樓薤白白酒湯方

栝樓実 5g．薤白 6g．白酒七升．

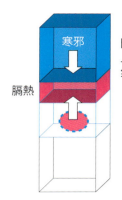
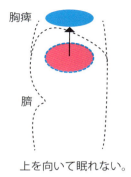

強烈な寒邪の為に肺が動かない。寒邪が塞いでいる為に呼吸が大きくできない。
喘息：寒邪が張りついて呼吸が浅く短い或いは呼吸不全となる。

栝樓実：胸中の痰を除く。
半夏：痰を去り湿を乾かし寒飲嘔吐を治す。
薤白：こびりついた寒邪をはがす。
白酒：陽氣を循らせる。
去生薑・乾薑：陰の成分である水が冷えているので陽氣を行らせたい事による。

図2-114

三味を煎じて二升を二回に分けて温服する。

栝樓薤白半夏湯方

栝樓実 5g. 薤白 3g. 半夏 6g. 白酒一斗2合.
四味を四升まで煎じ、一日で一升を三回に分けて温服する。

《主症状》

喘息。咳唾。嘔。胸背痛（眠られず身を切られるように痛む）。寸口位脈沈而遅。関上位脈小緊数。

《藥方まとめ》

身体に強い寒氣を受けると、先ず上焦二臓の働きが低下して肺経脈が働かず、

加えて下焦の腎経脈の働きによる水氣の上達・分配処理が出来なくなり、結果上焦で痰飲が作られる。そして時間経過により痰飲は更に固まり、慢性的に常駐すれば呼吸困難や胸満を見る。また心拍動のペースも乱すので、心臓病者等では不整脈や心不全、心筋梗塞の原因になることもある。そして**枳實薤白桂枝湯**方は、**上焦の働きが低下したことで痰飲が作られた場合に対処する藥方である。栝樓薤白白酒湯**方、**栝樓薤白半夏湯**方は、**呼吸が充分に出来ないほどの寒邪に侵された時に対処する藥方である。**現代ではこのような呼吸困難になる程の強い寒氣は日常生活にはないが、しかしこのような外因ではなく、強烈なショックで心陽が奪われて呼吸困難になる睡眠時無呼吸症候群や過呼吸症候群等は、内因による胸痺症で、これは体内環境により胸内温度が心陽虚の為に供給されず発症する、少陽病・**小柴胡湯**証の呼吸困難である、つまり痰が膈を突き上げ、心肺の機能が低下し呼吸困難や不整脈を見る場合も、結果的には同じ病機になるのでこの方との合方で充分に対応できる。臨床で応用すればよい。

- ■ 胸痺症で喘息・咳唾・胸背痛・短氣で、寸口位脈が脈沈・遅、関上位脈が脈小緊数を表せば、**栝樓薤白白酒湯**を処方する。
- ■ 胸痺症で臥することが出来ずわずかに心痛する場合は、**栝樓薤白半夏湯**を処方する。
- ■ 胸痺症で心中痞・留氣が結ぼれて胸に在り、胸満脇下より心を逆搶する場合は、**枳實薤白桂枝湯**を処方する。
- ■ 胸痺症で胸中氣塞・短氣の場合は、**茯苓杏仁甘草湯**を処方する。また**橘枳薑湯**でも良い。

考証的に『藥徴』に「**人參湯**亦主之という一文は仲景の文には非らず」と述べているが、整理すると

- ■ **枳實薤白桂枝湯**：「胸痺而胸満上氣．喘息咳唾」
- ■ **人參湯**：「胸痺而心窩痞硬」が正解である。

《鍼灸基本配穴と鍼灸治療》

鍼灸基本配穴：左郄門瀉法、右築賓補法・中注補法。

鍼灸治療も同様の方意で行うが、多くは心理的圧迫や環境因子等の、無形の原因が精神に影響して呼吸が苦しくなった軽度の症状が対象になる。この場合呼氣と吸氣のどちらが苦しいかを尋ね、呼氣であれば肺、吸氣であれば肺と腎の状況確認から着手して治療を進めればよい。内因による胸痺症は基本的に少陽病の範

囲であるので、先ず膈の動きが正常に動くように、腎や肺等の生理で配穴すればそれほど難しい症例ではない。但し上焦に起因する疾患は体表が緊張しているので、他人よりも鍼を嫌がることが多いから慎重に行わなければいけない。臨床では脈数の程度、寸口位脈と尺中位脈の脈の虚・実を比較して、上逆の程度により**左郄門瀉法、右築賓・中注補法**を配穴し、脈の変化により次の対応をすればよい。出典は不明だが「箱胸の者は胸痺し易い」と言う記述があった、臨床で胸郭が箱型で胸板が厚い方に、「胸痺而胸満上氣．喘息咳唾」の症状を多く診る。各自で確認していただきたい。

第二章　藥方類

栝樓薤白白酒湯・栝樓薤白半夏湯

▶▶ **郄門**

『鍼灸資生経』に「郄門二穴去腕五寸。鍼三分、灸五壮」。生理的に左少陰心主の脈は常に緊張をしていなければいけないが、精神疾患で過去の過緊張により、精神的緊張を嫌う事による鬱的な症状を治療する場合、治療的に**左郄門**に施灸を行い、患家が施灸に対して嫌がり更に怒りを表現すれば、心・神が正常に反応しているので癒えるが、何の反応もなければ癒えない。その時は家族の方と相談して熱くなるまで施灸を自宅で行っていただき、左少陰心主の脈上が硬く緊張すればやや改善する方向に向く。但し右少陰心主の脈はこの病機ではなく、食後の胃腑実で緊張する事が多い。臨床で確認していただきたい。

118 人參湯

> 『金匱要略方論』
> 「胸痺証で心中が塞がって悶々とし、胸満して脇から心臓の方に逆に槍で刺されたような痛みがある場合は、枳實薤白桂枝湯を処方すればよい。人參湯を処方してもよい」
>
> 『方機』
> 「心窩痞鞕者．心窩痞．喜唾．不了了者．暑病嘔吐下痢心窩痞鞕者」
>
> 『方極』
> 「治心窩痞鞕．小便不利．或急痛．或胸中痺者」

《氣味分量》

人參湯方

人參 3g．甘草 3g．乾薑 3g．白朮 3g．
四味を水八升が三升になるまで煎じて、一升を一日三回に分けて温服する。

《主症状》

脾陽不足による不食。多唾。湿潤舌。悪寒。虚寒。頻尿。軟便。心窩痞硬。

《藥方まとめ》

胸痺証の虚症に対処する藥方である。

胸痺証は心窩痞硬が激しく上衝し胸満、呼吸困難となる症状を指す。通常**実症は枳實薤白桂枝湯、虚症は人參湯**を用いて対処する。これは中焦虚寒が激しく脾氣が上方胸部に上らず胸満、呼吸困難となる。氣味がともに甘・温の**人參・甘草**で脾胃を補い陰氣が作られるように補う。**白朮**の氣味は苦・温で滞っている水を捌いて心窩痞硬を癒す。**乾薑**の氣味は辛・熱で胃の陽氣を補って、中焦虚寒に対して陽氣を与え食したモノが化すように治療する。李東垣は『脾胃論』で「脾と胃は表裏陰陽の関係にある、飲食が不規則な場合は先に胃が病み後で脾が病む、労倦の場合は先に脾が病み後で胃む。また労倦により病んだ場合は**建中湯**を使

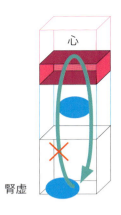
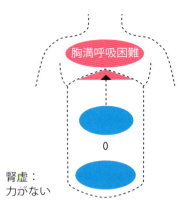

小便不利 or 急痛
二便を主る腎が形を作れない。

心　　交流出来ず腎が虚し水を上げる力がなく温度を下げられない。
✗
腎　　膈が熱で塞がる　──▶　心窩痞硬

白朮：人参と甘草の働きを有し水病を治す。
人参：脾陽氣が充分に動けず心窩痞硬する場合を除く。
甘草：表位・上部の水邪を除く中焦が空虚にならないように水を作らせて充実させる。
乾薑：不食により中焦の陽氣が不足し、脾胃の臟腑が供給を停止したことで身体に虛寒が生じた場合の寒冷を除く。

白虎湯と人参湯の心窩痞硬の違い
■ **白虎湯**：過食で陰水が多過ぎて突き上げることで、食べられない。
■ **人参湯**：食少で陰水が足りず空動きして陽氣が溢れ、食べられない。

図2-115

い、飲食により病んだ場合は**理中湯**を使う」。浅田宗伯は『勿誤藥室・方函・口訣』で「**人参湯**は胸脾の虚症を治するが、中寒、霍乱全て太陰吐利の症に用いてよい。厥冷は『和剤局方』に従い**附子**を加えればよい」と述べている。

《鍼灸基本配穴と鍼灸治療》
　　鍼灸基本配穴：中脘補法・左陽池補法・右太淵補法・右交信補法・肺兪補法・腎兪補法。

　鍼灸治療も同様の方意で行い胸満、呼吸困難を目的に治療するが、それ以前にこの方は悪寒、虚寒や頻尿等の寒症が強く、更に食少であるから、少し時間をかけて治療しなければならない。端的に言えば空腹で呼吸するのも疲れる状態であるから、脈症も腹症も中焦が虚している事を表して、経絡治療の脈差診では、当然脾虚証の脈を表すが、他に根拠もなくただそれだけの理由で直接胃経脈や脾経脈に鍼法を行う等の無謀なことはしてはいけないし、『寒症が強いから』と患家が言っても温灸等を長時間行ってはいけない。この場合に激しく温法を行えば更に身体が乾いて、本当に呼吸が出来なくなって意識がなくなることもある。この方は胃の氣が戻るように配穴するが、先ず肺陽氣を補い呼吸の確保から着手する、具体的には脈沈・微細でモノ不足であるなら、**中脘・左陽池に補鍼**して経脈順行の陽氣を補い、**右太淵・右交信に補法**を行って氣・水を行らせて裏を動かしていく。更に**肺兪・腎兪の背部兪穴に補鍼**して陽氣を行らせて、脈が少しでも浮けばよしとする。

119 桂枝人參湯

> 『傷寒論』
> 「太陽病で表邪がまだ治癒していないのに、再三再四瀉下した為に内寒症状が発症して、表熱と合わさって痢病が止まらず、心窩痞硬が現れた。このように表裏がどちらも治癒していない場合は、桂枝人參湯を処方すればよい」
>
> 『方機』
> 「表裏有熱．下痢．心窩痞鞕者．痢病．発熱悪寒心窩痞鞕者」
>
> 『方極』
> 「治人參湯証．而上衝急迫劇者」

《氣味分量》

桂枝人參湯方

桂枝 4g．甘草 3g．白朮 3g．人參 3g．乾薑 3g．

五味の内桂枝を除く四味を先に水九升が五升になるまで煎じ、それに枝桂を加えて更に煎じて滓を除いて一升を温服する。よくならなければ再び一服すればよい。

《主症状》

下痢。上衝急迫。精神的に不安定。動悸。胸中に陽氣が行かないので同じ事を考え不安になる。

《藥方まとめ》

人參湯証と同様の病機に表病と下痢が加わり、更に人參湯よりも不安定症状が強くなって、虚症が激しくなった場合に対処する藥方である。

太陽病・表陽虚証に加え中焦陽虚に至った場合に処方する。臨床では便秘を訴え下剤を投薬されている患家が太陽病に罹患した場合、医家はすぐにこの下剤の服用を中止すべきであるが、それを怠り服用し続けると、表症に加えて脾胃・中

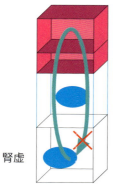
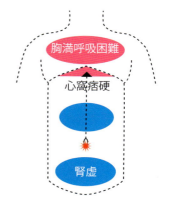

腎虚

頻尿・軟便(水の蒸発不可)
小便不利 or 急痛
二便を主る腎が形を作れない。

臍上から心胸までの間で動悸が強く
跳りて心安らかにならない。

桂枝：表衛氣を高めて氣の異常を治す。
甘草：表位、上部の水邪を除く上衝急迫を治す。
人参：脾陽氣を助けて心窩痞硬を除く。
朮　：人参と甘草の働きを有し水病を治す。
乾薑：不食により中焦の陽氣が不足し、身体に虚寒が生じた場合の寒冷を除く。

《鑑別》
桂枝人参湯と桂枝甘草湯の鑑別
■ **桂枝人参湯**：表証が強いために上衝（動悸）が強く、心窩痞硬や寒氣、食欲不振も強い。
■ **桂枝甘草湯**：上記の症状群が桂枝人参湯症程強くない。

図2-116

焦の陽氣が虚して下痢が止まらなくなるばかりか、心窩痞硬が現れる。一般に中焦陽虚に処方する薬方は、**人参湯、呉茱萸湯、甘草乾薑湯、大建中湯**等で、それぞれに対象対処法に違いがあるが、この方は**人参湯**に**桂枝**と**甘草**を増量して加えて、表症と中焦の陽氣を同時に補う方意である。一般に心窩痞硬が顕著で下痢があれば**甘草瀉心湯**を使うが、これは少陽病による心窩痞硬、下痢に対処する。この**桂枝人参湯**の方意は表病を直接治療する目的ではなく、中焦陽虚を戻すことを目的にする。

《鍼灸基本配穴と鍼灸治療》
　　鍼灸基本配穴：右陰陵泉補鍼・中脘・左陽池の順に小灸、
　　　　　　　　　　反応側然谷補・瀉法。

　鍼灸治療も同様に中焦陽虚を目的に配穴するが、患家が高齢者や大病後の虚証であれば、脈は表症があるので、胃氣の脈力がない浮脈を表すはずであるが、逆に脈沈微細の陰脈を表す場合は、下痢による陰氣の流出が相当激しい事を意味するので、例えば餅等のカロリーが高い食事指導を教える必要がある。その前提で**右陰陵泉に補鍼**を行い、同時に**中脘・左陽池の順に小灸**を施して陽氣を補い、脈が実すれば表裏の陽氣が補われて下痢が止まり、尿意を催せば心窩痞硬も癒える。

　またこれとは逆に、脈が一息 4.5 から 5 至よりもやや早く、実弦の強い脈を表している患家は、中焦陽虚に対し心陽氣が実して、相対的に腎陽氣が虚していることを表すので、左右により補瀉が逆になるが、**反応のある然谷に補・瀉**を行えば癒える。

120 小建中湯

『傷寒論』
「太陽病・傷寒証に罹患して2、3日経過した頃に動悸がしてイライラする場合は、小建中湯を処方すればよい」
『方機』
「腹中急痛或拘攣者」
『方極』
「治裏急．腹皮拘急．及急痛者」

《氣味分量》

小建中湯方

桂枝 3g．甘草 2g．大棗 4g．芍藥 6g．生薑 3g．膠飴 20g．

六味を水七升が三升になるまで煎じ滓を除いて、飴を加えて更に弱火で溶かし、一升を一日三回に分けて温服させる。嘔家は建中湯を使えない。それは甜味があるからである。

《主症状》

四肢疼痛。手足煩熱。腹中急痛。

《藥方まとめ》

太陽病・傷寒証で中焦・陰虚証の場合に処方する藥方である。

中焦陰虚症に対処する藥方は、**厚朴生薑半夏甘草人參湯、小建中湯、桂枝人參湯**の三方だが、**小建中湯は中焦陰虚症で心煩して動悸する場合に対処する藥方である**。中焦が虚してモノが入らないので、**甘草・大棗・膠飴**の氣味甘の三味を主藥にして脾陰氣を増幅し、更に消化吸収を加速させる目的で、内向きベクトルの**芍藥**を増量して下焦に水を送り、上焦の動悸、中焦の腹満腹痛を鎮める方意である。これ故に氣味も陰氣を作る甘味の**膠飴**を**桂枝湯加芍藥**に加えて処方している。稲葉克文礼は『腹症奇覧』で「太陽病は本来、発汗或は和解して治すべきで

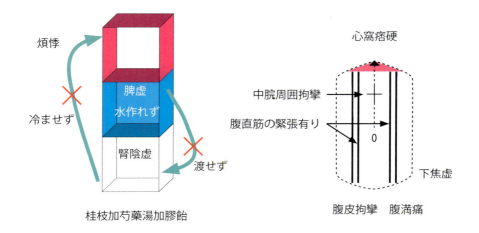

図2-117

桂枝：水毒を汗腺より排除して解熱し上衝を治していく。
膠飴・甘草：表衛氣を高め氣の異常を治す。急痛を鎮めて痛みを緩める。
大棗：胃腸を整える。
生薑：脾陽氣を高め腎に送る。
芍藥：滋陰養血・散瘀、収斂させて出血を止める。

■ 桂枝加芍藥湯：血結硬急が弱く、時々する弱い緩やかな腹痛に用いる。
■ 小建中湯　　：血結硬急が強く、常時ある強い急激な腹痛に用いる。

あるのに、返って下して津液を亡し、精氣を虚させたことにより血分が乾き、筋脈が攣急して腹部が膨満して痛む者を治す」と述べている。

《鍼灸基本配穴と鍼灸治療》

鍼灸基本配穴：左商丘補法・左列缺補法、下脘補法・建里補法。

鍼灸治療も同様の方意で行うが、臨床的には患家の素体が中焦陰虚症で、何時も腹痛があり、加えて味覚鈍麻の患家が太陽病傷寒に罹患すると、日頃から中焦が虚して抗病力がないので、直ぐ内向し動悸がしてイライラする。このような中焦が虚して比較的食事量が少ない女性や高齢者の脈が、全体的に脈微・細で右関上に顕著な滑脈があれば、まだ食事は出来て脾に陰氣があるが、運動不足による陽氣不足で、身体全体に陰氣を行らせていない事を表すので、**左商**

丘と**左列缺に補鍼**を行い、太陰臓に働きかけて陰氣を動かして関上の脈滑がなくなればよい。また逆に同様脈で右関上に脈渋があれば、食事で陰氣の取り込みが出来ていない事を表しているので、温灸により発汗させて更に陰氣を消耗させてはいけない。その場合は治療よりも先にカロリーが高い飴等の食穀を食べさせてから**下脘・建里に補鍼**を行い、治療後に口渇がなくなれば、上焦に突き上げている動悸が癒える。

▶▶ **列缺**

『鍼灸資生経』に「列缺二穴在腕側上寸半以手交叉頭指末両筋両骨罅中。鍼二分留二呼瀉五吸。灸七壯」。列缺は十五絡脈穴で裏の肺臓へ繋がる穴であり、且つ任脈の調整穴でもある。その任脈は肺氣と同様陰氣の収斂力が強くベクトルを内に向けて、身体の前方・上方から陰氣の強さで固めている脈であるから、臨床では高齢者の肺氣が虚して空咳等の症状に加え、更に身体の水氣が不足した事により、形が崩れた骨粗鬆や椎間狭窄症等に用いる。多くは**右列缺**に顕著な虚の反応を見る場合が多く、補法で肺氣を補えばやや好転する。またこの穴周辺に毛細血管の鬱血があれば、それは太陰之絡脈の鬱血なので、刺絡で瀉穴すれば十五絡脈症状が軽減する。これは他の十五絡脈穴全てに該当する。

121 黄耆建中湯

> 『金匱要略方論』
> 「虚勞で身体内が何処も引き攣り不調の場合は、黄耆建中湯を処方すればよい」
> 『方機』
> 「盗汗．或汗出多．或身重或不仁者」
> 『方極』
> 「治小建中湯証．而盗汗．或自汗者」

《氣味分量》

黄耆建中湯方

桂枝 3g．甘草 2g．大棗 4g．芍藥 6g．生薑 3g．膠飴 12g．黄耆 1.5g

七味の内膠飴を除く六味を水七升が三升になるまで煎じて滓を除いて飴を加え、更に弱火で溶かし一升を一日三回に分けて温服する。嘔家は建中湯を使えない、甜味があるからである。

呼吸切迫して胸満する場合は生薑を加える。腹満する場合は大棗を除いて茯苓 1.5g 加える。肺陽虚で氣を補う場合は半夏 3g 加える。

《主症状》

小建中湯症。盗汗。身重或不仁。

《藥方まとめ》

営衛氣血の源である中焦脾胃が、極端に虚してモノ不足になった場合に対処する藥方である。

黄耆建中湯は小建中湯に黄耆を加えた処方で脾肺の太陰を補う藥方である。つまり飴で中焦が緊張してモノを化すことが出来ない状態を緩め、黄耆で脾を補って水穀が化すように作用し、桂枝湯で表陽氣を動かす事で、肺を動かして、病状の回復を目標に処方する。孫思邈は『千金方』で「虚勞で腹痛があり引き攣るの

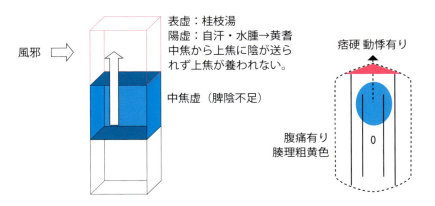

小建中湯（桂枝湯＋飴）＋黄耆一両半。
飴：収斂しているモノを緩め脾氣を建て直して陽氣を益し、水が作られることで肺が潤う。
黄耆：肌腠に正氣少なく皮水が代謝せず潤いがない場合にを加える。

図2-118

は虚証であるから、**黄耆建中湯**を処方すればよい。男女どちらでも身体が何かの理由で冷えて積滞した、或いは大病後通常に戻らない、或いは飲食しても味を感じない等、羸痩百病に処方してもよい」と述べている。

《鍼灸基本配穴と鍼灸治療》

鍼灸基本配穴：田中知心流中脘・左足三里・百会、澤田流中脘・左陽地・左足三里、愚木中脘灸・両三陰交灸・右陰陵泉補法・右脾兪補法。

鍼灸治療も同様の方意で行うが、所謂虚労の病で六部ともに虚脈を呈している場合、田中知心流では**中脘・左足三里・百会の順で灸**を行う。澤田流では**中脘・左陽地・左足三里の順で灸**を行って陽氣を立ち上げている。愚木は**中脘灸・両三陰交灸・右陰陵泉補法・右脾兪補法**で中焦の陽氣を立ち上げて食穀が取り込めるようにして対処している。

122 大建湯

> 『金匱要略方論』
> 「心臓がある上焦空間の胸中に強い寒氣があり痛む、嘔氣があるので飲食不能で、腹中にある寒氣が内から上方に衝き上げる感じがあり、触れると何か虫がいるように上下に腸が動き、疼痛が激しく医家も手を触れられない場合は、大建中湯を処方すればよい」
>
> 『方機』
> 「心胸間痛嘔不能食者」「腹中寒上衝皮起出見有頭足上下痛而不可觸近者」
> 「以大去下焦之陰．而復其上焦之陽也」
>
> 『方極』
> 「治腹大痛．嘔不能食．腹皮起如有頭足者」

《氣味分量》

大建中湯方

蜀椒 2g．乾薑 4g．人參 2g．（膠飴 20g）

三味を水四升が二升になるまで煎じて滓を除く、それに膠飴 20g 加え微火で一升半煎じ二回に分けて温服する。粥二升を炊飯して与えてその後に更服させる。服藥中は一日中お腹を温めて過ごさせる。

《主症状》

腹大痛。心胸間痛。嘔不能食。痛みが波の様に移り横行結腸に触れるが排便すると痛みは止まる。

《藥方まとめ》

中焦の寒冷の邪が下焦を経て、上焦に迫った場合に対処する藥方である。

大建中湯証の腹症は軟弱無力が一般的だが、逆に膨満して苦しまれる方もある。臨床的には過敏性大腸症候群の方に多く、ガス塊が動けば強烈な痛みがする場合もある。中焦の胃の腑は陽氣が最も強い腑であるが、この部の陽氣が何かの

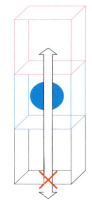
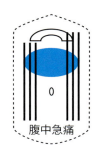

寒積虚寒

蜀漆：去痰。
乾薑：腎陽氣を高め水を動かして下方から排泄させる。
人參：甘味でないと陽氣が作れないので竹節人參の苦味では不可。
飴（甘味）・人參（甘味）：中焦を甘味で温めて陽氣を増して、脾胃の水を作る働きを益させる。

過敏性大腸症候群様腹痛
（痛い時は冷や汗が出て触れることも出来ず）
　①頭足があるような邪氣。
　②蛇鰻の様に腹中を迄走する。

図2-119

原因で不足すると極度の消化不良になり、脾の働きに支障が生じ激しい腹痛を見るばかりか、上方に迫り嘔吐をするようになる。尾台榕堂は『類聚方廣義』で「**小建中湯**は裏急拘攣痛を治し、**大建中湯**は寒飲升降、心腹劇痛して嘔吐するのを治す。故に腹部の硬結や仮性腫瘤、腹中痛む者を治すのである」、浅田宗伯は『勿誤藥室・方函・口訣』で「**大建中湯**は**小建中湯**と方意が**膠飴一味**で大に異なるが、**大建中湯**は大腹痛にして胸部にまで至り嘔吐があるか、腹中塊の如く凝結するかを目的に処方する。故に諸積痛み甚しく下から上へ持ち上る如き者に用いて妙効ある」と述べている。

　漢方藥には**大建中湯**や**小建中湯**、**大柴胡湯**や**小柴胡湯**のように名前に"大""小"をつけるモノがあるが、これは"大"が劇症、"小"が軽症に使うのではなく、"大"は藥方を服用する事で、一度に或いは一挙にモノを除いたり動かしたりする効用を示し、"小"は対象とするモノの状況に合わせて、小刻みに除いたり動

かしたりする効用を示すのである。また大塚敬節は「**大建中湯**の「中」は**小建中湯**の「中」と同じく脾胃を指している。建中は脾胃の機能損傷を建立するという意味で、**大建中湯**は中焦の虚寒を主治する。そして『金匱要略方論』は寒疝の治剤で分類しているが、『傷寒論』は太陰病の治剤で分類している」と述べている。

《鍼灸基本配穴と鍼灸治療》

　鍼灸基本配穴：右脾兪・胃倉外方。

　鍼灸治療も同様の方意で行うが、殊に灸治療はこのような"痛み"が強い場合には行ってはいけない。なぜなら痛みが強いときには必ず発汗があり、心陽氣は必ず実になっている。つまり外部から陰氣を摂取して発汗による陰氣の虚を補わなければならないのに、施灸により表陽を補い発汗させれば、更に心陽氣を実にさせるからである。この場合は『難経』の「腹症は背部で、背部は腹症で治療する」の治則に従い、背部兪穴三行線から**右脾兪か胃倉外方**辺りに、腹部に刺鍼で僅かに響かすと痛みが和らいで癒える。

123 附子粳米湯

『金匱要略方論』
「腹部に寒氣が中り、腸鳴が激しく雷鳴して切られるように痛む、胸部や脇部が張って苦しく下方から上逆する感じがして嘔吐する場合は、附子粳米湯を処方すればよい」
『方機』
「腹中雷鳴切痛．胸脇逆満嘔吐者」「悪寒或手足厥冷腹満痛嘔吐者」
『方極』
「治腹中雷鳴．切痛．或嘔吐者」

《氣味分量》

附子粳米湯方
附子 0.2g．半夏 6g．甘草 1g．大棗 3g．粳米 6g．
五味を水八升で煎じ米が熟せば滓を除いて、一升を一日三回温服する。

《主症状》
腹中雷鳴切痛。逆満嘔吐。四肢寒冷。

《藥方まとめ》

　脾陽氣が慢性的な寒冷や急激な寒氣により極端に虚衰して中焦の水氣が動かず、強烈な腹痛を見る場合に対処する藥方である。
　附子粳米湯方で嘔吐は、**大建中湯証**と同様の場合により見る事もあるが、両方とも腹部に寒冷があり疼痛が激甚なる場合に用いる。そして両方の鑑別は、**大建中湯方**が過敏性大腸症候群で見る蠕動不安による疼痛を主治するのに対し、**附子粳米湯証方**は腹中雷鳴して疼痛するのを主治する。本方は**附子・半夏・甘草・大棗・粳米**の五味からなり、**附子**は**乾薑**よりも温性刺激藥で鎮痛作用が強く、**半夏・粳米**は止嘔吐、**甘草・大棗**は中焦を温補して急迫症状を主治するので、**甘草・大棗・附子**で疼痛緩解する。荒木性次は『古方藥嚢』で「腹張腹鳴して腸が

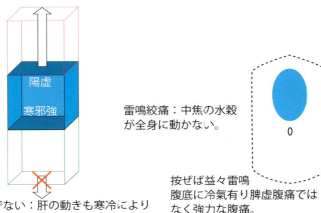

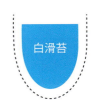

半夏：脾陽氣を高め腎に送る。
粳米・甘草・大棗：中焦（脾）を温めて痛みを緩める。
附子：循環する速度を増していく為の陽氣を与える。

軟満：水が多く動かない。
嘔吐：中焦の水穀が下に降りず絞痛切痛。

図2-120

切られるほど痛み、脇腹から胸中へ押し上げて嘔吐する者、発作時は腹部に寒さを感じて余計に腹張し、腹部が温まれば腹張が癒える者」と述べている。

《鍼灸基本配穴と鍼灸治療》

鍼灸基本配穴：左太白補法・左豊隆瀉法・下脘・両脾兪灸。

鍼灸治療も同様の方意で行うが、臨床では夏場に強い冷氣や冷飲により腹痛を見る場合で、下痢をせず嘔吐する場合に処方する藥方である。つまり身体内に入れたモノは、必ず下方に流れることを以って正常とするが、**附子粳米湯証**はそのベクトルが逆上して嘔吐し、下焦臓器も寒邪により作用せず二便として排泄することも出来ない。そして中焦の水が動かず腹痛が激しく嘔吐している

場合は、すぐに陽氣を与えて脾氣を動かし、痰飲を利尿しなければならない。この場合多くは脈沈・遅、四肢厥冷、口渇があるので、**左太白補法・左豊隆瀉法・下脘・両脾兪灸**を行い脈浮・数、四肢温、口中に唾液が出たかを患家に確認しなければいけない。そして脾胃に対して充分陽氣が与えられて水が動き出してから、金或いは水に対してアプローチを行えば癒えるが、未だ土系が整わないのに虚しているという理由で土経脈に触れると、患家の身体が異常に疲れて誤治になり苦しみを与える可能性がある。また臨床的には治療前に温かい白湯を少しだけ飲ませて、中焦に直接陰氣を与えてから鍼灸治療を行うのもよい。

124 厚朴生薑甘草半夏人參湯

> 『傷寒論』
> 「発汗法を行った後腹部が張って膨満感があれば、厚朴生薑甘草半夏人參湯を処方すればよい」
> 『方機』
> 「腹脹満．嘔逆者」
> 『方極』
> 「治胸腹満而嘔者」

《氣味分量》

厚朴生薑甘草半夏人參湯方

厚朴 6g．生薑 6g．半夏 6g．甘草 2g．人參 1g．

五味を水一斗が三升になるまで煎じ滓を除く、一升を一日三回に分けて温服する。

《主症状》

腹脹満。嘔逆。

《藥方まとめ》

　発汗過多で表陽虚が身体全体の陽虚に至り、脾の陰陽がともに虚して腹満した場合に対処する藥方である。

　小建中湯は中焦が虚してモノが入らないので、**甘草・大棗・膠飴**の氣味甘の三味を主藥にして脾陰氣を増幅し、更に消化吸収を加速させる目的で、藥効ベクトルが身体内を向く**芍藥**を増量する事で、下焦に水を送り上焦の動悸、中焦の腹満・腹痛を鎮める方意である。これを受けて**厚朴生薑甘草半夏人參湯**は、腹満が**小建中湯**よりも更に強い場合で、飲水しても直ぐに汗で身体外に出て、食欲も次第になくなって食事をしても消化されない場合に処方する方意である。これは**人參・甘草**の甘味でモノを食して取り込める事を主にし、**半夏・生薑**の辛味で取り

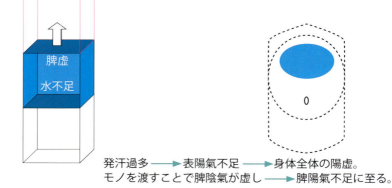

発汗過多 ──→ 表陽氣不足 ──→ 身体全体の陽虚。
モノを渡すことで脾陰氣が虚し ──→ 脾陽氣不足に至る。

人参・甘草（甘）：養血する為の脾胃を補う。
半夏・生薑（辛）：脾を動かして水逆を下方に向け中焦の局部の水を除く。
厚朴：腹満に対して水を動かす力を与える。

図2-121

込んだモノを動かし、上方に向いているベクトルを下方に向けていく事を病機とする。そしてこの方により体内に不要なモノがあれば体外に排便・排尿される。腹満・口渇は陽明病で見ることが多い症状で、陽明病は淡紅舌・紅舌或いは紅絳舌無苔であるが、この方は淡白舌・白滑苔である。故にこの証の二症を対象にして下剤を用いれば、病を悪化させるので全体を見て鑑別しなければいけない。

《鍼灸基本配穴と鍼灸治療》

鍼灸基本配穴：左三陽絡・左天井・左崑崙補鍼、左地機・左三陰交小灸。

鍼灸治療も同様の方意で行うが、臨床的には夏季に多汗する患家に多く、多汗により主表の太陽経氣・衛陽氣が虚して食欲が低下し、終には何も食べられなくなった場合の腹満・腹痛が対象になる。多くは色蒼白、多尿軟便で浮腫を伴うことが多く、女性では月経困難を見る事も多い。この場合も**小建中湯証**と基本的には同じ配穴になるが、しかし激しい腹満に対し、腹部に陽氣を直接与

えると更に膨張が強くなるので注意が必要である。この場合は多汗による表陽氣不足を最初の対象にして補って行らし、裏間の停滞している水氣を動かす目的で、**左三陽絡・左天井・左崑崙に補鍼、左地機・左三陰交に小灸**を行い、脈沈でやや実になれば水氣が動いて流体が付いた事を表すので、これ以後は対症的に治療を進めればよい。

> ▶▶ **細脈（陰脈）**
>
> 『脈経』に「細脈は小にして微よりも大きい脈」とある。脈診でも比較的判りにくい**細い脈**で同じように見える脈群である。『脈要精微論』の「細則氣少」は、流体を構成する形を為さない氣が極端に不足した状態を現わす脈で、他にも記載があるが、歴代医家の多くは細脈を、陽虚を現わす脈とまとめている。
>
> 　そして『傷寒論』は少陰病と厥陰病で記載を見る。これからすれば血を行らせる陽氣が虚して内鬱し虚火が現われている場合の脈と、陽氣が原因で厥冷が現われている場合で分け、細脈と兼ねている脈の違いで鑑別している。これより小脈と細脈との比較は、小脈は有形のモノの絶対数が不足したことにより出現し、細脈は無形のモノの総数或いは総量が不足した場合に現わす。両脈はモノの総量を現わす脈状である。
>
> 著者論文『脈法愚解』より一部抜粋

125 黄耆桂枝五物湯

> 『金匱要略方論』
> 「血痺証で陰陽脈がともに微で、寸口位脈・関上位脈が脈微・尺中位脈が脈小緊を表わし、半身不随に似て身体が痺れて動かない、或いは身体の一部に痺病を見る場合は、黄耆桂枝五物湯を処方すればよい」
> 『方極』
> 「治桂枝湯証．而嘔．身体麻痺．不急迫者」

《氣味分量》

黄耆桂枝五物湯方

黄耆 3g．芍藥 3g．桂枝 3g．生薑 6g．大棗 4g．

五味を水六升が二升になるまで煎じて、七合を一日三回に分けて温服する。

《主症状》

少しの労働でも発汗する。微風でもすぐに渇く。嘔。不急迫。身体麻痺。常に全身どこかが痛む。

《藥方まとめ》

患家の素体が虚証で陰陽の衛氣、営氣がともに虚して陽氣が溜滞し易く、陰虚火旺で発症する種々の症状に対処する藥方である。

尾台榕堂は『類聚方廣義』で「黄耆は止汗・利尿・化膿止め・強壮・鎮痛等の作用があり、**黄耆桂枝五物湯証**に身体不仁とあるのは肌水の病が原因である、張仲景は水病の小腹不仁・小便不利に治水剤の**八味丸**を処方し、利尿させて不仁を治療している。更に**朮・附子**を加え産後不良で盗汗・食欲不振・麻痺・軽い浮腫がある者、浴湯後肌膚不快を感じる者に処方しても良い」と述べている。つまり身体感覚の麻痺、痛痺、多汗出汗で悪化する者を治療する藥方である。

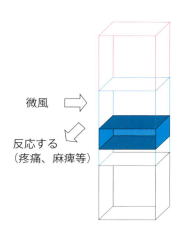

桂枝・黄耆：表の陽氣を補う。水の流れを付ける。
大棗：調和営衛を図る。
芍藥：陰氣との調和を図る。
去甘草：緩めすぎない（細胞間を緩めないようにする）。
生薑：脾陽気を高め腎に送る。

表陽虚強い　陰陽氣血がともに虚して溜滞する。

桂枝湯去甘草加増生薑・黄耆

図2-122

《鍼灸基本配穴と鍼灸治療》

　鍼灸治療も同様の方意で行うが、『素問・痺論篇』に「痺病は風寒湿の三種の邪が合わさって侵襲し、経絡営衛氣血の流れを閉塞することで発病する」、『霊枢・九鍼論』に「邪氣が陰に侵入すれば則血痺と爲す」、『霊枢・壽夭剛柔論』に「陰病と陽病が倶に病んだ場合を風痺と言う」とある。また陰陽脈ともに脈微は流体させるモノの総量も少なく、それを動かす力もない場合に表す脈で、更に寸口位・関上位脈微細は上焦の陰氣不足、尺中位脈小緊は下焦の陰氣不足であるから、患家が食穀の陰氣を取り込み易いように治療を行い、更に陽氣を補って経脈の疎滞を解くように行えば癒えるが難治である。

126 桂枝生薑枳實湯

『金匱要略方論』
「心中痞且つ諸逆の症状もある場合で、狭心症様に心痛する場合は桂枝生薑枳實湯を処方すればよい」
『方機』
「心中痞逆満心痛者」「逆満吐出水不受水藥者」
『方極』
「治胸満上逆或嘔者」

《氣味分量》

桂枝生薑枳實湯方

桂枝 3g. 生薑 3g. 枳實 5g.
三味を水六升が三升になるまで煎じて三回に分けて温服する。

《主症状》

心中痞。逆満心痛。胸満上逆。嘔。

《藥方まとめ》

脾陽氣不足で心窩に寒飲が作られ、押圧により上衝して痛む場合に対処する藥方である。

桂薑枳實湯は日常的に"みぞおちを押えれば上に突き上げて痛む"場合。つまり何かの理由で表虚・内熱・上行して心窩が痛む場合で、加えて胃腸の動きが何かの理由で低下して停水音があり、しかも押えると氣分が不快になる場合を標的に処方する。

■ **枳實と半夏の違い**は水分子と結びつくモノの硬さにより使い分ける。
痰飲形成の時間　　**枳實**：長、**半夏**：短。
脾陽氣の強さ　　　**枳實**：弱、**半夏**：強。
年齢や職業等も考慮するが一般的に**枳實**は太陰病以降、**半夏**は少陽病で用いる

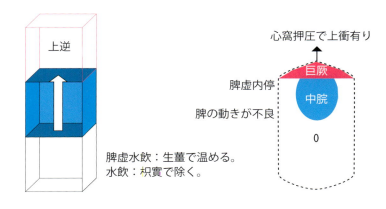

桂枝・生薑：痞を解き上逆を治す。乾薑に変えてもよい。
生薑・枳實：水飲の動揺逆行を治す。

図2-123

事が多い。
- **枳實**は芍藥・厚朴・生薑と相性がよく、中でも厚朴とは氣味の相性がよい。
  枳實は結実している水飲を除くのを主として脹満を治す。
- **厚朴**は脹満を治すのを主として、結実している水飲を治す。
- **枳實・厚朴**は「胸腹脹満」を主治し、その後微汗利尿する。
- **桂枝去芍藥湯**　：形（水飲）がなく上逆し、胸満して心窩に力が入らない場合。
- **枳實薤白桂枝湯**：形（水飲）があり上逆が激しく、胸満して心窩が堅く水飲がある場合。
- **人參湯**　　　　：裏の寒水が行らず心窩に痰飲があり、胸満して胸脇が苦悶する場合。
- **橘皮枳實生薑湯**：心中に痰飲があり上逆して胸悶し、喉がイライラして燥いて唾を吐く場合。

《鍼灸基本配穴と鍼灸治療》
　鍼灸基本配穴：下脘灸・左三里灸・左三焦兪瀉法・小腸兪瀉法。
　鍼灸治療も同様の方意で行うが、患家が脈沈・濡でやや遅を表し、両関上位脈が滑を表せば、中焦陽氣が虚して痰飲が内停している事を現わすので、脈浮・弦に変わり尺中位脈が旺氣してやや数になれば、陽氣が補われて中焦から下焦に水邪が動いた事を表して、患家に尿意が出れば癒す病機であるから、**下脘灸・左三里灸・左三焦兪瀉法・小腸兪瀉法**で少し響かせれば、中焦水飲が下され排尿して癒える。

▶▶ **濡脈（陰脈）**

　『脈経』には「軟は極めて柔らかく浮細。濡脈は古くから多説有り一定しない」とある。「濡」は水＋雨＋而の合字からなり、潤すと潤うの二つの意味で使われる。つまり水を与える側に立って使う場合と、水を与えられる側に立って使う場合であるが、これは濡の"而"による。字源で而は通常「しこうして」と読むが、「しかるに」という逆説で使われることもある句である。すなわち濡が供給側と受給側で使われ、統一の解釈を失わせた原因もこの句の影響を受けるからである。これらから濡脈は、三焦の水不足を現わす脈状であるから陰脈に位置させ、治療で身体の水氣が正常に戻った時点で陰中の陽に分類すればよい。このように濡脈は日常での少量の水の出入りで出現する脈状であるから、診る者により見解が異なる。医家が主病で述べているのは、水氣が更に不足した小虚から大虚に至った場合に起こる症状群である。

　　　　　　　　　　　　著者論文『脈法愚解』より一部抜粋

127 桔梗湯

> 『傷寒論』
> 「少陰病に罹患して2、3日目咽喉部が痛む場合は、甘草湯を処方すればよい。それでもよくならなければ、桔梗湯を処方すればよい」
>
> 『方機』
> 「咽痛者」「咽中腫．不能飲食者」「肺癰疽．諸腫有膿者」
>
> 『方極』
> 「治甘草湯証．而有膿．或粘痰者」

《氣味分量》

桔梗湯方

桔梗 1g．甘草 2g．

二味を水三升が一升になるまで煎じて滓を除き、二回に分けて温服する。

《藥方まとめ》

桔梗湯は腫痛急迫する場合に対処する藥方である。

少陰経脈は上焦心を絡い咽喉に至る。少陰病で数日経過して咽喉部が痛むのは、心火の熱が経脈に沿って上犯し赤く腫れるからである。その場合仲景は**甘草2g** の**甘草湯**を処方している。しかしそれでも治らず上犯の勢いが激しく紅腫も激しければ、苦・甘の氣味の**桔梗**を加えた**桔梗湯**で対処すればよい。それは**甘草**に「毒の急迫を緩める」効用があるからで、この毒は炎症と解釈してもよい。そして原文の咽痛によって膿を吐く濁唾する場合は、**甘草湯**では不可であるので**桔梗湯**を処方している。**桔梗湯**は「腫痛急迫」する者を治す藥方である。内藤希哲は『意釈傷寒論類編』で「少陰病で2、3日頃に咽痛して吐痢、四肢厥冷等の症状がなければ、邪氣の勢いが弱いので甘草湯を与えればよい。それでも治らなければ肺氣に影響を与えたのであるから、**桔梗**で肺氣を補い**甘草**で経脈を調和させればよい」と述べている。

《鍼灸基本配穴と鍼灸治療》

鍼灸基本配穴：右合谷瀉法・右陰谷補法・左然谷瀉法・左太衝瀉法。

　鍼灸治療も同様の方意で行うが、少陰病で咽痛するのは、少陰経脈の水氣が熱により不足して、少陰経脈流注を潤せなくなった症状である。この時少陰病提綱症が軽度にあり、脈沈細微で脈の流体が作られない程度に水氣が乾かされている場合は、**右合谷瀉法**で強く響かせて肺経脈の熱を瀉し、**右陰谷に補法**を行い脈微細がやや実すれば咽痛が癒える。そして脈沈・微細而右尺中位脈がやや脈浮・短を表す場合は、腎臓が有す脈中の水氣が不足した少陰相火の過旺であるから、咽痛もやや強く嚥下も困難な場合が多いので、**左然谷・左太衝の両穴に瀉法**を行って過旺した相火を瀉せば癒える。

▶▶　『素問病機氣宣保命集・瀉痢論』

「脾胃の病は水湿の病機に転化し、胃燥でも脾湿が強くてもいずれにしても土の臓腑に熱が生じる」とし、燥火の場合には潤燥を、湿熱の場合には除湿の方法を示している。つまり土が作る水を中心にして、それを乾かす燥に対して治療を行なっていく事を主眼に置いている。その方剤は泄瀉で腹痛し後重身熱があって久しく治らなければ**黄芩芍薬湯**（黄芩、芍薬、甘草）を与えて陰氣を補うことで上焦の熱を除いている。また血便が昼夜を問わず出て裏急後重があり、尚且つ久病であれば大黄を一兩単独で与えている。このようにたとえ瀉痢であってもその本は熱であるとし、**地黄**や**附子**、**烏頭**等の陽氣を増すような治療は行なっていない。この脾胃に対する治療指針は後述する李東垣や、朱丹溪の学説に多大な影響を与えている。

著者論文『新釈格致余論・金元四代医家』より一部抜粋

128 桔梗白散

> 『外臺秘要』
> 「欬而胸満して振寒する、この時脈数で咽乾しても口渇はない、時々腥臭い濁唾がある、米粥の様な膿を吐いて久しいのは肺癰である。その場合は桔梗白散を処方すればよい」
>
> 『方機』
> 「有結毒而濁唾吐膿者」「毒在胸咽而不得息者」

《氣味分量》

桔梗白散方

桔梗 0.3g. 貝母 0.3g. 巴豆 0.1g.

三味を粉砕して散剤にして服用するが、強壮な患家は半錢服飲すればよい。虚弱な患家はそれよりも減らして服用する。

《主症状》

濁唾吐膿。

《藥方まとめ》

『外台秘要』に書かれている処方で桔梗湯の効用を更に強めた藥方である。

『方機』にも述べられているように病邪が膈上にあれば排膿すればよいし、膈下にあれば瀉下すればよい。この**桔梗白散**証は邪が膈上にあり癰（できもの）が膿を出して、肺（氣管支）に影響を及ぼしているのであるから、**貝母**で胸中の鬱結したものを除く、**巴豆**で癰に対して攻撃を加えて吐膿させることで病邪を追い出す事を目的にしている。ただし巴豆の効用が大変強いので、痩せて虚弱な人はその量を加減しなければならない。

上焦　　有毒炎症

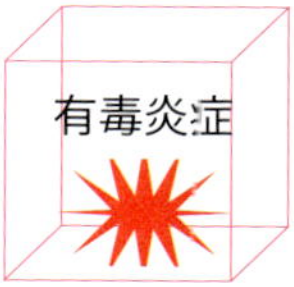

癰（形有る毒）

肺氣を不通にさせる。

甘草：急迫を出す。 ┐
桔梗：駆出させる。 ┘ 桔梗湯　　　　　　　　　　　　　　　　　　　┐
巴豆：攻撃する。　　　　上焦のみに症状が有る時に使う。　　　　桔梗白散
貝母：肺を開いて呼吸を通す。　　　　　　　　　　　　　　　　　┘

図2-124

129 排膿湯

『金匱要略方論』
「金創により生じた瘡癰、或いは内熱により生じた外部の瘡癰に対処する藥方で、この原因が陽氣不足の場合は排膿湯を處方すればよい」

『方極』
「治膿血及粘痰急迫者」

《氣味分量》

排膿湯方

甘草 2g．桔梗 3g．生薑 1g．大棗 3g．

四味を水三升が一升になるまで煎じて五合を一日二回に分けて温服する。

《藥方まとめ》

膈より上方の咽喉や氣管支に炎症があり、その部の血分を傷付けて瘀熱が生じて血膿を見る場合に対処する藥方である。

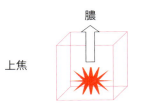

桔梗湯加生薑・大棗

肺氣が傷付くが出血は無い。

桔梗：上方から駆出させる。
甘草：中焦に陰氣を加え細胞代謝速度を増し水毒上迫を除く。
生薑：脾陽氣を高め腎に送る。
大棗：胃腸を整える。

図2-125

130 排膿散

『金匱要略方論』
「金創により生じた瘡癰、或いは内熱により生じた外部の瘡癰に対処する藥方で、この原因が陰氣不足の場合は排膿散を処方すればよい」
『方機』
「瘡癰痛而欲膿潰者」
『方極』
「治瘡家胸腹拘滿若吐粘痰或便膿血者」

《氣味分量》

排膿散方

枳實 12g. 芍藥 0.6g. 桔梗 0.2g.

三味を粉砕して散剤にした物を卵黄だけ取り出してよく混ぜる。それを少量の湯で一日一回服用する。

《主症状》

治瘡家胸腹拘滿。瘡癰痛。欲膿潰。

《藥方まとめ》

膈より上方の咽喉や氣管支に炎症があり、その部の氣分と血分を傷付けて瘀熱が生じて血膿を見る場合に対処する藥方である。

咽喉や氣管支に炎症が生じたことで、その部の氣血の循行不利になって瘀血（瘀熱）が形成されて血が傷付き化膿した場合は、**排膿湯**と排膿散を一緒にした**排膿散及湯**を使う。吉益東洞は血分を傷付けた場合は**排膿散**。氣分を傷付けた場合は**排膿湯**を使い分けて用いる。

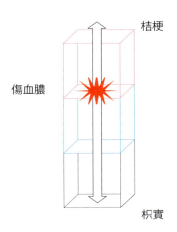

桔梗：上方から駆出させる。
芍藥：滋陰養血、散瘀、収斂させて出血を止める。
枳實：硬くなっているモノを緩め結實を治す。

肺氣が傷付くが多少出血も有り。
枳實と桔梗はその働き（藥力の方向性）が全く異なるので、肺氣の行りをよくすることが可能になる。

図2-126

《鍼灸基本配穴と鍼灸治療》

鍼灸基本配穴：右合谷瀉法。

鍼灸治療も同様の方意で行うが、湯液とは異なり鍼灸治療はその時々の臨機に応変して対処するので、氣分・血分と分ける事はせず、基本的には脈法と経脈に準じて配穴する。具体的には脈実であれば瀉法、脈虚であれば補法で、陽経脈に瀉法を行った方が治癒転機が早ければ、それを選択すればよい。一般的には**右合谷に圧通があれば瀉法**を行うが、患家に押圧により痛みが消失するかどうかで確認すればよい。

131 四逆散

> 『傷寒論』
> 「少陰病で手足が冷えて、患家に咳、動悸、小便不利、腹中痛があり、下痢をすれば渋り腹になる場合は四逆散を処方すればよい」

《氣味分量》

四逆散方
甘草炙 2g. 枳實 2g. 柴胡 2g. 芍藥 2g.
四味を其々粉沫にして白湯で一日三回服用する。

《主症狀》

尿意が頻繁である。胸部ばかりに多く汗をかく。心窩痞塞する等の症狀を訴える。

《藥方まとめ》

心肝胃が扱う血が行らず上焦で鬱し、四肢末端に血が至らなくなった場合に対処する藥方である。

　この方は氣滯による疑似少陰病に処方する藥方で、外邪による病機ではなく、内因により発症するので少陰病の提綱症はない。つまり四肢末端まで陽氣が滯っているので四肢逆冷を見る。類似症状に厥陰病の四肢厥冷があるが、これは厥陰病の提綱症状があるので鑑別は容易である。この病機は内風により常にイライラする火照りを冷ます目的で飲水量が多くなり、膈で固まり上下の交流を妨げて発症する事が多いので、咳嗽があれば**五味子 1.25g・乾薑 1.25g** を加味する。動悸がする場合は**桂枝 1.25g** を加味する。小便不利の場合は**茯苓 1.25g** を加味する。また**桂枝湯証**で氣上衝は、項部から下方に発汗して悪寒するが、**四逆散証**は前胸部上方・背部上方に発汗する。浅田宗伯は『勿誤藥室・方函・口訣』で「**抑肝散**（當歸 3g、釣藤 3g、芎藭 3g、白朮 4g、茯苓 4g、柴胡 5g、甘草 1.5g）は**四逆散**の変方で、肝陽が旺氣した筋脈強急する者を治療する。**四逆散**は腹中任

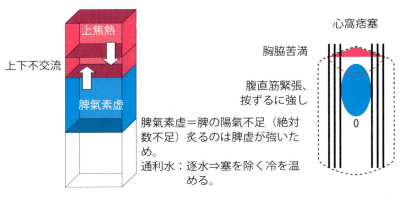

芍藥甘草湯加柴胡・枳實
芍藥甘草湯の基本腹形（腹直筋緊張、心悸亢進）に胸脇苦満、心窩痞塞の程度で病状の激しさを判断基準にすればよい。

芍藥：陰氣との調和を図る。
柴胡：胸脇の痞氣滞を除く、膈の水を捌く。
枳實：氷様になって動かないものを破壊する。
炙甘草：陽氣を加えることが出来ない程弱っている。

■ 便燥があれば厥陰病として白虎湯を与えて除く。

四逆：四肢不温≒四肢厥逆
■ 四肢不温：陽氣が四肢に至らない。
■ 四肢厥逆：甚だしければ火照り、頭・顔に上逆する（桂枝湯の上氣は項背強張る）。

図2-127

脈が拘急し胸脇下に衝く者を主とするが、**抑肝散**は左腹拘急して四肢筋脈に攣急する者を主とする」。
　和田東郭は「半身不随に処方して効果を上げた」と述べている。

《鍼灸基本配穴と鍼灸治療》

　　鍼灸基本配穴：右陰谷補法、右然谷瀉法・右曲澤補法。

　　鍼灸治療も同様の方意で行うが、臨床では主婦湿疹的な四肢末端の皮膚が爛れて出血する場合が該当する。肩関節・股関節から四肢末端に至る程、氣と血の割合は末端の方が血の割合が多くなる。つまり氣滞で血が動かされなければ、生体は末端の指先に鬱血し井穴近くより自ら出血させるのであるから、氣滞を除く目的で肺経脈に補法を行って陽氣を補い、同時に表裏する大腸経脈に瀉法を行えば癒える。また心火過旺が原因して血熱が生じて出血する場合は、直接少陰心主に瀉法を行ってもよいし、腎水を補って心火を冷ましても癒える。その場合は**然谷**の左右の圧痛により生体がどちらを望んでいるかにより判断する。**左然谷**に圧痛があれば補水してほしいので**右陰谷補法**、**右然谷**に圧痛があれば腎相火が旺氣しているので**右然谷瀉法、右曲澤補法**を行えば癒える。

132 黄連阿膠湯

> 『傷寒論』
> 「少陰病に罹患して2、3日経過した。心中がイライラして眠れない場合は
> 　黄連阿膠湯を処方すればよい」
> 『方機』
> 「心中煩而不能臥者」「胸中有熱．心窩痞煩而不能眠者」
> 『方極』
> 「治心中悸．而煩不得眠者」

《氣味分量》

黄連阿膠湯方

黄連 4g．黄芩 1g．芍藥 2g．雞子黄 1個．阿膠 3g．

五味の内先に黄連・黄芩・芍藥の三物を水六升が二升になるまで煎じて滓を除く、それに阿膠を炙って少し冷やして入れ、更に雞子黄をかき回して入れる、七合を一日三回に分けて温服する。

《主症状》

不得眠。手足寒。背悪寒。

《藥方まとめ》

少陰病で心煩して不得眠になった場合に対処する藥方である。

少陰病で水火が交流せず陽虚により寒症、陰虚により熱症が出現している。少陰病は下焦腎陰水の虚寒を原因として、当初は無熱・背悪寒、手足寒・但欲寝の症状が現れるが、数日経過すれば陽経脈が正常に戻ろうとし、病は熱化して陰水が更に不足する。そして下焦の虚寒が上攻して上焦に迫って鬱滞し、心中煩燥して不得眠が顕著になった場合を対症として用いる。この**黄連阿膠湯**方は「少陰の瀉心湯」と呼ばれるが、本来瀉心を目的に処方を組む場合、腎氣が疲弊していない場合は**大黄**と組ませれば目的を果たすが、腎氣が疲弊して虚している場合に**大**

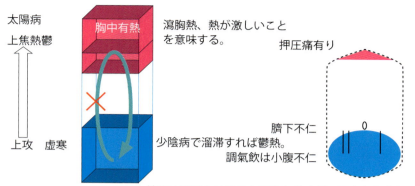

黄芩：血熱を解す。
黄連：肺虚による上焦胸中鬱を治す。
芍藥：　┐
雞子黄：　│滋陰養血、散瘀、收斂させて出血を止める。
阿膠：　┘下焦の陰氣を補い水を作る。血行不良で血燥時に使う。

図2-128

黄で体外に除けば、更に陽氣が虚してしまうので、陰氣を補って熱を鎮める方法で瀉心を図る。「心煩不得眠」は**梔子豉湯**との鑑別が必要である。
- ■ 梔子豉湯：腎水不虚で余熱が胸膈に伝わり心中懊憹、心中結痛、紅舌乾苔等の症状を現わす。
- ■ 黄連阿膠湯：陰虚で陽が高ぶり心中煩、少津舌乾苔等の症状を現わす。

《鍼灸基本配穴と鍼灸治療》

　鍼灸基本配穴：三陰交・漏谷・地機に補法。

　鍼灸治療も同様の方意で行うが、臨床的に少陰病・不得眠は太陽病脈浮の病機に似て、上焦表熱に直接瀉法を行って治療する場合と、少陰氣が虚して收斂出来ず上氣する場合の両方に治療を行う。そして**黄連阿膠湯**方が陰氣を補って瀉心する方意であるから、鍼灸も同様に陰氣を補う目的で**右三陰経脈の反応**を確認して心地よい圧痛を探り、その反応を中心にして考察を行う。つまり臨床

は少陰病症でも腎水の不足だけではなく、脾穀氣、肝陰血の不足からも心煩不得眠になるからである。多くは**三陰交・漏谷・地機の脾経脈に反応があるので、最も虚している経穴に補法**を行い陰脈が実して胃氣が満ちれば、標症の表実に瀉法を行ない微汗出させれば癒える。この方は高齢者で運動が不足して尚且つ、水分摂取が多い方に多く見られるので、患家も適度に運動しなければ癒える事はない。

> ▶▶ **本神**
>
> 　天の作用の中で人の中にあるのは徳である。地の作用の中で人の中にあるのは氣である。そして天の徳が地の氣に働きかけて生が維持される。それが生命力の現れで精と言う。そして陰氣と陽氣の両精が合わさり出来るモノを神という。そして神に従い往来するモノを魂という。その精と並んで出入するモノを魄という。そしてあれこれと見分ける働きを心という。その心があれこれと見分ける働きを意という。そして意に従って保存されているモノを志という。その志に因って具体的な形に変えていく働きを思という。そして抽象的な思考までも至る働きを慮という。そして慮に従って事物を処理する働きを智という。それ故に智は人を養生していく方便となる。その智に従い生きる人は、必ず四時に順じて寒暑に適う暮らしを行い、喜怒を乱さず陰陽剛柔に調和するように和やかに暮らしている。このように暮らせば僻邪に侵されることもなく長生する事が可能となる。
>
> 　　　　　　　　　著者論文『現代版霊枢経診解・本神篇』一部抜粋

第二章　藥方類

黄連阿膠湯

133 酸棗湯

『金匱要略方論』
「虛勞している時に特別な理由がないのに氣持ちが落ち着かず眠れない場合は、酸棗湯を處方すればよい」
『方機』
「煩而不得眠者」「煩悸而眠不寢者」
『方極』
「治煩燥不得眠者」

《氣味分量》
　酸棗湯方
　酸棗仁 5g．甘草 1g．知母 2g．茯苓 2g．芎藭 2g．
　五味の内先に酸棗仁を水八升が六升になるまで煎じて、これに他の諸藥を入れて三升を三回に分けて温服する。

《主症狀》
　煩悸。不得眠。速さが乱れる不整脈。声枯れて発声も出来ない。

《藥方まとめ》
肝が情志の影響で氣機を循らせず、主る血が熱を含み血熱となって上焦空間の心に迫り、熱を含むようになった場合に対処する藥方である。
　不眠は肝相火が旺氣して血に熱が伝わり、血中の水氣が不足して瘀血が形成されて発症する病機だが、瘀血が形成されても排便や生理で排除されずに時間が経過すれば、肝陽氣が鬱滞して瘀熱が形成される。そして肝陰氣・陽氣がともに低下するので、脚の色がくすんで体臭が強くなる。この病機に対して腎水が肝余熱を冷却する為に、下肢に水が溜まり浮腫が現れるのである。しかしこの浮腫を利尿剤で治そうとしてはいけない。それはこの浮腫・水は肝瘀熱を冷やしているので、これが利尿されてなくなれば熱が血に伝わり、血熱になって一氣に上昇して

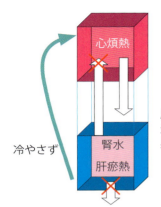

胆実瘀血 ──→ 肝鬱 ←── 腎　排便、尿不利
生理止：治療すると赤味を帯びた帯下が見られる。色悪い臭有り。

茯苓：心陽に対して動かしリズムを一定にする。（血流を正常にする）
知母：石膏を懸濁液とし沈殿を防ぐ。
甘草：表位・上部の水邪を除く上衝急迫を治す。
芎藭：血虚を治す。當歸と相性がよい。
酸棗仁：胸膈煩燥させるモノを瀉して不得眠を主治する。

吉益東洞は「酸棗仁を生・熟に分けているのは間違いで、共に不得眠に用いてよい」と述べている。

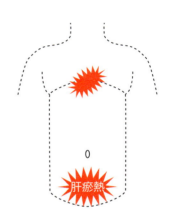

図2-129

心に送られて煩悸・不得眠・速さが乱れる不整脈、そして精神症状が現れるようになる。このような病状でもその初期であれば、肝の有す瘀熱を腎水が冷ますことで対応でき、その腎水を補給する為に食欲も旺盛で食べることも出来れば癒えるが、しかし次第に脾氣が虚して充分に食べることもできなくなり、肝が興奮しても腎氣が虚弊して、腎水で冷ます事が出来なくなる等と、悪化して乱れた精神症状が通常化して慢性の睡眠不足になるのである。浅田宗伯は『勿誤藥室・方函・口訣』で「**酸棗湯**は心氣を和潤して安眠させる藥である。そして眠れない場合に三因ある。一つは心窩肝胆の部分に停飲があって、それによ

り動悸して眠られないのは**温胆湯**方、二つは胃中が虚して邪氣が膈を動かして眠られないのは**甘草瀉心湯**方、三つは血氣虚燥して心火旺氣して眠られないのは**酸棗湯**方が主治する」、孫思邈は『千金方』に「余熱があれば**酸棗仁湯**に石膏を加えればよい」、『済生方』には「**帰脾湯**はこの方の変方である」と述べている。

- ■ **酸棗仁湯**　：不眠・疲れて眠れない
- ■ **竹如温胆湯**：不眠・咳嗽、胸内鬱熱
- ■ **黄連解毒湯**：不眠・充血、上衝不安
- ■ **甘草瀉心湯**：不眠・心窩痞硬・悪心窩痢
- ■ **帰脾湯**　　：不眠・心労、貧血

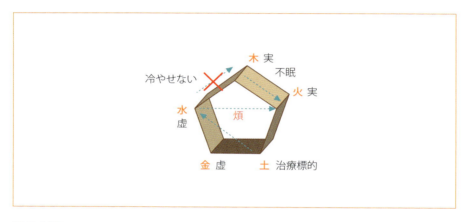

図2-130

《鍼灸基本配穴と鍼灸治療》

　鍼灸治療も同様の方意で行うが、瘀熱と上焦熱は少しずつ運動や発汗穴で汗をかかせて熱を除く、同時に浮腫も治療する。また不眠は身体も過緊張であるから二便穴も緊張している。故に出ないからと無理に下法穴を使い排泄させれば、緊張が一氣に緩み腰痛を見ることもある。一般に捕食・排泄・睡眠の三行為は人が生きる上で、自力でしなければいけない行為であるから、患家の自努力がなければ不治である。

134 八味丸

> 『金匱要略方論』
> 「脚より氣が上衝して小腹下腹部に入り感覚障害が現れた場合は、八味丸を処方すればよい」
> 『方機』
> 「脚氣疼痛小腹不仁足冷或痛小腹拘急小便不利者」「消渇而小便反多者」
> 「夜尿或遺尿者」「煩熱不得臥．倚息小便不利．飲食如故者」
> 『方極』
> 「治臍下不仁．小便不利者」

《氣味分量》

八味丸方

乾地黄 4g．山茱萸 4g．薯蕷 4g．澤瀉 3g．茯苓 3g．牡丹皮 3g．桂枝 1g．附子炮 1g．

八味を粉砕して蜜で煉り梧子大に丸めて、酒で十五丸を一日一回服用する。

《主症状》

煩熱。不得眠。脚氣疼痛。小腹不仁・拘急。足冷或痛。小便不利。臍下不仁。

《藥方まとめ》

『金匱要略方論』には「治脚氣．小腹不仁の藥方」と述べられているが、これは**腎陽虚で水湿が運化できず、下焦臓器がその水邪により侵されて経脈に沿って上衝し、種々の症状を引き起こす場合に対処する藥方**である。

この方は腹症に特徴があるので鑑別は容易である。浅田宗伯は『勿誤藥室・方函・口訣』で「八味丸は下焦を治す故に『金匱要略方論』に小腹不仁・小便自利・転胞に運用するとある。それにより虚腫・虚労・腰痛等に効果がある。そして**牡丹皮・桂枝・附子**と合する配合が妙用なり」、『済生方』に「**牛膝・車前子**を加えた処方は一着論たる手段なり」、『医通』に「**沈香**を加えたるは一等進みた

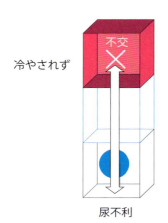
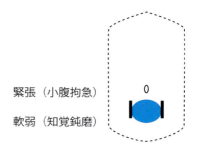

脾に問題は無いので飲食可。
水氣と血氣が溜滞して上行不可。
冷覚⇒感じなければ背部に冷感有り（附子の証）。
肝・腎の相火が上昇することにより血の循りも悪く陽氣が循らない。
腎の陽氣が虚して水が滞る。

八味丸中の水治　茯苓：動を与える（細胞の働きを活発にしてモノを動かす〈揺する〉事で水を除く）。
　　　　　　　　桂枝：氣と水の上行を鎮める。
　　　　　　　　澤瀉：小便不利を治す。
　　　　　　　　附子：水滞の毒を除く。
八味丸中の血治　補と瀉の意味が相互に働きあっている。
　　　　　　　┌─乾地黄：補腎（補血、強壮）。┐
　　相克　　　│　薯蕷：強壮の補助。　　　　│協調して作用する。
　　　　　　　└─澤瀉：瀉壮火（腎水が虚す事で高ぶった壮火を両面から効かせていく）。
　　　　　　　┌─山茱萸：補肝。
　　相克　　　└─牡丹皮：瀉壮火（血が滞る事で高ぶった壮火を両面から効かせていく）。

牛車：瘀血を瀉す。関節を動かす。浮腫で関節が腫れて力が入らない。水が行らないために関節痛が激しくなる場合に投与する。

図2-131

る策なり」、尾台榕堂は『類聚方廣義』で「八味丸証①臍下を按じ空虚で指が没する者、②小腹拘急及び拘急陰股に引く者、③小便不利、④小便過多、⑤陰萎

者皆之を主る」と述べている。一般にこの藥方は高齢者に処方されることが多いが、それは加齢により土氣が虚して、食物の摂取が少なくなることで土克水の相克関係が維持できず、結果腎が蔵す水が虚し、更に陽氣までも虚して運化出来なくなった場合に処方する藥方である。今一度確認していただきたい。

《鍼灸基本配穴と鍼灸治療》

鍼灸基本配穴：左復溜補法・左経渠補法、左申脈補法・左肺兪補法・患側京骨補法・両膀胱兪灸・中脘・左足三里灸、右陰陵泉補法。

　鍼灸治療も同様の方意で行うが、腎陽氣が虚して体内の水が凝滞した場合に対処する藥方であるから、患家の陽氣を補うように配穴する。**八味丸**方は**六味丸**方に**桂枝・附子**を加えた処方である、つまり陽氣不足にアプローチして陽氣を行らせて水氣を下へ降ろすと同時に、下焦腎から上焦肺に水氣を上がらせる意図であるから、**左復溜補法・左経渠補法、左申脈補法・左肺兪補法**を配穴して、咽喉部に微汗すれば陽氣が補われ水氣が動いた事になる。『金匱要略方論』の「治脚氣」は脚部疼痛も含む倦怠で、一般に言う「こむら返り」は、筋肉中の水氣が流滞した陽氣不足によるもので、足膀胱経脈に訴える事が多い、この場合は**患側の京骨に心地よい圧痛があるので、この穴に補法**を行えば疼痛は癒える。更に**両方の膀胱兪に灸**を行って直接陽氣を補っても癒える。また**乾地黄・山茱萸・薯蕷**は「小腹不仁」に相当する氣味で、これらは中焦の陽氣不足で土象が水象に水氣を与えられない事に対する意味であるから、配穴では**中脘・左足三里灸、右陰陵泉補法**で直接土象を補えば**八味丸**と同意となり癒える。

135 眞武湯

『傷寒論』
「太陽病に罹患している患家に発汗法を行い汗出させたのに治らず、依然として発熱して心窩に動悸が起こり、頭がくらくらして身体の筋肉が痙攣し、歩きだせば足がふらふらして倒れそうになる場合は、眞武湯を処方すればよい」

『方機』
「腹痛．小便不利．四肢沈重．疼痛下痢．或咳或嘔者」
「心窩悸頭眩身瞤動振振欲擗地者」
「舌上乾燥．黒胎生．口中有津液．身熱頭眩手足振振或下痢者」

『方極』
「治心中躁．身瞤動振振欲擗地．小便不利．或嘔．若下痢．若拘痛者」

《氣味分量》

眞武湯方

茯苓 3g．芍藥 3g．生薑 2g．附子 0.2g．白朮 2g．
五味を水八升が三升になるまで煎じて滓を除き、七合を一日三回に分けて温服する。

《主症状》

四肢沈重。疼痛して身体特に関節が腫れる。肌の乾燥。口乾。風邪をひいても無熱。眩暈。動悸（左から右へ音が響く方が重症）：音の投射（膀胱）。

《藥方まとめ》

腎陽氣が虚して上焦を冷やせず、上焦に仮熱が作られた場合に対処する藥方である。

少陰病・陽虚証で水氣内停した場合に対処する藥方で、太陽病で発汗過多により表から水と陽氣が消失して眩暈が生じている。更に高齢者等の腎氣が虚してい

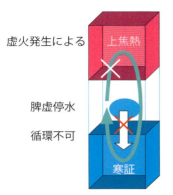
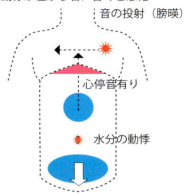

下焦の陽氣不足で中焦の水が循環出来ず上衝熱となる。
三焦陽氣不足・加腎陰氣不足（陰虚火が生じる力はなく腎陽虚には至っていない）。

茯苓：心陽に対して動かしリズムを一定にする。
白朮：中焦脾を補い清浄な水を作る。人參と甘草の働きを有し水病を治す。
生薑：脾陽氣を高め腎に送る。脾から腎に渡す水が虚している。
附子：循環する速度を増していく為の陽氣を与える。

図2-132

る患家は、太陰脾・太陰肺の陽氣がともに虚しているので、陽氣が滞って心に伝わり虚熱が生じる。このように腎陽氣が虚して水の統制が出来ないことで、逆に胃内停水が生じ他に波及するのが**眞武湯**の病機である。一般に**眞武湯**は**大青龍湯**の裏処方と解されているが、その氣味を見ると、急いで裏を温め身体内循環に不必要な水を小便により除く、という意思が強く感じる藥方である。本方は**附子湯**から**人參**を除いて**生薑**を加え、**白朮・附子**を減らした藥方である。それは**附子湯**が裏寒を温める目的なので**附子**が君藥であるのに対し、**眞武湯**は排水が目的なので**茯苓**が君藥で、**芍藥・生薑**が臣藥、胃中に水停があるので**白朮**が佐藥、**附子**が使藥となる。浅田宗伯は『勿誤藥室・方函・口訣』で「**眞武湯**方は体内の水氣を目的にして処方する。この水飲により心下悸、身瞤動して地に倒れんとする眩暈、麻痺不仁、手足引き攣り、水腫小便不利等に用いて効

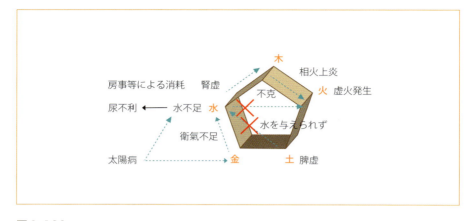

図2-133

果がある。方名は『千金・及び翼』に従って**玄武湯**にした方がよい」と述べている。

《鍼灸基本配穴と鍼灸治療》

鍼灸基本配穴：右築賓補法・右中注補法・左期門瀉法・三陽絡補法・左小腸兪補法・左委陽下方瀉法。

　鍼灸治療も同様の方意で行うが、鍼灸治療の場合は下焦陽虚・水腫を標的に配穴する。この時脈遅で一息4.5至に至らず脈拍も50以下、無口で多く語らず頻尿で頭部全体の頭痛が時に強く、四肢冷感の様な場合が腎陽虚証である。つまり下焦の水が上焦を冷やさないので、血圧が時に高く息苦しくなる。この場合は右腎経脈・**右築賓に補法**、臍上の動悸も強いので**右中注に補法**、更に**左期門に瀉法**を行い、それにより脈が少し弦を帯びれば、脈に流体が付いた事を表すので、呼吸がやや大きくなって動悸が鎮まり、四肢が急速に温まる。つまり『難経29難』の「陰維為病．苦心痛」である。この時九道脈の陰維脈が消失しているかも確認していただきたい。そして下肢浮腫は腹膜透析と同目的で左三焦経脈・**三陽絡に補法、左小腸兪に補法、左委陽下方の反応に瀉法**を行えば、患家は尿意を催して通利水道となり症状がやや緩和するが、直ぐに癒える事はなく時間が必要な疾患である。

136 附子湯

> 『傷寒論』
> 「少陰病で身体痛、手足寒、骨節痛の症状があり、脈沈を表している場合は附子湯を処方すればよい」
> 『方機』
> 「脈微細．其背悪寒者」「身体痛．手足冷．骨節痛．脈沈者」
> 「身体痛．小便不利．心窩悸．或痞鞕者」
> 『方極』
> 「治身体攣痛．小便不利．心窩痞鞕．若腹痛者」

《氣味分量》

附子湯方

附子 0.4g．茯苓 3g．人參 3g．白朮 4g．芍藥 3g．

五味を水八升が三升になるまで煎じて滓を除く、一升を一日三回に分けて温服する。

《主症状》

食少。痩身。小声。起床不可。腹部押圧にて病人は冷感を感じる。動悸。

《藥方まとめ》

少陰病で腎陰虚を治す眞武湯証から病状が進行して、腎陽虚に至った場合に対処する藥方である。

少陰病・臓寒証に対する藥方である。『金匱要略方論』には妊娠中に陽虚・寒盛により下腹部が常に膨満して、腹痛になった場合について述べられているが、これは妊娠中の女性だけではなく、腎陽虚により、陰陽両氣が行らず氷のように冷え、更に腎陰虚により、身体各所に溜滞する水氣もなく乾いた事で見る関節痛等に応用しても可能である。つまり陽氣の行りが悪く下肢浮腫が顕著であるので**茯苓・附子**を、更に腹部から下肢の胃経脈にかけての引き攣りがあるので**芍藥**

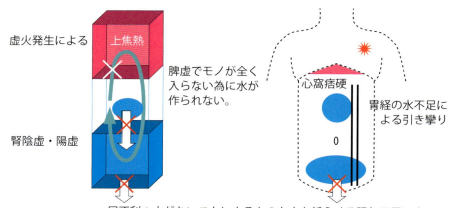

尿不利：水がないことによるものと水を循らせる陽氣不足による。
一般に腹部診では右は水、左は血の様子を診る。

茯苓：心陽に対して動かしリズムを一定にする。
人参：脾陽氣が充分に動けず心窩痞硬する場合を除く。
白朮：中焦脾を補い清浄な水を作る。
芍藥：滋陰養血、散瘀、収斂させて出血を止める。
附子：身体の流体速度を増す。

図2-134

を、胃陽氣が虚して水停があるので**人参・白朮**を配合して構成している。また**四逆湯**は寒邪が直接腎臓を侵した切迫した場合を想定しているので、**附子湯**よりも各氣味が多いが、**附子湯**はそれよりも時間的に猶予がある場合で想定されているので、氣味分量も少ないのである。

『傷寒論』の**附子湯**証「少陰病．身體痛．手足寒．骨節痛．脈沈者」と**麻黄湯**証の「太陽病．頭痛発熱．身疼腰痛．骨節疼痛．悪風無汗而喘者」は、臨床では類似しているが、脈の浮沈・遅数・虚実等の基本脈で鑑別は可能である。

《鍼灸基本配穴と鍼灸治療》

鍼灸基本配穴：右懸鍾灸・懸樞灸・至陽灸・右大椎灸。

鍼灸治療も同様の万意で行うが、『傷寒論』に「少陰病．得之一二日．口中和．其背悪寒者．當灸之．附子湯主之」とある。これは「**灸**で血中の膏を燃焼

させて血の流体速度を上げなさい、同時に**附子湯**を服用して、**茯苓・附子**の二味でも同様に血の流体速度を上げなさい」という意味である。この時の**灸位は右懸鍾・懸顱・至陽・右大椎**の各穴がよい、これにより右関上脈位・脈浮・滑が表れたら膏が燃焼した事を現わし、患家が飲水を求め同時に排尿すれば腎が陰陽ともに補われ、身体の免疫機能が正常に回復した事を表す。しかし**眞武湯証**や**四逆湯証**の患家は、基本的に高血圧系の遺伝要素が強いので簡単に癒える事はなく治療日数は必要である。

137 乾薑附子湯

> 『傷寒論』
> 「下法を行った後、続いて發汗法を行った結果、晝間は煩躁して眠れないが、夜は安靜になる。吐き氣も口渇も表症もなく、脈沈を表して夜間に大熱がなければ乾薑附子湯を處方すればよい」
>
> 『方機』
> 「煩躁不得眠．脈沈微者」

《氣味分量》

乾薑附子湯方

乾薑 1g．附子 0.2g．
二味を水三升が一升になるまで煎じ滓を除いて適宜服藥する。

《主症狀》

脈沈微。煩躁。不得眠。

《藥方まとめ》

腎陽虛に對處する藥方である。

　醫家の誤治によるものか自らの原因かは別にして、激しい下痢後に汗出した事で、陰氣と陽氣が一度に虛脱して體温が低下した病機である。つまり身體内には汗出と下痢により水分がなく、更に温度も低下しているのであるから、晝間は太陽の陽氣により少ない陽氣が動かされるために無理がかかり煩燥するが、夜間は太陽の熱氣がないためにイライラすることはない。これは裏熱が表に達して表裏間の均衡が取れずに煩燥が生じる場合と異なるポイントである。また中焦に痰飮があれば煩燥することからも、通常は表に水を送る為に不足して渇くが、**乾薑附子湯方**では不嘔不渇になっている。これは陽虛が強いので上衝するだけの勢いが身體にないので渇かないのである。この痰飮の處置について古方派の吉益東洞と、後世派の岡本一抱子ではアプローチが異なる。

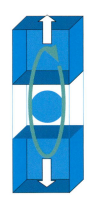
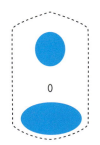

脈沈微者…中焦に水を含んでいる。
不嘔不渴…中焦に水が有る（痰飲）普通は表に水を送るので渇く。
昼日煩躁…不得眠で身無大熱者 ・・・ 裏熱はない。
夜而安静…太陽の熱氣が去る為にイライラすることはない。
汗法………表の陽氣を虛にさせている（表陽虛）。
下法………裏の陰氣を虛にさせている（裏陰虛）。

乾薑：腎陽氣を高め水を動かして下方から排泄させる。
附子：循環する速度を増していく為の陽氣を与える。

図2-135

■ 古方派：中焦の痰飲を脾胃の陽虛により生じた水毒と認識して、先ず身体外に排除させることで脾胃の負担を除いてから、身体循環を回復させるように治療する。
■ 後世派：中焦の痰飲を身体循環不全により生じた水毒と認識して、先ず身体循環を回復させるように対処してから、自ら除くことが出来るように治療する。

つまりあるモノを温める時に、古方派は先ずそれを冷やしていた原因を除いてから温めるが、後世派は先ずそれも含めて全体を温めることにより、原因が自然に除かれるようにするのである。

138 大黄附子湯

『金匱要略方論』
「脇の下方が偏って痛んで発熱している、その時脈緊・弦を表せばそれは寒邪が原因した病である。その場合は温藥で下せばよい。大黄附子湯を処方すればよい」
『方機』
「脇下偏痛．発熱者」「悪寒甚腹痛大便不通者」
『方極』
「治腹絞痛．悪寒者」

《氣味分量》

大黄附子湯方

大黄 3g．附子 0.6g．細辛 2g．

三味を水五升が二升になるまで煎じて、二回に分けて温服する。その時患家の体質が強人であれば、煮になるまで煎じて二回に分けて温服する。服藥後四、五十分すればまた服藥する。

《主症状》

脇下偏痛。微熱。悪寒甚腹痛。大便不通。腹絞痛。悪寒。咽が赤く腫れる。腎虚腰痛。四肢厥冷。

《藥方まとめ》

寒邪が腹中凝集して大便不通となり、腹痛が顕著になった場合に対処する藥方である。

熱邪で大便不通、腹痛する場合、陽明病では**承氣湯類**で瀉下するが、寒邪で秘結したモノを瀉下する場合は、**附子・細辛**で陽氣を増して循環に対して働きかけてから**大黄**で排泄させる。寒邪は臓腑の動きを止めて凝態させるので下痢をするのが一般であるが、高齢者や虚が強く飲食が充分でない患家の場合は、下痢する

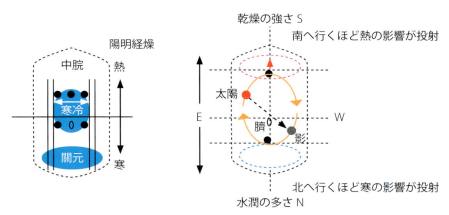

参考：腹直筋緊張が臍下まである場合は寒冷。臍上であれば胃熱による乾燥「胃家実」が強い。拙著『愚解経脈論』に詳述。

図2-136

モノさえもないので秘結し、これを起点にして種々な症状が出現する。一般に女性は**六味丸**、男性の腎虚は**八味丸（六味丸加桂枝附子）**をこれと併用する。また高齢者で長期秘結して腹直筋の緊張が激しければ**芍薬甘草湯**と併用する。**大黄附子湯**は**小承氣湯**を用いる程強い腹満ではなく、**麻黄細辛附子湯**よりも寒冷が強くて発熱している場合に用いる。

大黃附子湯	小承氣湯	麻黄細辛附子湯
大黄3g	大黄4g	麻黄2g
附子0.6g	厚朴2g	附子0.2g
細辛2g（温下）	枳實3g（寒下）	細辛2g

《鍼灸基本配穴と鍼灸治療》

鍼灸基本配穴：右膈兪灸・左胃兪瀉法、右孔最補法・右陰陵泉補法。

鍼灸治療も同様の方意で行うが、高齢者や長期入院者で身体を動かせず排泄困難な場合、右脈が滑実、口渇・腹満等の陽明胃家実の症状が顕著であれば、**右膈兪灸・左胃兪瀉法**が出来るように準備配穴をすればよいが、寒邪による秘結は脈渋虚、腹部胃土も虚して・押圧により深部に硬結を見る事が多く、口渇はない。このような場合で血圧も低く、心拍数も50前後であれば、肺陽氣を補って粛降の働きを高めれば心陽氣も同時に増すので、上焦から下焦に向けてプレスをかけて排泄させる事が出来る。そしてこの時右少陰君主脈全体、中でも郄門周辺に緊張感があればまだ少陰君火に勢いがあるので、**右孔最補法・右陰陵泉補法**を行って脈渋虚が実し口が渇けば、陽氣が満ちて脾氣が旺氣した事を表して排泄の機序に至り癒える。しかし郄門周辺に緊張感がなければ少陰君火に勢いがなく、同時に少陰腎水も虚しているので、先ず陰氣が取り込めるように土象から立て直さないといけない。このような患家は高齢で食事も出来るかどうかのかなり重篤な状態であるから、往診先で食事提案を患家家族とよく話し合って、共同で治療をしなければ癒えない。

139 烏頭湯

『金匱要略方論』
「歷節病で四肢屈伸が困難で疼痛がある場合は、烏頭湯を処方すればよい」
『方機』
「歷節疼痛不可屈伸者」「脚攣急疼痛不可屈伸者」「脚腫疼痛者」
「腰以下腫疼痛者」
「腹中絞痛拘急不得轉側．身重手足厥冷陰縮者」「小腹攣急陰囊偏大者」
「自汗盜汗出浮腫者」
『方極』
「骨節疼痛．不可屈伸．若自汗．或盜汗．若腹絞痛者」

《氣味分量》

烏頭湯方

麻黃 3g．芍藥 3g．黃耆 3g．甘草炙 3g．川烏 1g．

川烏を細かく刻んで蜜二升が一升になるまで煎じ烏頭を抽出する。五味の内川烏を除く四味を水三升が一升になるまで煎じ、蜜の川烏を加え煎じ七合を服藥する。

《主症状》

歷節病。脚氣。屈伸不可疼痛。寒疝。腹中絞痛。自汗盜汗。浮腫。

《藥方まとめ》

裏の陰水が滞って動かなくなった事だけでなく、表陽氣も同時に溜滞したことにより激しい疼痛が生じた場合に対処する藥方である。

『金匱要略方論』には、この陰水が動かなくなった原因を寒湿の陰邪として論じているが、しかし外邪以外でも結果的に裏水が動かなくなって表陽氣に影響を与え、陽氣までも動かなくなった場合であれば、すべてこの病機で対応すればよい。王燾は『外臺秘要』で「烏頭湯は寒疝腹中絞痛を主治する。賊風が五臟に入

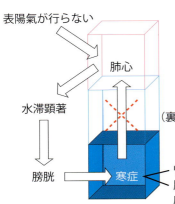

黄耆：皮腠の水滞を捌く。
麻黄・甘草：上焦の水滞を捌き経を温め寒を除く。
烏頭（附子）：強力に温めて水を捌く。
芍藥・甘草：引き攣り痛む急痛を治し腹直筋の張りを緩める。

腎：蔵する水が凍る。
肝：蔵する血が滞る。肝陽不足。
麻黄が入っているので血圧注意。

陽氣が行らず節々が痛む"瀝節"表虚が強いので身体が痩せ衰える。

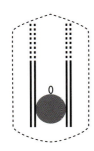

水氣が動かない事で浮腫が生じる。
腹中痛・寒疝にして腹中絞痛有り。
中極周囲に塊あり瘀血でない。
股陰経に続く腹直筋の異常な緊張。

図2-137

り攻撃すれば拘急して轉側出来なくなる。発作があれば患家は陰部が縮み手足が厥逆する」と述べている。

烏頭には**川烏**と**草烏**の二種類あり、**川烏**は**ソウ氏烏頭**で四川省で栽培されている。**草烏**は北烏頭で各地に野生している。川烏と草烏の用途・成分は大体同じであるが、草烏の方が毒性と効能が強く、同一の基原植物からなり、母塊茎を烏頭、これより短い柄によって傍らに新塊茎（仔塊茎）が作られる。これを**附子**と称す。また**天雄**は母塊茎に仔塊茎を着けないように栽培肥大させたものをいう。**烏頭・附子・天雄**ともに毒性が強い。

《鍼灸基本配穴と鍼灸治療》

鍼灸基本配穴：左少海瀉法・左通里瀉法・神道瀉法・右交信補法・
左小腸兪瀉法。

　鍼灸治療も同様の方意で行うが、裏水の水滞が表陽に投射して激しい疼痛を起こしているのであるから、表に陽氣を与え発汗させて溜滞を打開させる。また下焦二臓に中焦から水が供給できるように経脈を介してアプローチを行う。いずれにしても疼痛に対しては、上下二焦の交流を速やかに行うようにして配穴すれば困難なモノではないが、脈数であるから治療は早鍼の術が適している。激しい疼痛に対し愚木は左少陰心経脈・**左少海・通里瀉法・神道瀉法・右交信補法・左小腸兪瀉法**で疼痛発現邪氣を排尿させれば、少量時間だが痛みが軽減するので、その間に原因に対して治療を行っている。

▶▶ **通里**

『鍼灸資生経』に「通里二穴在腕後一寸陥中。鍼三分、灸三壮」。『経脈論』に「心経脈は心臓より脾経脈を継いで左右二経が任脈の外、腎経とほぼ同様のラインを下行し、膈膜を下がって下脘の高さで小腸を絡う」。これが手少陰心経脈である。つまり本来はこの流注脈だけでよいのであるが、愚木が行う限り霊枢族が作った上肢心経脈穴へ鍼灸術を施しても、脈の変化が少ない為に臨床で使用する事も少ない。しかし**左通里・左小海**の二穴に補法を行えば止痛穴になる事が多く、具体的には抜歯直後の疼痛緩和に使う事が多い。先師のご意見をいただきたい。

140 烏頭桂枝湯

> 『金匱要略方論』
> 「寒疝で腹中痛む、手足の指先から逆に厥冷して上がり、手足が自由に動かず身体全体に疼痛がある。そして灸・鍼を施術しても諸藥を処方しても全く効果がなければ、直ぐに烏頭桂枝湯を処方すればよい」
>
> 『方極』
> 「治腹中絞痛．手足逆冷．或不仁．或身疼痛者」

《氣味分量》

烏頭桂枝湯方

烏頭 1g を 1200g の蜜で半減するまで煎じて滓を除く、それに桂枝湯（桂枝 3g・芍藥 3g・甘草 2g・大棗 4g・生薑 3g）五合を加えて一升になるまで煎じて、最初は二合服藥するが、効果がなければ直ぐに三合服藥し、更に効果がなければ五合服藥する。そして患家が酒に酔った後の様に嘔吐すれば邪氣が出た事を表す。

《主症状》

腹中絞痛。手足逆冷。不仁。身疼痛。

《藥方まとめ》

寒疝証で表陽氣滞した場合に対処する藥方である。

裏が動かないので表とも交流出来ない場合に、表陽氣を先ず動かす目的で**桂枝湯**を処方しているが、これは太陽病・中風証の様に表邪があるのではなく、触れられると痛む表面の過緊張を自汗出させて緩ませて治療させるコンセプトである。そのため中風証の様に次々に痛むことはなく、膠原病的に一斉に全身が痛む。そして関節は浮腫を起こして激しく痛むが、頭に上がる事はないので狂うことはない。原文の「自汗出」は表陽が虚したことによる自汗ではなく、痛みが強すぎることによる自汗痛で、下焦に寒邪がいきなり侵入して心腎の交流が出来な

正常人の循環生理

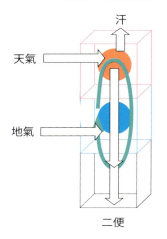

この順行速度は肝が決定して肺に働きかけ、肺の呼吸速度により保たれる。
この行る過程で汗尿便を排泄して体温を維持する。
肺で酸素を取り込み、脾で食物から水を作り、心腎で行らせる。

寒疝証※

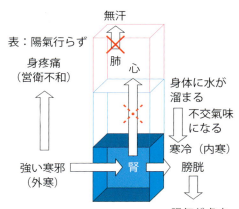

腎：蔵する水が凍る。
肝：蔵する血が動かず上昇しない。

烏頭：強力に温めて水を捌く。

※寒疝証：下焦に寒が侵入し凝結する病

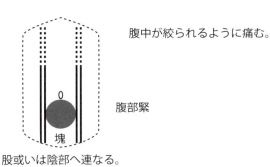

腹中が絞られるように痛む。

腹部緊

股或いは陰部へ連なる。

図2-138

い為に陽氣・衛氣の動きができず、激しい疼痛がある場合を「疝」と言う。当然身体の"動き"を担う陽氣が止まるのであるから、痛みの他に浮腫等も出現する。

141 大烏頭煎

『金匱要略方論』
「腹痛で脈弦而緊を表わしている、この弦は衞氣不行を表すので即悪寒がある事が分かる、緊は食事が出来ない事を表すので、邪氣と正氣が抗争して即寒疝の病になりそうな様子が分かる。その寒疝病で遶臍が痛がる時に、仮に白汗出・手足厥冷・脈沈弦を表せば大烏頭煎を処方すればよい」
『方機』
「腹痛．自汗出．手足厥冷．脈沈弦者」
『方極』
「治毒繞臍絞痛．或自汗出．手足厥冷者」

《氣味分量》

大烏頭煎方

烏頭大者 1g.

烏頭を水三升が一升になるまで煎じ滓を除く、身体が強壮な人は七合、虚弱な人は五合服用する。

《主症状》

毒繞臍絞痛。自汗出。手足厥冷。腹痛。脈沈弦。

《藥方まとめ》

寒疝証に対処する薬方である。

烏頭を使わなければいけないような場合は、腎陽氣が虚して上焦に水を上げられないと同時に、腎は水を主るので陽氣が不足して身体内に溜り浮腫、無汗、乏尿を見る。そもそも寒証とは強い寒冷邪に当てられても発症するが、多くはこのような病機から身体内の水が溜り、細胞の動きが鈍くなることで温度が作られず寒証になるのであって、寒証により水が溜まるのではない。つまり**烏頭**や**附子**は寒冷を除くために与えて身体を温めるのではなく、水を駆逐するために与えて身

※寒疝証：下焦に寒邪が侵入し心腎の交流が出来ず衛陽氣が動かずに凝結する病。

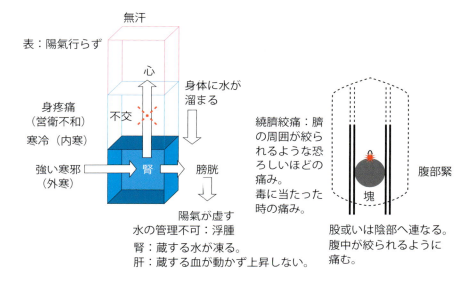

烏頭：強力に温めて水を捌く。
蜜：浮腫で形が崩壊しているので飴の甘味を与えて形を整える。この時煮れば陽氣が同時に加わる。

図2-139

体を温めるのである。しかし強い寒冷の邪を除く目的で烏頭を与えるのであるから、投薬により心腎が無理やり交流されるので悪寒、しびれ、むかつき、めまい等の反応が強く出現する。そして多量に服用すれば吐瀉、嘔逆、脈沈伏となり一見悪化するように見える。しかし軽ければ1時間強、重くても半日程で治まるが、この時医家は驚いて他薬を与えたり温火で温めてはいけない。患家が覚醒すれば冷水を与えればよいのである。仮に誤って烏頭の毒に当った時はみそ汁を与えるとよいし、**乾薑甘草湯**でもその消毒になる。

■ **烏頭煎**　　　：寒疝証に対処する藥方である。
■ **烏頭桂枝湯**：寒疝証で表陽氣が溜滞した場合に対処する藥方である。

142 呉茱萸湯

『傷寒論』
「食事をすれば嘔吐したくなるのは陽明の虚寒証である。呉茱萸湯を処方すればよい」
『方機』
「食穀欲嘔者」「吐痢．手足厥冷煩燥者」「乾嘔吐涎沫頭痛者」「嘔而胸満者」
「脚氣．上攻而嘔者．若水腫而嘔者．非此湯之所知也」
『方極』
「治胸満．心窩痞鞕．嘔者」

《氣味分量》

呉茱萸湯方

呉茱萸 12g 人参 3g．生薑 6g．大棗 4g．

四味を水七升が二升になるまで煎じて滓を除く、七合を一日三回に分けて温服する。

《主症状》

悪心。嘔吐。激しい頭痛。眩暈。胸満。四肢厥冷。下痢。

《藥方まとめ》

胃中寒に対処する藥方である。

『傷寒論』には①「食事をした後嘔吐したくなるのは陽明の虚寒証である。**呉茱萸湯が主治する**」、②「少陰病で嘔吐・下痢して手足が冷えて激しく煩躁する場合は、**呉茱萸湯が主治する**」、③「乾嘔しても食べ物は吐かず生唾を吐き頭痛がする場合は、**呉茱萸湯が主治する**」と陽明病編・少陰病編・厥陰病編の三病脈編に書かれている。この病機は寒邪が中焦胃を侵し、胃中虚冷により食穀が化せず嘔吐する場合に処方する藥方で、**呉茱萸**を用いて寒を駆いて胃を温め、降逆を治療して嘔を癒す。つまり中焦が虚寒な為に陽氣を産出できないので、少陰病、

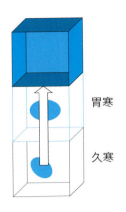
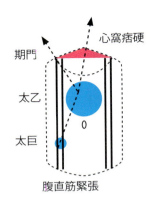

中焦に寒飲が有って上下に交流せず上方で嘔吐、下方で下痢を見る。
肝の蔵する血が動かずに（陽虚）血が冷えてしまう。

血の動きが止まるのには①瘀血が血熱になる。②瘀血が血冷になる。2パターンがある。

生薑：脾陽氣を高め腎に送る。
呉茱萸：正常に上昇させる（強い苦味）
人参：脾陽氣を助けて心窩痞硬を除く。
大棗：胃腸を整える。

図2-140

厥陰病の陰病に処方する事が多い。歴代の医家は少陰病で清穀下痢に対しては**四逆湯**、嘔吐に対しては**呉茱萸湯**と鑑別している。そして少陰病に処方する**四逆湯**も嘔吐と下痢の二症を主治するが、**四逆湯**は無意識に患家が嘔吐・下痢をする亡陽証に処方するのに対し、**呉茱萸湯**は同様に嘔吐・下痢を主治しても、患家は意識してこれらを発症するのが異点である。また太陰病で**呉茱萸湯**と類似した病機で、胃中湿濁して腸鳴・下痢腹痛する時に処方するのは**理中湯**証だが、**理中湯**は下痢を主治する事で鑑別する。浅田宗伯は『勿誤薬室・方函・口訣』で「**呉茱萸湯**は濁飲・下降作用を主とするので、吐涎沫、頭痛、食穀後欲嘔、煩躁吐逆を治療する」と述べている。

《鍼灸基本配穴と鍼灸治療》

鍼灸基本配穴：両公孫・中脘多壮灸・太淵、左復溜補法・右尺澤補法、
左太衝灸・右内關補法・關元灸。

鍼灸治療も同様の方意で行うが、嘔吐・下痢が激しく身体が衰弱しているので、鍼よりも灸治療の方がよい。そして対症的に先ず**両公孫・中脘に多壮灸**を行い四肢厥冷を治療する。肺陽氣を動かし呼吸を正常にさせる目的で女性は右、男性は左の**太淵に丁寧な補法**を行うと上逆の治療になる。そしてよい程度に症状が緩解すれば、少陰病の病機で『難経』では**左復溜補法・右尺澤補法**を配穴して治療する。虚弱素体で胃内停水のある患家が、寒邪により胃寒となって痢病が生じ、氣上衝して嘔吐・心煩・心悸・頭痛等を起したのであるから、**左太衝灸・右内關補法・關元灸**で対症法として配穴すれば癒える。

▶▶ 關元

　『鍼灸資生経』に「關元在臍下三寸。小腸之募・足太陰・少陰・厥陰・三陰・任脈之会。鍼八分留三呼瀉五吸。灸百壮、止三百壮」、『明堂経』に「若懷胎必不鍼。若鍼而落胎、胎多不出而鍼外崑崙立出。灸不及鍼。日三十壮」、『難経集注』に「丹田は臍下三寸にあり周囲は四寸、背骨に付着し両腎の間にあり中央は赤い。左は青、右は白、上は黄、下は黒。三寸は日、月、星、四寸は四季、五色は五行と対応する。両腎の間を大海と呼び、血氣を貯えるので大中極ともいう。人体の上下四方で最も中心である」と述べている。無分流打鍼術では火引きの鍼で使う穴であり、懷妊の有無もこの穴への銅か金の提鍼で確認できる。先師が言うように**壇中・中脘・關元**の三穴への灸は、確かに陽氣を補う事が出来る。

143 四逆湯

『傷寒論』
「病で既に発熱頭痛があるのに脈は逆に沈んでいる。その後患家の病状は回復せず身疼痛する場合は、先に裏病を治療しなければならない。四逆湯を処方すればよい」

『方機』
「手足厥冷者」「下痢清穀者」「腹拘急四肢厥冷下痢悪寒者」
「大汗出熱不去拘急四肢厥冷者」「下痢腹脹満身体疼痛者」

『方極』
「治四肢逆厥．身体疼痛．下痢．清穀．或小便清利者」

《氣味分量》

四逆湯（乾薑甘草湯加附子）方

（乾薑甘草湯：甘草 2g．乾薑 1.5g．）

甘草 2g．乾薑 1.5g．附子 0.2g．

三味を水三升が一升二合になるまで煎じ滓を除いて適宜温服するが、体力がある患家は大附子 0.2g．乾薑 3g を症状により入れてもよい。

《主症状》

手足厥冷。悪寒。下痢清穀。小便清利。腹拘急。腹脹満。身体疼痛。呼吸困難。

《藥方まとめ》

少陰寒化証に対処する藥方である。

少陰二臓は熱を管理する臓器であるが、これらは身体の上下焦に位置して体温循環を行っている。そして病症で最も避けなければいけないのが、心拍動の低下による体温低下であり、限りなく死に近い危険な状態といえる。**四逆湯証**は脈微・遅で、四肢厥冷、屢々下痢・嘔吐症状を見る。**四逆湯**は**甘草・乾薑・附子**の

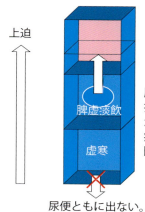

肺中冷・陽虚氣機不暢（肺氣が虚して陽氣が動かない）。
拒食症的に食欲が全くないのに無理して食するので痰飲が作られる。
痰飲が膈を突き上げるので上焦が更に苦しい。
陽氣衰微（モノは入らず、動かないので体温が低下する）。

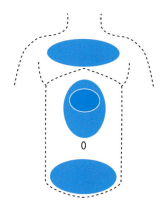

乾薑 1.5g：上焦の陽氣を動かす。
甘草 2 g：中焦に陰氣を加え細胞代謝速度を増し水毒上迫を除く。
附子 0.2g：身体の流体速度を増す。水毒下沈を尿で出す。
　　　　下焦の寒冷が強くなっているので、附子を使うが他藥のように多くは使ってはいない。なぜなら一度に多く使っても中焦が動いていないから、ゆっくりと時間をかけて陽氣を動かして陰氣の修復をしなければいけないからである。

■ **乾薑甘草湯加附子**：上焦肺が冷えている。
■ **麻黄附子甘草湯**　：上焦に熱があって抜けない。

図2-141

三味からなり、**乾薑甘草湯**に附子を加えた処方である。**附子**は毒性が強い為に修治が必要で、その毒により心陽氣が旺氣して発熱する。岩渕甫は『方極附言』で「四肢厥逆して身体疼痛し、下痢清穀或は小便清利する者を治す」、荒木性次は『古方藥嚢』で「下痢の回数劇しく量多く手足冷反る者、手足伸びない者、吐氣があって手足寒で発熱し、身体だるく口中乾いても水を欲しがらない者、熱多汗出して腹中痛む、或は腹下り、寒氣・手足が強く冷反る者。腹張して大便出ず、下剤を服用すれば下痢容易に止まざる者」と述べている。『傷寒論』が

書かれた時代もこの状態を回避しようとして、多くのモノを食べさせたのであろうか。中焦に痰飲があるとしているが、恐らくこの方は多くの患家の犠牲と、医家の思考の結果作り出された処方である。

- ■ **四逆湯**　　　：四肢厥冷者　　　乾薑 1.5g、甘草 2g、附子 0.2g
- ■ **通脈四逆湯**　：清穀下痢者　　　乾薑 3g、　 甘草 2g、附子 0.2g
- ■ **四逆加人参湯**：心窩痞硬者　　　乾薑 1.5g、甘草 2g、附子 0.2g
  　　　　　　　　　　　　　　　　　加人参 2g
- ■ **茯苓四逆湯**　：煩燥者　　　　　乾薑 1.5g、甘草 2g、附子 0.2g
  　　　　　　　　　　　　　　　　　加茯苓 4g
- ■ **白通湯**　　　：下痢者　　　　　乾薑 1.5g、　　　　　附子 0.2g
  　　　　　　　　　　　　　　　　　加葱白 4 茎
  　　　　　　　　：腹中痛者　　　　乾薑 1.5g、甘草 2g、附子 0.2g
  　　　　　　　　　　　　　　　　　加芍藥 2g　去葱白
  　　　　　　　　：嘔者　　　　　　乾薑 1.5g、甘草 2g、附子 0.2g
  　　　　　　　　　　　　　　　　　加生薑 2g
  　　　　　　　　：咽痛者　　　　　乾薑 1.5g、甘草 2g、附子 0.2g
  　　　　　　　　　　　　　　　　　加桔梗 1g　去芍藥
  　　　　　　　　：痢止脈不出者　　乾薑 1.5g、甘草 2g、附子 0.2g
  　　　　　　　　　　　　　　　　　加人参 2g　去桔梗

144 四逆加人参湯

『傷寒論』
「悪寒して脈微を表わし下痢をしているが、この時下痢が止まれば亡血である。四逆加人参湯を処方すればよい」
『方機』
「下痢悪寒脈微手足厥令或心窩痞鞕者」
『方極』
「治四逆湯証、而心窩痞硬者」

《氣味分量》

四逆加人参湯方

甘草 2g． 附子 0.2g． 乾薑 1.5g． 人参 3g．
四味を水三升が一升二合になるまで煎じ滓を除いて一日二回に分けて温服する。

《主症状》

下痢。悪寒。四逆手足に陽氣が行らず厥逆する。畏寒（悪寒が強い）。脈微。心窩痞硬。

《藥方まとめ》

嘔吐下痢が交錯する霍乱病で、特に悪寒が強く脈微で心窩痞硬する場合に対処する藥方である。

『傷寒論』は「亡血を治す」として述べているが、『医宗金鑑』には「亡血ではなく亡陽」とあるように、これは下焦が虚して排泄便が止まらなかった事で陰氣も陽氣もともに虚脱し、上焦鬱熱する事さえも出来ず寒冷化して呼吸困難になった病機である。つまり肺の中が冷えて呼吸する為に必要な陽氣さえも虚して呼吸が苦しく、モノも行らせない程に上焦と下焦の交流が出来ない状態で見る病症である。そして二次的に水循環が出来ず、中焦で痰飲が発生して手足に陽氣が行ら

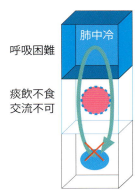
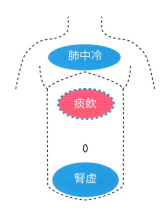

四逆加人参湯証：人参が入ることで心窩痞硬が治療され厥逆が緩む。

四逆湯：
- 乾薑：主水毒結滞。
- 附子：凝滞している水を行らせる。 水毒を除く。
- 甘草：表位、上部の水邪を除く上衝急迫を治す。
- 人参：脾陽氣を助けて心窩痞硬を除く。

図2-142

ず、氷の様に冷たくなり寒さに対して畏れるようになるのである。このような場合の湯液治療は、**四逆湯**系で滞っている水氣の循環を復元させて、上焦と下焦の交流から着手し随時加減を行い対処する。浅田宗伯は『勿誤藥室・方函・口訣』で「**四逆加人参湯**は亡血・亡津液を対象に処方する。後世は**人参・附子**と一括りに言うが、仲景は、陰虚は**附子**、陽虚は**人参**を主藥としている。**人参**は脾胃に働きかけて脾土を養い、**附子**は下焦に働きかけて命門相火の源を旺氣させる」と述べている。

145 通脈四逆湯

『傷寒論』
「少陰病で未消化の下痢をして裏寒外熱の症状を現わしている。手足が冷たい、脈微でほとんど触れないのに、身体は寒氣を嫌わず顔面が紅潮して、腹痛、乾嘔、咽痛を現し、下痢は止まっても脈が依然として触れない場合は、通脈四逆湯を処方すればよい」

『方機』
「吐痢．汗出．発熱．悪寒．四肢厥冷．脈微欲絶．或腹痛．或乾嘔．或咽痛者」

《氣味分量》

通脈四逆湯方

甘草 2g．附子大者 0.2g．乾薑 3g．強人可 4g．

三味を水三升が一升二合になるまで煎じて滓を除き二回に分けて温服する。そして脈が直ぐに戻れば愈える。顔面色が紅潮する患家は葱九茎を加える。腹中が痛む患家は葱を除き芍藥 2g を加える。嘔く患家は生薑 2g を加える。咽が痛む患家は芍藥を除き桔梗 1g を加える。下痢は癒えても脈が戻らない患家は、桔梗を除いて人参 2g を加える。病は皆臨機応変に服藥内容を変えればよい。

《主症状》

清穀下痢。汗出。発熱。悪寒。四肢厥冷。脈微欲絶。腹痛。乾嘔。咽痛。

《藥方まとめ》

　　四逆湯証よりも少陰病が進行し、更に脾胃の虚敗が激しくて清穀下痢が止まらず、腹痛もより強烈になった場合に対処する藥方である。

　　通脈四逆湯の咽痛は少陰経脈が虚脱することで発し、乾嘔は下痢が激しすぎて中焦に痰飲すら残らず、吐くモノもないために生じる。**通脈四逆湯**は甘草に四逆湯の**乾薑・附子**を倍にした処方で、**通脈四逆加胆汁湯**は豚の胆汁を 1ml 加えた

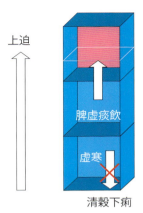

肺中冷・陽虚氣機不暢（肺氣が虚して陽氣が動かない）。
拒食症的に食欲が全くないのに無理して食するので、痰飲が作られていたが、それも下痢して身体から除かれるために何もない。
余りに空虚すぎて無意識的に膈を突き上げるのでからえづきする。
陽氣衰微（モノは入らず、動かないので体温が低下する）。

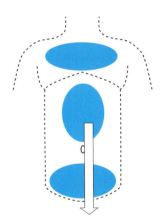

乾薑 3g：上焦の陽氣を動かす。
甘草 2g：中焦に陰氣を加え細胞代謝速度を増し水毒上迫を除く。
附子 0.2g：身体の流体速度を増す。水毒下沈を尿で出す。

図2-143

処方である。**茯苓四逆湯**は四逆加人參湯に茯苓を加えた藥方で**四逆加人參湯証**に煩躁・心悸亢進・浮腫がある場合に処方する藥方である。

『傷寒論』に「未消化の下痢をして裏寒外熱となり、汗出して四肢厥冷する場合は通脈四逆湯が主治する」、「少陰病で未消化の下痢をして裏寒外熱となり、汗出して四肢厥冷、脈微でほとんど触れない、身体は寒氣を嫌わず、患家の顔色は紅潮、或腹痛、或乾嘔、或咽痛を発する、この時下痢は止まっていても脈が同様に触れなければ**通脈四逆湯**が主治する」とあり、裏寒外熱は真寒仮熱を

指して、極度に身体が冷えると反対に熱を生じる症状を言う。浅田宗伯は『勿誤藥室・方函・口訣』で「**通脈四逆湯**は**四逆湯**の重症を治す。後世に**乾薑附子湯**、**人參附子湯**等単方を用いるが、**甘草**を加味する事に妙旨ある。**乾薑・附子**を多量に処方して、不通になっている脈が通る事から通脈と名付けられている」と述べている。

《鍼灸基本配穴と鍼灸治療》
　　鍼灸基本配穴：中脘接触鍼。
　鍼灸治療も同様の方意で行うが、鍼灸治療の場合は中焦に滞っているモノを下焦に送れるように、或いはモノを氣化させて循環することから着手する。**四逆湯**の患家は四肢が氷様に厥冷して、脈沈・微・遅でほとんど触れるか触れないか程度である。これは胃氣の虚が強いことを現すので、体表にホットパック等で暖氣と湿氣を同時に与えて体表の緊張を緩め、呼吸が大きくなるのを確認してから**中脘に接触鍼**を行い、胃氣が少し旺氣し遅脈が少しでも一息 4.5 至に近くなればよいが、そうならなければ鍼灸治療の域を越えていることを知らなければいけない。このように湯液と鍼灸では最初のアプローチは異なるが、陽氣を動かして循環を作るコンセプトは同じである。

146 牡蠣澤瀉散

『傷寒論』
「大病後腰から下に水氣があるように感じる場合は、牡蠣澤瀉散を処方すればよい」

『方機』
「腹脹有動．而渇．腰以下水腫者」

『方極』
「治身體水腫．腹中有動．渇．而小便不利者」

《氣味分量》

牡蠣澤瀉散方

牡蠣熬．澤瀉．蜀漆．葶藶子熬．商陸根熬．海藻洗．栝樓根．各等分．

七味を粉沫にして更に臼の中に入れて白飲で一日三回服用する。小便利すれば服用を止める。

《藥方まとめ》

大病後に腎陽氣が不足して、身体の水氣を循環させることが出来なくなった場合に対処する藥方である。

牡蠣湯証で患家の腎陽氣が更に虚して下肢浮腫顕著の場合は、利水剤の**澤瀉・商陸根**（ヤマゴボウの根）・**葶藶**（アブラナ科のイヌガラシの種）・**海藻**（ホウダワラの全草）を配合して利尿を行う。これは補陽剤で陽氣を高めるのではなく、表裏に水滞しているモノを排除する循環を作る事で、陽氣を作り癒す方意である。

《鍼灸基本配穴と鍼灸治療》

鍼灸基本配穴：腹部募穴・男性左章門、
　　　　　　　　女性右章門瀉法・圧通をある左右京骨響。

鍼灸治療も同様の方意で行うが、**甘草麻黄湯証**の壊病による尿不利なので、**腹**

利水剤：商陸根：ヤマゴボウの根
葶藶：アブラナ科のイヌガラシの種
海藻：ホウダワラの全草
表裏に水滞しているモノを排除する事により陽
氣の回復を図る。

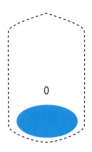

図2-144

部募穴を使い肺陽氣を復元させて尿利を戻す。臨床では**男性は左章門に反応が顕著で、女性は右章門に顕著な反応が多い**が、反応のある穴に瀉法して水邪を除けばよい。左右の**京骨の圧通をある方の骨に響かせる**と尿意を催す患家が多い。臨床で確認していただきたい。

▶▶ 章門

『鍼灸資生経』に「章門二穴在大横外直臍、季肋端側臥、屈上足伸下足挙臂取之。鍼六分、灸百壮」古典の立ち位置により胆経脈か肝経脈かで分かれる穴であるが、愚木は生理的な区切りで肝経脈として使っている。『難経疏注』は「臓会」と言い、脾の募穴・陽蹻脈・帯脈等様々な役割を有す穴である。

愚木の臨床では、著書『愚解経脈論』で述べた『腹診盤』の基軸になる穴で、**右章門提鍼**で邪氣の動きを確認して以後の治療を考察する、始まりの穴として使用している。滑白仁は「此寒在下廉為灸章門・氣海」と述べている。臨床で確認していただきたい。

147 蜀漆散

『金匱要略方論』
「瘧証で寒症が激しい場合は牝瘧である。蜀漆散を処方すればよい」
『方極』
「治寒熱発作．有時臍下有動者」

《氣味分量》
蜀漆散方
蜀漆洗．雲母．龍骨．等分

三味を粉砕して散剤にして、まだ発作が出る前に漿水で半錢服用する。温瘧は蜀漆を半分加えて発作時には一錢服用する。

《主症状》
寒熱発作。有時臍下有動。

《藥方まとめ》
瘧症に対処する藥方である。

蜀漆は東南アジアやインド、中国の南部に自生するユキノシタ科の常緑低木ジョウザンアジサイ（Dichroa febrifuga）の若い枝の葉を用いる。根は常山として有名である。効能は常山とほぼ同じで抗瘧の効能がありマラリアに用いる。『傷寒論』『金匱要略方論』には**蜀漆散・牡蠣湯・桂枝救逆湯・牡蠣澤瀉散**など**蜀漆**を配合した四つの処方が収載されている。**蜀漆散**はマラリアの発作の前に用いる。肝硬変などで腹水が溜っている時には**牡蠣・澤瀉**などと配合した**牡蠣澤瀉湯**を、火傷のあとの動悸や煩躁、ヒステリーや癲癇などには**桂枝加龍骨牡蛎湯**に**蜀漆**を加えた**桂枝去芍藥加蜀漆龍骨牡蠣救逆湯**を用いる。村井琴山は『藥徴続篇』で「胸腹の動には**牡蠣**で治し、臍下の動には**龍骨**で治し、胸腹臍下の動の劇しい場合には**蜀漆**で治す。これが張仲景の三活法である」と述べている。ただし**蜀漆**の催吐作用は常山よりも強いので、近年はあまり用いられていない。

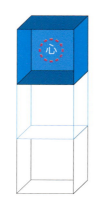

寒氣が心臓を襲い心火が上昇した時に鎮静させる目的で水が胸空内に溜まる。

そして陽氣が表に達せず心臓にも水が溜まるので、発熱しても寒多く暑くなく、身体循環が出来ず温度が作れずに寒証になる。
これは少陰病の"多熱少寒"の反対ではなく異なる病理である。

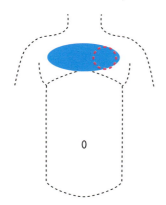

蜀漆：去痰。
雲母：祛痰化湿。
龍骨：甘渋平　降下鎮静収斂。

図2-145

- ■ 牡瘧：心は牝臓と呼ばれる。つまり寒氣により痰飲が心間に伏し外に出る事がないので多寒症を見る。そして多寒が甚だしくなると無熱の症状を見る。つまり心間の位置で症状を発現させるので牡瘧という（現在でいう心臓発作である）。
- ■ 単瘧：このように心独り瘧症が出現している病症をいう（張氏医通）。
- ■ 瘧疾：寒戦・壮熱・出汗・定期発作等を特徴とする疾患で、夏秋頃に山林地帯の蚊や虫が繁殖している環境で発症する。原因は暑邪に当たったり、湿熱や寒湿の邪を受けて発病する事が多い。
  また邪氣は半表半裏に潜伏して正氣と邪氣の抗争時に一定条件が揃

うと発病する。
- ■ 風瘧：発熱しているかのように発汗する。
- ■ 暑瘧：壮熱・煩渇。
- ■ 湿瘧：胸悶泛悪・身疼肢重（身体が重く力が入らない）。
- ■ 寒瘧：先寒後熱・寒重熱軽。
- ■ 温瘧：先熱後寒・熱重寒軽。
- ■ 痹瘧：但熱不寒。
- ■ 牝瘧：但寒不熱。
- ■ 痰瘧：眩暈嘔逆・痰盛昏迷。
- ■ 虚瘧：瘧が久しく身体が虚した。
- ■ 瘧母：瘧が久しく脾臓が腫れる。

第三章
表類

　『傷寒論・金匱要略方論』で述べられている各藥方を構成する氣味の単位は「兩・斤・枚・升・個」等である。現代に当時を生きた人は誰もいないので正確なグラムは不明であるが、当時の文献等から凡の分量を想像して現代は藥方を作っている。この命題は夫々の歴史時間の中で何時も同じ課題として先送りされているからこそ、文献により度量衡が異なっている。

　愚木は鍼師・灸師であるから実際に藥方の度量には携わらないが、各藥方に於ける氣味の配当から作者の意図を探る目的で、統一度量として「一兩」を「1g」で換算して表にまとめた。よって藥師が実際に処方する実際のグラムとは異なる藥方もあるが、以上の観点から理解して学習の糧にしていただければ有難い。

桂枝 1 g

	柴胡桂枝湯	桂枝甘草龍骨牡蠣湯	
桂枝	1g	1g	
甘草	1g	2g	
柴胡	4g		
黄芩	1g		
人參	1g		
芍藥	1.5g		
生薑	1.5g		
半夏	2.5g		
大棗	2g		
牡蠣		2g	
龍骨		2g	

桂枝 2 g

①麻黄湯　②大青龍湯　③葛根湯　④葛根加半夏湯　⑤茯苓澤瀉湯　⑥厚朴七物湯　⑦温經湯

	①	②	③	④	⑤	⑥	⑦
桂枝	2g	2g	2g	2g	2g	2g	2g
甘草	1g	2g	2g	2g	2g	3g	2g
麻黄	4g	6g	3g	3g			
杏仁	3g	2g					
生薑		3g	3g	3g	4g	5g	2g
大棗		4g	4g	4g		3g	
芍藥			2g	2g			2g
葛根			4g	4g			
半夏				6g			2g
茯苓					6g		
澤瀉					4g		
白朮					3g		
厚朴						6g	
大黄						3g	
枳實						5g	
呉茱萸							3g
當歸							3g
人參							2g
阿膠							2g
牡丹							2g
芎藭							2g
麦門冬							12g

桂枝3g

①桂枝湯　②桂枝加黄耆湯　③桂枝去芍藥湯　④桂枝去芍藥加附子湯　⑤炙甘草湯
⑥桂枝去芍藥加蜀漆龍骨牡蠣救逆湯　⑦桂枝加龍骨牡蠣湯　⑧桂枝加附子湯　⑨桂枝加芍藥湯
⑩桂枝去芍藥加麻黄細辛附子湯

	①	②	③	④	⑤	⑥	⑦	⑧	⑨	⑩
桂枝	3g	3g	3g	3g	3g	3g	3g	3g	3g	3g
甘草	2g	2g	2g	2g	4g	2g	2g	2g	2g	2g
麻黄										2g
細辛										2g
生薑	3g	6g	3g	3g	3g	3g	3g	3g	4g	3g
大棗	4g	4g	4g	4g	9g	4g	4g	4g	4g	4g
芍藥	3g	3g						3g	6g	
黄耆		2g								
附子				0.2g				0.2g		0.2g
生地黄					16g					
麻仁					5g					
牡蠣						5g	3g			
人參					2g					
阿膠					2g					
蜀漆						3g				
麦門冬					5g					
龍骨						4g	3g			

桂枝3g

⑪桂枝加大黄湯　⑫桂枝加厚朴杏子湯　⑬小建中湯　⑭黄耆建中湯　⑮小青龍湯　⑯防已茯苓湯
⑰桃核承氣湯　⑱柴胡桂枝乾薑湯　⑲當歸四逆湯　⑳茯苓桂枝白朮甘草湯　㉑桂枝加葛根湯

	⑪	⑫	⑬	⑭	⑮	⑯	⑰	⑱	⑲	⑳	㉑
桂枝	3g	3g	3g	3g	3g	3g	3g	3g	3g	3g	3g
甘草	2g	2g	2g	2g	2g	2g	2g	2g	2g	2g	2g
麻黄					3g						3g
細辛					3g				3g		
生薑	3g	3g	3g	3g							3g
大棗	4g	4g	4g	4g					8g		4g
芍藥	6g	3g	6g	6g	3g				3g		3g
茯苓						6g				4g	
白朮										2g	
厚朴		2g									
牡蠣								3g			

つづき	⑪	⑫	⑬	⑭	⑮	⑯	⑰	⑱	⑲	⑳	㉑
大黄	2g						4g				
杏仁		2g									
膠飴			20g	12g							
黄耆				1.5g		3g					
乾薑					3g			3g			
五味子					6g						
半夏					6g						
防已						3g					
芒消							2g				
桃仁							2g				
柴胡								6g			
栝樓根								4g			
黄芩								3g			
當歸									3g		
通草									2g		
葛根										4g	

桂枝4g・5g

①桂枝甘草湯　②茯苓桂枝甘草大棗湯　③桂枝人參湯　④桂枝附子湯　⑤桂苓五味甘草湯　⑥桂枝加桂湯

	①	②	③	④	⑤	⑥
桂枝	4g	4g	4g	4g	4g	5g
甘草	2g	2g	3g	2g	3g	2g
生薑				3g		3g
大棗		4g		4g		4g
芍藥						3g
茯苓		6g			4g	
白朮			3g			
乾薑			3g			
五味子					6g	
人參			3g			
附子				0.6g		

麻黄

①麻黄杏仁薏苡甘草湯　②麻黄細辛附子湯　③麻黄附子甘草湯　④葛根加朮附湯　⑤烏頭湯
⑥甘草麻黄湯　⑦牡蠣湯　⑧越婢加朮湯　⑨越婢加半夏湯

	①	②	③	④	⑤	⑥	⑦	⑧	⑨
麻黄	0.5g	2g	2g	3g	3g	4g	4g	6g	6g
甘草	1g		2g	2g	3g	2g	2g	2g	2g
薏苡仁	6g								
杏仁	1g								
附子		0.2g	0.2g	0.6g					
細辛		2g							
葛根				4g					
大棗				4g				4g	4g
芍藥				2g	3g				
桂枝				2g					
白朮				4g				2g	
黄耆					3g				
生薑				3g				3g	3g
川烏					1g				
牡蠣	大黄						4g		
蜀漆	乾薑						3g		
石膏								6g	6g
半夏									6g

大黄2g・3g

①茵蔯蒿湯　②大柴胡湯　③柴胡加龍骨牡蠣湯　④大黄黄連瀉心湯　⑤瀉心湯　⑥附子瀉心湯
⑦桂枝加大黄湯　⑧苓甘五味加薑辛半杏大黄湯　⑨大黄附子湯　⑩厚朴七物湯　⑪抵當湯
⑫抵當丸

	①	②	③	④	⑤	⑥	⑦	⑧	⑨	⑩	⑪	⑫
大黄	2g	2g	2g	2g	2g	2g	2g	3g	3g	3g	3g	3g
甘草							2g	3g		3g		
茵蔯蒿	6g											
梔子	2g											
半夏		6g	2.5g					5g				
柴胡		6g	4g									
生薑		5g	1.5g				3g			5g		
大棗		4g	2g				4g			3g		
黄芩		3g	1.5g		1g	1g						
枳實		4g								5g		

つづき	①	②	③	④	⑤	⑥	⑦	⑧	⑨	⑩	⑪	⑫
芍藥		3g					6g					
桂枝			1.5g				3g			2g		
茯苓			1.5g					4g				
人參			1.5g									
龍骨			1.5g									
鉛丹			1.5g									
牡蠣			1.5g									
黄連				1g	1g	1g						
附子						0.2g			0.6g			
乾薑								3g				
五味子								5g				
細辛								3g	2g			
杏仁								5g				
桃仁											1g	1.5g
水蛭											2g	1.5g
䗪蟲											2g	1.5g

大黄4g

①大黄甘草湯　②厚朴三物湯　③小承氣湯　④調胃承氣湯　⑤桃核承氣湯　⑥大黄牡丹湯
⑦大承氣湯　⑧大黄甘遂湯　⑨大黄消石湯

	①	②	③	④	⑤	⑥	⑦	⑧	⑨
大黄	4g	4g	4g	4g	4g	4g	4g	4g	4g
甘草	1g			2g	2g				
芒消				2g	2g		3g	4g	
消石					2g				4g
桃仁					2g	4g			
桂枝					3g				
厚朴		8g	2g				6g		
枳實		5g	3g				5g		
牡丹						1g			
瓜子						6g			
甘遂								2g	
阿膠								2g	
黄蘗									4g
梔子									1.5g

芍藥

①四逆散　②黄芩湯　③黄芩加半夏生薑湯　④黄連阿膠湯　⑤眞武湯　⑥附子湯　⑦當歸四逆湯　⑧黄耆桂枝五物湯

	①	②	③	④	⑤	⑥	⑦	⑧
芍藥	2g	2g	2g	2g	3g	3g	3g	3g
甘草	2g	2g	2g				2g	
枳實	2g							
大棗		4g	4g				8g	4g
半夏			6g					
生薑			3g		2g			6g
黄芩		3g	3g	1g				
柴胡	2g							
黄連				4g				
雞子黄				1個				
阿膠				3g				
茯苓					3g	3g		
附子					0.2g	0.4g		
白朮					2g	4g		
人參						3g		
黄耆								3g
當歸							3g	
通草							2g	
桂枝							3g	3g
細辛							3g	

芍藥

⑨桂枝茯苓丸　⑩芍藥甘草湯　⑪甘遂半夏湯　⑫芎歸膠艾湯　⑬當歸芍藥散　⑭枳實芍藥散

	⑨	⑩	⑪	⑫	⑬	⑭
芍藥	4g	4g	5g	12g	12 g	等分
甘草		4g	1g	2g		
枳實						等分
茯苓	4g				4g	
桂枝	4g					
桃仁	4g					
牡丹	4g					
芎藭				2g	6g	
阿膠				2g		

つづき	⑨	⑩	⑪	⑫	⑬	⑭
艾葉				3g		
當歸				3g	3g	
地黄				4g		
半夏			6g			
甘遂			3g			
白朮					4g	
澤瀉					6g	

人參

①厚朴生薑半夏甘草人參湯　②乾薑人參半夏丸　③大建中湯　④小柴胡湯　⑤半夏瀉心湯
⑥生薑瀉心湯　⑦甘草瀉心湯　⑧人參湯　⑨乾薑黄芩黄連人參湯　⑩茯苓飲　⑪呉茱萸湯

	①	②	③	④	⑤	⑥	⑦	⑧	⑨	⑩	⑪
人参	1g	1g	2g	3g	3g	3g	3g	3g	3g	3g	3g
甘草	2g			3g	3g	3g	4g	3g			
半夏	6g	2g		6g	6g	6g	6g				
厚朴	6g										
大棗				4g	4g	4g	4g				4g
半夏		6g									
乾薑		1g	4g		3g	1g	3g	3g	3g		
蜀椒			2g								
柴胡				6g							
黄連					1g	1g	1g		3g		
黄芩				3g	1g	3g	3g		3g		
生薑				3g		4g				4g	6g
白朮								3g		3g	
茯苓										3g	
枳實										2g	
橘皮										2.5g	
呉茱萸											12g

白朮

①五苓散　②白朮附子湯　③甘草附子湯　④枳朮湯　⑤澤瀉湯　⑥桂枝去桂加苓朮湯
⑦防已黄耆湯　⑧桂枝附子去桂加白朮湯　⑨天雄散

	①	②	③	④	⑤	⑥	⑦	⑧	⑨
白朮	0.75g	2g	2g	2g	2g	3g	3g	4g	8g
甘草	2g		2g			2g	2g	2g	
猪苓	0.75g								
桂枝	0.5g			4g					6g
澤瀉	1.25g				5g				
茯苓	0.75g					3g			
附子		0.3g	0.4g					0.6g	
生薑		1.5g				3g	3g	3g	
大棗		2g				4g	4g	4g	
枳實				5g					
芍藥						3g			
防已							4g		
黄耆							5g		
天雄									3g
龍骨									3g

茯苓

①猪苓湯　②酸棗湯　③八味丸　④苓甘五味薑辛湯　⑤桂苓五味甘草去桂加乾薑細辛半夏湯
⑥苓甘五味加薑辛半夏杏仁湯　⑦小半夏加茯苓湯　⑧半夏厚朴湯　⑨茯苓杏仁甘草湯

	①	②	③	④	⑤	⑥	⑦	⑧	⑨
茯苓	1g	2g	3g	3g	4g	4g	4g	4g	4g
甘草		1g		1g	3g	2g	3g		
細辛					3g	2g	3g		
乾薑					3g	2g	3g		
五味子					6g	12g	5g		
半夏						6g	5g	12g	12g
杏仁						5g			
猪苓	1g								
阿膠	1g								
滑石	1g								
澤瀉	1g		3g						
生薑								6g	5g
厚朴									3g
蘇葉									2g
地黃				4g					

第三章　表類

つづき	①	②	③	④	⑤	⑥	⑦	⑧	⑨
山茱萸			4g						
薯蕷			4g						
牡丹皮			3g						
桂枝			1g						
附子			1g						
杏仁				2g					
酸棗仁		5g							
知母		2g							
芎藭		2g							

附子

①四逆湯　②四逆加人参湯　③通脈四逆湯　④乾薑附子湯　⑤附子粳米湯　⑥薏苡附子敗醬散
⑦薏苡附子散

	①	②	③	④	⑤	⑥	⑦
附子	0.2g	0.2g	0.2g	0.2g	0.2g	0.5g	3g
甘草	2g	2g	2g		1g		
乾薑	1.5g	1.5g	3g	1g			
人参		3g					
半夏					6g		
大棗					3g		
粳米					6g		
薏苡仁						10g	15g
敗醬						3g	

黄連

①小陷胸湯　②大黄黄連瀉心湯　③瀉心湯　④葛根黄芩黄連湯

	①	②	③	④
黄連	1g	1g	1g	3g
甘草				2g
黄芩			1g	3g
葛根				6g
半夏	6g			
栝楼実	5g			
大黄		2g	2g	

半夏

	小半夏湯	栝樓薤白半夏湯
半夏	12g	6g
生薑	6g	
栝樓実		5g
薤白		3g
白酒		一斗2合

梔子

①梔子豉湯　②梔子乾薑湯　③梔子生薑豉湯　④梔子甘草豉湯　⑤梔子厚朴湯　⑥大黄消石湯

	①	②	③	④	⑤	⑥
梔子	1.5g	1.5g	1.5g	1.5g	1.5g	1.5g
甘草				2g		
香豉	6g		6g	6g		
生薑			5g			
厚朴					4g	
乾薑		2g				
枳實					4g	
大黄						4g
黄蘗						4g
消石						4g

石膏

①越婢湯　②麻黄杏仁甘草石膏湯　③白虎湯　④白虎加人参湯　⑤木防已湯

	①	②	③	④	⑤
石膏	6g	6g	12g	12g	10g
麻黄	6g	4g			
桂枝					2g
甘草	2g	2g	2g	2g	
人参				3g	4g
杏仁		2g			
生薑	3g				
大棗	4g				
知母			6g	6g	
粳米			9g	9g	
木防已					3g

第三章　表類

芒消・消石

①大陥胸湯　②大陥胸丸　③木防已湯去石膏加茯苓芒消湯　④柴胡加芒消湯

	①	②	③	④
芒消	12g	6g	4g	2g
消石				
大黄	6g	6g		
桂枝			2g	
甘草				3g
生薑				1g
大棗				4g
人參			4g	3g
杏仁		6g		
茯苓			4g	
柴胡				6g
黄芩				1g
半夏				6g
木防已			2g	
葶藶子		6g		
甘遂	1g	1g		
白蜜		有り		

桔梗

	排膿散	桔梗白散	桔梗湯	排膿湯
桔梗	0.2g	0.3g	1g	3g
甘草			2g	2g
芍藥	0.6g			
枳實	12g			
貝母		0.3g		
巴豆		0.1g		
生薑				1g
大棗				3g

地黄

	三物黄芩湯
地黄	4g
黄芩	2g
苦參	2g

薤白

	枳實薤白桂枝湯	栝樓薤白白酒湯
薤白	6g	6g
枳實	4g	
厚朴	4g	
桂枝	1g	
栝樓	5g	
栝樓実		5g
白酒		七升

大棗

	十棗湯	甘草小麥大棗湯
大棗	4g	4g
甘草		3g
芫花	1g	
甘遂	1g	
大戟	1g	
小麥		12g

橘皮

	橘枳薑湯	橘皮湯	橘皮竹茹湯
橘皮	12g	4g	5g
枳實	3g		
生薑	6g	4g	4g
竹茹			5g
大棗			9g
甘草			5g
人參			1g

第三章　表類

よぶん

　安土桃山期に信長、秀吉の寵愛を受けた利休は、従来の茶室空間よりも更に狭小で、一切の装飾を施さず、しかも頭を下げて躙り口からしか出入り出来ない"茶室"を創案した。その後利休は秀吉により切腹を命じられてこの世を去り、一代で作った政権も家康に取られ秀吉も自滅する。そして歴史家は秀吉が何故に利休を許せなかったのかを探るが、未だ不明である。この問を「利休は秀吉の事を親友以上に心配し、〈天下を握り驕り高ぶる者は滅する事〉を故事から学んでいたので、自死を以て諌めたのではないか、秀吉は『利休の茶室』から、過去の貧しい暮らしを思い出させる風景と、自らの驕りを理解しても元に戻せない現状との葛藤の末に、泣いて馬謖を斬ったのではないか」と愚解した。

　この事を現代医療に置き換える。本来医療とは茶室に躙り口から入る事と同じく、患家の前では誰でも頭を下げ、目線を同じくして謙虚に行わなければいけない。また茶室内では身分の上下に区別なく同等であるように、医家の得手を互いに尊重して協力して行わなければいけない。そして素朴に簡潔で合理的であらねばいけない。つまり患家を前に"良くなるようにとの気持ち"を共有し、各自の得意分野で術を施せば、自ずと良い結果になるはずである。しかし現在は……。

　本書は歴史に学び、決して滅してはいけない医療を本来の姿に戻さんとする気持ちで表したモノである。尚、本書は『第1次邦医学教室（三つ葉会）』（現在第2次邦医学教室開室中）のテキスト教材として愚木が作成し、今回静風社・岡村代表取締役、真名子編集部長のご尽力により、出版に至りましたことを、この場をお借りいたしましてお礼申し上げます。また本書作成に当たり当時助手としてご尽力いただきました、女史の方々、薬剤師・子息　木田拓斗（学名）等、数々の同志の助言により作られた事に心から感謝を表します。

　「ありがとうございました」

著者

　私は鍼師・灸師である。それ以上でも、それ以下でもない。そして『古書』から当時の鍼師・灸師をイメージすると、病人の訴えを先ず聞いてから脈を診て、腹部を少し探り、張景岳が言う「九問」を確認してから、必要最低限の箇所に鍼を呼吸に合わせて当て、必要に応じて灸を施し、脈・腹部の確認をして治療を終わる。そして病のからくりを説明して予後と食事・生活指導をしてお帰りいただくのである。果たして現状自負すれば「やや近いかな」とも思うが、未だ許容範囲が狭いのも事実で、今後の課題として日々研鑽していかねばと思い新たにさせていただきます。

蛇足

　最後までお読みいただいた皆様、ありがとうございました。
　本書は先に出版しました『愚解経脈論』が好評で、読者の皆様からのご要望も強かったので、姉妹である本書を出版いたしました。合わせてお読みいただければと思います。
　最後に私から"なぞなぞ"をご用意しております。
　「両手で手を叩いた時に音が出ますが、その時に音はどちらの手から出ているでしょうか」
　禅問答にも同様の問いがありますが、ここでは医学的にお考えください。

　　　　　　　　　　　　　　　　　　　　　　　　　　　新月の闇の彼方に
　　　　　　　　　　　　　　　　　　　　　　　　　　　　　　一歩記す

『邦医学教室』のご案内（木田一歩主宰）

　当教室は日本漢方が最も隆盛を極めた江戸後期の医術方法を最大限に尊重して、現代の医療知識とリンクさせ、かつ素問医学に含まれている矛盾や、未解決の諸問題に対して、多くの意見や書籍の中から現時点での一結論を求め、それを臨床の中に織り込み、少しでも病める方々の救いとなるべく、多くの賛同者とともに討論を重ねることを趣旨としています。
　なお授業料はすべて 2011 年に発生した「東北大震災」の義援金として寄付しています。
　（お問い合わせ先）
　木田鍼灸院
　〒 673-0534
　兵庫県三木市緑ヶ丘町本町１－２７９－５
　http://kidashinkyuin.com
　E-mail：hoigaku.kyoshitu01@gmail.com

参考文献

本文古典引用：小林健二氏作	デジタル版テキストファイル CD − ROM	
鍼灸医学諺書集成　5巻		オリエント出版社
鍼灸流儀書集成 14 巻		オリエント出版社
日本漢方腹診叢書　6巻		オリエント出版社
医部全録 12 巻		人民衛生出版社
中華医書集成 33 巻		中今古籍出版社
中国医学大成　6巻内		岳麓書社
傷寒九十論	許叔微	
傷寒六経弁証治法	沈明宗	
張卿子傷寒論	成無已	
傷寒明理論	成無已	
傷寒来蘇集	柯琴	
傷寒論翼	柯琴	
傷寒附翼	柯琴	
傷寒貫珠集	尤拾経	
傷寒補例	周学海	
雷公泡制藥性賦	李呆	
雷公泡制藥性解	李中梓	
傷寒論	劉渡舟	人民衛生出版
傷寒論条弁	方有執	医聖社
傷寒論後条弁	程応旄	医聖社
傷寒論尚論	喩嘉言	江西人民出版社
傷寒論考注	森立之	学苑出版社
傷寒論正義	吉益南涯	写本
傷寒論演習	藤平健	緑書房
傷寒論講義	奥田謙蔵	日本の医道社
傷寒論の謎	田端隆一郎	源草社
漢方サインポスト	田端隆一郎	源草社
宋以前傷寒論考	岡田研吉	東洋学術出版社
金匱玉函要略私講	伊澤裳軒	学苑出版社
金匱要略詮解	劉渡舟	人民衛生出版
金匱要略	吉益南涯	写本
東洞全集	吉益東洞	思文閣出版
異本藥徴	吉益東洞	名著出版
気血水藥徴	吉益南涯	名著出版
藥徴続編	村井琴山	写本
類聚方廣義	尾台榕堂	燎原
吉益東洞の研究	寺澤捷年	岩波書店
意釈医経解惑論	内藤希哲	築地書館
意釈傷寒雑病論類編玉函書	内藤希哲	築地書館
勿誤藥室方函口訣釈義	浅田宗伯	創元社
方術説話 5 巻	荒木性次	方術信和会
漢方備忘録	荒木性次	源草社
方証学後世要方釈義	矢数有道	緑書房
医心方校釈	丹波康頼	学苑出版社
素問考注	森立之	学苑出版社
霊枢講義	渋江抽斎	学苑出版社

腹証奇覧	稲葉克文礼	医道の日本社
腹証奇覧翼	和久田寅叔虎	医道の日本社
腹診秘録	和田東郭	写本
漢方腹診講座	藤平健	緑書房
弁釈鍼道秘訣集	藤本蓮風	緑書房
臨床漢方と鍼灸の腹証	小川新	漢方の友社
脈経 4 巻	王叔和	たにぐち書店
脈法私言	浅田宗伯著　長谷川弥人訓	たにぐち書店
傷寒論弁脈法平脈法講義	大塚敬節	たにぐち書店
中風治法指南	岡本一抱子	盛文堂
百味主能諺解	岡本一抱子	盛文堂
医経溯洄集和語鈔	岡本一抱子	盛文堂
医学三蔵弁解	岡本一抱子	盛文堂
医学切要指南	岡本一抱子	盛文堂
病因指南	岡本一抱子	盛文堂
蕉窓雑話	和田東郭	盛文堂
蕉窓方意解	和田東郭	盛文堂
東洞先生遺稿		盛文堂
生生堂治験	小野遜匡輔	盛文堂
古方便覧	樋脇荒隆	公文館
大同類聚方全訳精解	槙佐知子	新泉社
医心方の世界	槙佐知子	人文書院
臓腑経絡からみた薬方と鍼灸 1 巻	漢方陰陽会	たにぐち書店
臓腑経絡からみた薬方と鍼灸 2 巻	漢方陰陽会	たにぐち書店
和漢薬百科図鑑	難波恒雄	保育社
高等医薬院方剤学		上海科学技術出版社
傷寒論鍼灸配穴選注	木田一歩	緑書房
愚解経脈論	木田一歩	静風社

【未出版】

愚解陰陽論	木田一歩	
新釈格致余論	木田一歩	
脈法愚解	木田一歩	
腹法愚解	木田一歩	
難経愚解	木田一歩	
愚釈傷寒論・尚論	木田一歩	
現代版素問諺解・総論	木田一歩	
現代版素問諺解・各論	木田一歩	
現代版霊枢諺解	木田一歩	

他参考書籍多数

INDEX

【あ】

茵蔯蒿湯　　212, 214, 216, 445
茵蔯五苓散　　215, 216
烏頭桂枝湯　　423
烏頭湯　　417, 445
温經湯　　275, 442
越婢加朮湯　　117, 124, 125, 194, 445
越婢加半夏湯　　126, 445
越婢湯　　123, 124, 126, 128, 451
黃耆桂枝五物湯　　382, 447
黃耆建中湯　　371, 372, 443
黃芩加半夏生薑湯　　294, 346, 447
黃芩湯　　291, 292, 294, 296, 315, 333, 346, 447,
黃連阿膠湯　　397, 398, 447

【か】

葛根黃芩黃連湯　　163, 450
葛根加朮附湯　　162, 445
葛根加半夏湯　　161, 182, 442
葛根湯　　155, 161, 442
栝樓薤白白酒湯　　358, 360, 453
栝樓薤白半夏湯　　358, 360, 451
乾薑黃芩黃連人參湯　　345, 346, 448
乾薑人參半夏丸　　329, 337, 448
乾薑附子湯　　412, 434, 450
甘草瀉心湯　　302, 314, 315, 316, 343, 344, 366, 402, 448

甘草小麥大棗湯　　342, 343, 344, 453
甘草附子湯　　100, 449
甘草麻黃湯　　117, 121, 435, 445
甘遂半夏湯　　185, 186, 447
桔梗湯　　20, 387, 389, 390, 452
桔梗白散　　389, 390, 452
枳實薤白桂枝湯　　357, 360, 362, 385, 453
枳實芍藥散　　273, 274, 447
枳朮湯　　270, 449
橘皮枳實生薑湯　　198, 351, 352, 353, 354, 385
橘皮竹筎湯　　356
橘皮湯　　355, 453
芎歸膠艾湯　　278, 279, 280, 447
桂枝去芍藥加蜀漆牡蠣龍骨救逆湯
　　　　　　　　　　　　　　75, 76
桂枝加黃耆湯　　103, 443
桂枝加葛根湯　　159, 214, 443
桂枝加桂湯　　87, 444
桂枝加厚朴杏子湯　　110, 111, 443
桂枝加芍藥湯　　106, 108, 263, 268, 443
桂枝加大黃湯　　108, 312, 443, 445
桂枝加附子湯　　91, 443
桂枝加龍骨牡蠣湯　　71, 443
桂枝甘草湯　　67, 76, 366, 444
桂枝甘草龍骨牡蠣湯　　69, 76, 442
桂枝去桂加苓朮湯　　84, 449
桂枝去芍藥加附子湯　　62, 443

桂枝去芍藥加麻黃細辛附子湯
　　　　　　　　　78, 270, 443
桂枝去芍藥湯　59, 60, 62, 65, 68, 75, 78, 94, 95, 228, 229, 385, 443
桂苓五味甘草去桂加乾薑細辛半夏湯
　　　　　　　　　151, 152, 449
桂枝生薑枳實湯　384
桂枝湯　40, 42, 53, 59, 71, 84, 87, 91, 92, 104, 106, 110, 111, 128, 159, 163, 204, 221, 262, 263, 286, 308, 309, 311, 313, 323, 371, 372, 382, 394, 395, 420, 443
桂枝人參湯　365, 366, 444
桂枝茯苓丸　250, 276, 447
桂枝附子去桂加朮湯　97
桂枝附子湯　94, 97, 444
桂苓五味甘草湯　146, 149, 444
厚朴三物湯　20, 226, 229, 230, 446
厚朴七物湯　228, 229, 230, 442, 445
厚朴生薑甘草半夏人參湯　379
吳茱萸湯　366, 424, 425, 448
五苓散　45, 189, 191, 192, 193, 194, 198, 200, 215, 216, 217, 242, 247, 248, 326, 327, 336, 337, 449

【さ】

柴胡加芒消湯　286, 287, 297, 298, 452
柴胡加龍骨牡蠣湯　286, 302, 304, 445
柴胡桂枝乾薑湯　286, 288, 289, 290, 296, 443
柴胡桂枝湯　285, 286, 442
酸棗湯　400, 401, 402, 449
三物黃芩湯　333, 334, 452
四逆加人參湯　429, 430, 431, 450
四逆散　74, 268, 286, 303, 394, 447
四逆湯　38, 410, 411, 425, 427, 429, 430, 431, 434, 450
梔子乾薑湯　178, 180, 451
梔子甘草豉湯　180, 451
梔子厚朴湯　181, 451
梔子豉湯　43, 175, 179, 180, 308, 398, 451
梔子生薑豉湯　179, 180, 451
炙甘草湯　64, 279, 354, 443
芍藥甘草湯　185, 186, 262, 292, 447
瀉心湯　21, 191, 279, 302, 306, 308, 310, 312, 397, 445, 450
十棗湯　39, 182, 184, 185, 186, 453
小陷胸湯　172, 450
生薑瀉心湯　315, 316, 321, 322, 448
小建中湯　263, 268, 368, 371, 372, 374, 375, 379, 380, 443
小柴胡湯　40, 82, 255, 281, 283, 286, 287, 288, 289, 297, 299, 300, 301, 302, 303, 304, 315, 317, 319, 322, 326, 333, 334, 340, 360, 374, 448
小承氣湯　20, 43, 230, 231, 232, 233, 446
小青龍湯　135, 143, 146, 147, 308, 443
小半夏加茯苓湯　324, 326, 327, 337, 449

459

小半夏湯	324, 325, 326, 327, 451		264, 267, 268, 443, 447
蜀漆散	437	當歸芍藥散	264, 447
眞武湯	406, 407, 409, 411, 447		

【な】

人參湯	198, 315, 350, 362, 363, 365, 366, 385, 448

【た】

大烏頭煎	422
大黃黃連瀉心湯	309, 310, 313, 445, 450
大黃甘草湯	224, 225, 228, 229, 237, 446
大黃甘遂湯	186, 253, 254, 446
大黃消石湯	243, 446, 451
大黃附子湯	33, 312, 414, 416, 445
大黃牡丹湯	194, 245, 251, 256, 257, 446
大陷胸丸	169
大陷胸湯	166
大建中湯	366, 373, 374, 375, 376, 448
大柴胡湯	226, 286, 297, 299, 300, 301, 302, 303, 322, 340, 374, 445
大承氣湯	43, 230, 232, 234, 235, 446
大青龍湯	123, 140, 222, 323, 407, 442
澤瀉湯	200, 449
調胃承氣湯	235, 236, 237
猪苓湯	193, 194, 195, 247, 449
通脈四逆湯	432, 433, 450
抵當湯・抵當丸	242, 246, 247, 248, 445
天雄散	71, 449
桃核承氣湯	20, 240, 241, 242, 247, 251, 252, 257, 443
當歸四逆湯・當歸四逆加吳茱萸生薑湯	

【は】

排膿散	392, 452
排膿湯	391, 392, 452
八味丸	45, 194, 336, 382, 403, 404, 405, 415, 449
半夏厚朴湯	339, 343, 449
半夏瀉心湯	197, 314, 315, 316, 317, 319, 321, 448
白虎加人參湯	221, 222, 451
白虎湯	191, 218, 219, 221, 222, 223, 260, 323, 335, 363, 395, 451
茯苓飲	197, 198, 448
茯苓杏仁甘草湯	351, 352, 353, 354, 360, 362, 449
茯苓桂枝甘草大棗湯	87, 444
茯苓桂枝白朮甘草湯	81, 443
茯苓澤瀉湯	326, 336, 337, 442
附子粳米湯	376, 377, 450
附子瀉心湯	310, 312, 313, 322, 445
附子湯	264, 407, 409, 410, 411, 447
防已黃耆湯	203, 204, 205, 206, 207, 208, 279, 449
防已茯苓湯	117, 204, 206, 443
牡蠣澤瀉散	435, 437

牡蠣湯　　　120, 437, 435, 445

【ま】

麻黄杏仁甘草石膏湯　　　128, 131, 451
麻黄杏仁薏苡甘草湯　　　131, 204, 445
麻黄細辛附子湯　　　134, 415, 416, 445
麻黄湯　　　21, 40, 42, 111, 113, 157, 323, 410, 442
麻黄附子甘草湯　　　134, 137, 428, 445
木防已湯　　　209, 211, 451
木防已湯去石膏加茯苓芒消湯
　　　209, 211, 452

【や】

薏苡附子散　　　348, 353, 450
薏苡附子敗醬散　　　257, 259, 450

【ら】

苓甘五味加薑辛半杏大黄湯
　　　154, 445
苓甘五味加薑辛半夏杏仁湯
　　　152, 449
苓甘五味薑辛湯　　　149, 151, 440

■著者略歴

木田 一歩（きだ いっぽ）

　1963年癸卯生。二十数年後鍼師・灸師免許取得。在学中から多種多様な方々と交わり、行動や意見を見聞きして自問自答して考えた結果「人不頼・自習」に至る。現在、古典に書かれている事柄を、鍼灸治療の臨床現場で実践して研究を続けながら、書籍の執筆を行っている。著書に『愚解経脈論』（静風社）がある。
　また後進の向学を目的に第1次邦医学教室（三つ葉会）を主催、現在は東日本大震災義援金作りを目的に第2次邦医学教室を開室中。

藥方愚解　邦医学テキスト
（やくほうぐかい　ほういがく）

2018年1月25日　第1刷発行

著　　者	木田一歩（きだいっぽ）
発　行　者	岡村静夫（おかむらしずお）
発　行　所	株式会社静風社（かぶしきがいしゃせいふうしゃ）
	〒101-0061
	東京都千代田区三崎町2丁目20-7-904
	TEL 03-6261-2661　FAX 03-6261-2660
	http://www.seifusha.co.jp
本文・デザイン	有限会社オカムラ
カバーデザイン	岡村佳美
印刷／製本	シナノ書籍印刷株式会社

©IPPO KIDA
ISBN978-4-9909091-3-0
Printed in Japan
落丁、乱丁本は弊社送料負担にてお取り替えいたします。

本書の複写にかかる複製、上映、譲渡、公衆送信（送信可能化も含む）の各権利は株式会社静風社が管理の委託を受けています。

JCOPY 〈（社）出版者著作権管理機構　委託出版物〉
本書の無断複写（電子化も含む）は著作権法上での例外を除き、禁じられています。複写される場合は、そのつど事前に、（社）出版者著作権管理機構（電話 03-3513-6969、FAX 03-3513-6979、e-mail : info@jcopy.or.jp）の許諾を得てください。